Lutz Dümbgen

Biometrie

Lutz Dümbgen

Biometrie

STUDIUM

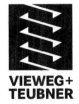

**VIEWEG+
TEUBNER**

Bibliografische Information der Deutschen Nationalbibliothek
Die Deutsche Nationalbibliothek verzeichnet diese Publikation in der
Deutschen Nationalbibliografie; detaillierte bibliografische Daten sind im Internet über
<http://dnb.d-nb.de> abrufbar.

Prof. Dr. Lutz Dümbgen
Universität Bern
Institut für mathematische Statistik und Versicherungslehre
Sidlerstr. 5
CH-3012 Bern

Email: duembgen@stat.unibe.ch

1. Auflage 2010

Alle Rechte vorbehalten
© Vieweg+Teubner | GWV Fachverlage GmbH, Wiesbaden 2010

Lektorat: Ulrich Sandten | Kerstin Hoffmann

Vieweg+Teubner ist Teil der Fachverlagsgruppe Springer Science+Business Media.
www.viewegteubner.de

Umschlaggestaltung: KünkelLopka Medienentwicklung, Heidelberg
Druck und buchbinderische Verarbeitung: STRAUSS GMBH, Mörlenbach
Gedruckt auf säurefreiem und chlorfrei gebleichtem Papier.
Printed in Germany

ISBN 978-3-8348-0662-8

Vorwort

Dieses Buch entstand aus Skripten zu den Vorlesungen "Medizinische Biometrie I-II" im Rahmen des Diplomstudiengangs Informatik mit Nebenfach Medizinische Informatik an der (Medizinischen) Universität zu Lübeck. Erweiterte Versionen dieser Skripten kamen auch als Studienmaterial der Fernuniversität Hagen zum Einsatz.

Ziel dieses Buches ist, eine Einführung in wichtige statistische Methoden und Denkweisen zu vermitteln. Es richtet sich an Studierende der Informatik oder Mathematik mit Grundlagenwissen über Wahrscheinlichkeitsrechnung. Daher werden an einigen Stellen auch algorithmische Aspekte vertieft und rechenintensive Verfahren behandelt. Wer an detaillierteren Darstellungen und Herleitungen oder weiterführendem Material interessiert ist, kann sich gerne an mich wenden, um Internet-Zugang zu meinen neueren Skripten für Studierende der Mathematik oder Statistik (www.math-stat.unibe.ch) zu bekommen.

Die Auswertungen und Graphiken wurden teilweise mit Matlab und teilweise in der Programmiersprache und -umgebung R erstellt. Letztere steht für beliebige Betriebssysteme kostenlos zur Verfügung (www.cran.r-project.org). Auf meiner Internetseite zum vorliegenden Buch (www.stat.unibe.ch) stelle ich zusätzliche R-Programme zur Verfügung. Dort finden Sie auch die in Text und Übungen verwendeten Datensätze.

Birgit Schneider und Gaby Claasen unterstützten mich beim Erstellen der ersten Version dieses Manuskripts. Die Lübecker Studierenden Stefanie Börner, Lars Bornemann, Annika Hansen, Tobias Klotz, Marianne Mainus, Joachim Rückleben und Birgit Schweda halfen mir durch ihr Interesse sowie zahlreiche Fehlermeldungen und Anmerkungen. Weitere Anregungen und Hinweise lieferten die Hagener Fernstudierenden Sabine Müller, Georg Wilhelm und Björnstjerne Zindler, mein Kollege Andreas Ziegler aus Lübeck und mein Doktorand Dirk Klingbiel. Schließlich fanden meine Frau Renate und meine Tochter Lena noch einige Tippfehler. Allen Beteiligten möchte ich herzlich danken!

Bern, im September 2009

Lutz Dümbgen

Inhaltsverzeichnis

1 Einleitung

"Statistics means never having to say you are certain!"

Eine Aufgabe der Statistik ist, Rohdaten in geeigneter Weise zu beschreiben, zusammenzufassen und unter verschiedenen Aspekten graphisch darzustellen. Auf diese Weise möchte man
interessante Informationen gewinnen und für Andere sichtbar machen. Mit diesem Aufgabenbe-
reich setzt man sich in der *beschreibenden* oder *deskriptiven Statistik* auseinander.

In der Regel verwendet man Daten, um Aussagen über zugrundeliegende Strukturen zu machen. Doch zwischen vielen Phänomenen bestehen nur vage Zusammenhänge. Eine weitere
Aufgabe der Statistik ist es, durch geeignete Modelle auch solche vagen Zusammenhänge zu
beschreiben und zu quantifizieren. Hinzu kommt, dass die zur Verfügung stehenden Daten aus
vielerlei Gründen fehlerbehaftet sind, und man muss die dadurch bedingte Unsicherheit in die
Auswertung miteinbeziehen. Zum Beispiel geht es oftmals um die Frage, ob beobachtete Effekte tatsächlich vorhanden oder "rein zufällig" sind. Mit diesen Aufgaben beschäftigt sich die
schließende oder *induktive Statistik*.

Beispiel 1.1
Inzwischen gilt es als erwiesen, dass Rauchen bestimmte Krebsarten verursacht. Dennoch gibt es starke
Raucher, die keinen Krebs entwickeln. Ein anderer Einwand, der unter anderem von dem berühmten Statistiker Sir Ronald Aylmer Fisher (selbst ein starker Raucher) vorgetragen wurde, ist die "Konstitutionshypothese". Verfechter dieser Hypothese behaupten, dass Krebs nicht durch Rauchen *verursacht* wird, sondern
dass Krebs vor allem genetisch bedingt ist und diese Gene außerdem eine Neigung zum Tabakkonsum ver-
ursachen. Wenn dem so ist, wäre es doch gemein, einem Menschen, der ohnehin schon "schlechte Karten"
hat, auch noch sein Rauchvergnügen zu verbieten.

Dieses Argument, auch wenn es hier etwas konstruiert wirkt, sollte man stets im Auge behalten. Aus
einem Zusammenhang zwischen zwei Phänomenen kann man noch nicht auf Verursachung des einen durch
das andere schließen.

Wie könnte man die "Konstitutionshypothese" überprüfen? (Erst nachdenken, dann weiterlesen!) Abgesehen von zahlreichen Tierversuchen wurde folgende Zwillingsstudie in Finnland durchgeführt: Man
besorgte sich Daten über Paare von eineiigen Zwillingen, von denen genau einer rauchte bzw. zu Lebzeiten
geraucht hatte. Die nachfolgende Tabelle enthält Anzahlen von Todesfällen.

Todesurs.	Raucher	Nichtraucher
Herzinfarkt	9	0
Lungenkrebs	2	0
Andere	17	5

Inwiefern belegen diese Daten die Schädlichkeit des Rauchens?

Beispiel 1.2
Im Rahmen einer Fortbildungsveranstaltung nahmen 48 angehende Managerinnen und Manager an einem
Experiment teil, ohne dies zu wissen. Jeder von ihnen erhielt eine (fiktive) Personalakte und sollte entschei-
den, ob die betreffende Person befördert wird oder nicht. Die 48 Personalakten waren identisch bis auf den

Namen der Person und wurden rein zufällig verteilt. In vierundzwanzig Fällen handelte es sich um die Akte eines Herrn, in 24 Fällen um die einer Dame. Die Vermutung war, dass Männer gegenüber Frauen bevorzugt würden. Durch die Zuteilung der Personalakten wurden die Manager rein zufällig in zwei Gruppen eingeteilt, wobei diejenigen in Gruppe 1 einen Kandidaten und diejenigen in Gruppe 2 eine Kandidatin beurteilten. Hier sind die Ergebnisse der Beurteilung, dargestellt als Vierfeldertafel:

	Beförderung	keine Beförd.	
Gruppe 1 (Kandidat)	21	3	24
Gruppe 2 (Kandidatin)	14	10	24
	35	13	48

Belegen diese Daten die Behauptung, dass die 48 Manager voreingenommen sind? Zwei mögliche Standpunkte sind:

Argument 1. "Bei gerechter Beurteilung sollten in den Gruppen 1 und 2 etwa gleichviele Kandidaten befördert beziehungsweise nicht befördert werden. Tatsächlich ist der Prozentsatz von Beförderungen in Gruppe 1 (87,5%) deutlich höher als in Gruppe 2 (58,$\overline{3}$%). Dies zeigt, dass Männer gegenüber Frauen bevorzugt wurden!"

Argument 2. "Bei den 48 Managern handelt es sich um Personen mit unterschiedlichen Ansprüchen. Hiervon sind 35 Manager der Ansicht, die Kandidatin oder der Kandidat sollte befördert werden, und 13 sind gegenteiliger Meinung. Dabei spielt das Geschlecht der zu beurteilenden Person *keine* Rolle. Von den 35 Managern mit positivem Urteil landeten zufällig 21 Manager in Gruppe 1 und 14 in Gruppe 2. Anhand der vorgelegten Daten kann man nichts beweisen."

Das zweite Argument ist zwar "politisch unkorrekt" aber durchaus richtig. Beweisen kann man anhand der Daten nichts. Dieser Hinweis ist jedoch wenig hilfreich, denn in den wenigsten Situationen kann man sich auf absolut beweisbare Tatsachen verlassen. Oft müssen Entscheidungen trotz Unwägbarkeiten gefällt werden. Wenn man bereit ist, ein gewisses Risiko einer falschen Unterstellung einzugehen, kann man möglicherweise die Voreingenommenheit der 48 Manager statistisch nachweisen. Dies werden wir in Kapitel 8 genauer untersuchen.

Beispiel 1.3
Neugeborene haben einen "Schreit-Reflex". Hält man sie am Oberkörper, so dass ihre Füße eine Unterlage berühren, dann beginnen sie wohlkoordinierte Laufbewegungen. Dieser Reflex verschwindet nach circa acht Wochen. Die Frage ist, ob sich tägliches Trainieren dieses Reflexes auf den Beginn des Laufalters auswirkt. Um dies zu untersuchen, wurden 12 männliche Neugeborene rein zufällig in zwei gleich große Gruppen aufgeteilt. Bei den Säuglingen der "Trainingsgruppe" wurde acht Wochen lang der Laufreflex täglich ausgelöst, in der "Kontrollgruppe" hingegen nicht. Später wurde von den Eltern der Beginn des Laufalters mitgeteilt. Hier sind Laufalter in Monaten für die beiden Gruppen, jeweils der Größe nach sortiert:

Trainingsgruppe	9.00	9.50	9.50	9.75	10.00	13.00
Kontrollgruppe	11.50	11.50	12.00	13.25	13.50	–

Über ein Kind der Kontrollgruppe wurde keine Angabe gemacht. Kann man aufgrund dieser Daten schließen, dass Kinder mit trainiertem Laufreflex tendenziell früher laufen lernen?

2 Deskriptive Statistik

2.1 Stichproben, Variablen und Datenmatrizen

Eine *Stichprobe (Datensatz, sample)* ist ein Tupel $(X_i)_{i=1}^n$ von n Beobachtungen (*Fällen, Stich-probenelementen, observations, cases*) X_i. Dabei ist n der *Stichprobenumfang (sample size)*. Im einfachsten Fall ist X_i der Wert einer *Variable* und man spricht von einer *univariaten (einfachen)* Stichprobe. Im Allgemeinen enthält $X_i = (X_{ij})_{j=1}^d$ Werte X_{ij} von mehreren Variablen, und man spricht von einer *multivariaten (d-variaten)* Stichprobe. Eine andere Bezeichnung für Variable ist *Merkmal*. Die möglichen Werte einer Variable bzw. eines Merkmals nennt man auch *Merk-malsausprägungen*.

Beispiel 2.1
In einer Biometrievorlesung wurde ein Fragebogen verteilt, auf dem jede/r von $n = 34$ Studierenden ih-re/seine Werte für folgende Variablen eintrug:
Name, Alter (in Jahren), Geschlecht (m/w), Körpergröße (in cm) und -gewicht (in kg), Schuhgröße, Han-dybesitzer (j/n), zwei Pulsmessungen (Schläge/15 Sekunden), zwei weitere Pulsmessungen nach kurzem Aufstehen und Strecken, sowie eine "Zufallszahl" aus $\{0, 1, 2, \ldots, 9\}$.
    Jede Beobachtung X_i enthält die Informationen einer bestimmten Person. Wir haben hier einen Datensatz mit 12 Variablen ('MStatH2000.txt').

Eine gängige Darstellung von Stichproben ist in Form einer *Datenmatrix*, wobei jede Beob-achtung X_i einer Zeile und jede Variable einer Spalte entspricht. Oftmals wird eine Anfangszeile eingefügt, welche die Namen der Variablen enthält. Diese Darstellungsweise ist Standard aller gängigen Statistik-Software-Pakete. Bei personenbezogenen Datensätzen sollten Personennamen stets *verschlüsselt* und der Schlüssel separat gespeichert werden.

In Beispiel 1.2 ist $n = 48$, und ein Stichprobenelement X_i entspricht einem Manager. Die ers-te Variable sei "Beförderung" mit den möglichen Werten '$+$' oder '$-$', die zweite Variable sei "Gruppe" mit den möglichen Werten '1' (Kandidat wurde beurteilt) und '2' (Kandidatin wur-de beurteilt). Da für X_i nur vier verschiedene Werte in Frage kommen, ist eine Darstellung als Vierfeldertafel (*Kontingenztafel*) wie in Kapitel 1 ökonomischer.

In Beispiel 1.3 ist $n = 12$, und jede Beobachtung entspricht einem Kind. Eine Variable sei 'Gruppe' mit Werten 'Training' und 'Kontrolle', eine weitere Variable sei 'Laufalter' mit Werten in $[0, \infty[$. Man kann auch den Datensatz in zwei Teilstichproben $(Y_i)_{i=1}^6$ und $(Z_i)_{i=1}^6$ aufteilen, von denen die erste die Laufalter der Behandlungsgruppe, die zweite die Laufalter der Kontrollgruppe enthält.

Man unterscheidet drei Typen von Variablen:

Numerische oder quantitative Variablen enthalten reelle Zahlen. Dabei haben die Zahlenwerte eine objektive, beispielsweise physikalische, Bedeutung. Beispiele sind Alter, Körpergröße und -gewicht oder Jahreseinkommen von Personen.

Kategorielle oder nominale Variablen enthalten einen Eintrag aus einer beliebigen endlichen Menge. Beispiele sind die Berufsgruppe, die Antwort auf eine bestimmte Ja-Nein-Frage oder das Geschlecht von Personen.

Ordinale Variablen enthalten wie kategorielle Variablen einen Eintrag aus einer endlichen Menge. Die möglichen Werte stehen nun in einer bestimmten Reihenfolge. Typische Beispiele sind Antworten auf Fragen wie "Treiben Sie regelmäßig Sport? (nie, selten, wöchentlich, täglich)" oder "Waren Sie mit dem Kurs zufrieden? (nein, teilweise, ja)". Auch in vielen medizinischen Anwendungen werden ordinale Variablen erhoben, beispielsweise bei der Klassifikation einer Gewebeprobe als 'normal', 'leicht verändert' oder 'stark verändert'. Ein anderes Beispiel: Bei einem Wettrennen wird nur festgehalten, in welcher Reihenfolge die Teilnehmer im Ziel eintreffen, aber nicht die genauen Zeiten.

2.2 Die empirische Verteilung

Sei $\mathbf{X} = (X_i)_{i=1}^n$ eine Stichprobe mit Beobachtungen X_i in einer Menge $\mathscr{X}$. Bei statistischen Auswertungen wird oftmals gezählt, wieviele Beobachtungen eine bestimmte Eigenschaft, beispielsweise eine bestimmte Ausprägung eines Merkmals haben. Anstelle der absoluten Anzahl verwendet man *relative Anzahlen*, also Wahrscheinlichkeiten. Die *empirische Verteilung* der Stichprobe $\mathbf{X}$ ist ein (diskretes) Wahrscheinlichkeitsmaß $\widehat{P}$ auf der Menge $\mathscr{X}$ und ordnet einer beliebigen Menge $B \subset \mathscr{X}$ die Zahl

$$\widehat{P}(B) := \frac{\#\{i : X_i \in B\}}{n} = \frac{1}{n} \sum_{i=1}^n 1\{X_i \in B\}$$

zu. Allgemein wird $1\{\text{'Aussage'}\}$ definiert als 1, wenn 'Aussage' zutrifft, und 0 sonst.

Beispiel (2.1, Forts.)
Für $\mathscr{X}$ könnte man hier das kartesische Produkt von zwölf Mengen wählen, beispielsweise

$$\mathbb{N} \times [0,99] \times \{\mathtt{m},\mathtt{w}\} \times \mathbb{R}^3 \times \{\mathtt{j},\mathtt{n}\} \times \mathbb{R}^4 \times \{0,1,\ldots,9\}.$$

Dabei wurde zunächst der Name durch eine Identifikationsnummer ersetzt. Der relative Anteil von Hörern, die älter als 25 Jahre sind, ist beispielsweise

$$\widehat{P}(\{x \in \mathscr{X} : x_2 > 25\}) = \frac{7}{34} \approx 0.206.$$

Die Pulsraten (Schläge pro Minute) vor und nach der "Gymnastik" definieren wir als

$$f(x) := 2x_8 + 2x_9 \quad \text{bzw.} \quad g(x) := 2x_{10} + 2x_{11}.$$

Der relative Anteil von Hörern mit einer Pulssteigerung ist dann gleich

$$\widehat{P}(\{x \in \mathscr{X} : f(x) < g(x)\}) = \frac{19}{33} \approx 0.576.$$

Dabei betrachteten wir nur die $n' = 33$ Hörer, bei denen alle Pulsmesswerte verfügbar waren.

Stab- und Kuchendiagramme. Empirische Wahrscheinlichkeiten von disjunkten Mengen B_1, $B_2, \ldots, B_m$ kann man beispielsweise durch ein *Stabdiagramm (bar chart)* graphisch darstellen. Dabei zeichnet man für jede dieser m Mengen einen Balken der Höhe $\widehat{P}(B_i)$. Eine andere Darstellungsmethode ist ein *Kuchendiagramm (pie chart)*. Dabei wird eine Kreisfläche mit Flächeninhalt Eins in m Sektoren (Kuchenstücke) mit Flächeninhalten $\widehat{P}(B_i)$ unterteilt.

Beispiel (2.1, Forts.)
Abbildung 2.1 zeigt für die Variable 'Zufallszahl' das Stab- und Kuchendiagramm. Auffallend ist das starke Gewicht der Zahl Sieben. Inwiefern dies auch aussagekräftig ist, werden wir später untersuchen.

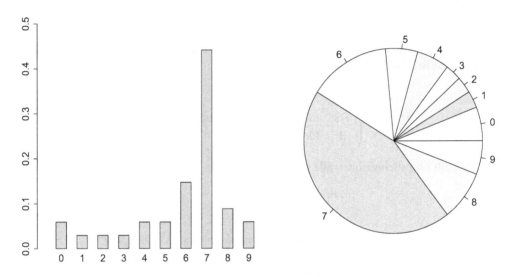

Abbildung 2.1: Stab- und Kuchendiagramm der Variable 'Zufallszahl' in Beispiel 2.1.

2.3 Methoden für eine numerische Variable

In diesem Abschnitt konzentrieren wir uns auf eine numerische Variable eines Datensatzes und betrachten nur die entsprechende Spalte $\mathbf{X} = (X_i)_{i=1}^n \in \mathbb{R}^n$ der Datenmatrix.

Ordnungsstatistiken. Für viele Methoden ist die Reihenfolge der Beobachtungen irrelevant. Wenn man die Beobachtungen X_i der Größe nach ordnet, erhält man die Ordnungsstatistiken

$$X_{(1)} \leq X_{(2)} \leq \cdots \leq X_{(n)}.$$

Man nennt $X_{(\ell)}$ die *ℓ-te Ordnungsstatistik* von $\mathbf{X}$.

Beispiel (2.1, Forts.)
Wir betrachten nur die Variable 'Alter' (in Jahren). Dann ist

$$
\begin{aligned}
\mathbf{X} = {}& (22, 21, 35, 27, 25, 23, 22, 21, 23, 25, 27, 22, 22, 23, 23, 22, 23 \\
& 21, 22, 34, 34, 24, 39, 22, 24, 22, 21, 34, 24, 22, 24, 23, 22, 22)^\top.
\end{aligned}
$$

Der Vektor der Ordnungsstatistiken hiervon ist

$$(X_{(i)})_{i=1}^{34} \; = \; (21,21,21,21,22,22,22,22,22,22,22,22,22,22,22,23,23$$
$$23,23,23,23,24,24,24,24,25,25,27,27,34,34,34,35,39)^{\top}.$$

Die empirische Verteilungsfunktion.   Die empirische Verteilungsfunktion der Stichprobe (Variable) **X** ist definiert als

$$r \mapsto \widehat{F}(r) := \frac{\#\{i : X_i \le r\}}{n} \; = \; \widehat{P}(]-\infty, r]).$$

Also gibt $\widehat{F}(r)$ an, welcher relative Anteil der Beobachtungen kleiner oder gleich r ist. Mithilfe der Ordnungsstatistiken $X_{(i)}$ kann man schreiben:

$$\widehat{F}(r) = \begin{cases} 0 & \text{für } r < X_{(1)}, \\ i/n & \text{für } X_{(i)} \le r < X_{(i+1)} \text{ und } 1 \le i < n, \\ 1 & \text{für } r \ge X_{(n)}. \end{cases}$$

Desweiteren gilt für beliebige Intervalle $]a, b]$ die Gleichung

$$\widehat{P}(]a, b]) \; = \; \widehat{F}(b) - \widehat{F}(a).$$

Beispiel (2.1, Forts.)
Abbildung 2.2 zeigt den Graphen der empirischen Verteilungsfunktion der Variable 'Alter'.

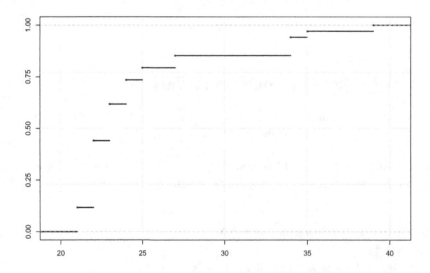

Abbildung 2.2: Empirische Verteilungsfunktion der Variable 'Alter' in Beispiel 2.1.

Histogramme. Seien $J_1, J_2, \ldots, J_m$ vorgegebene beschränkte, paarweise disjunkte Intervalle, wobei $\{X_i : 1 \leq i \leq n\} \subset \bigcup_{\ell=1}^{m} J_\ell$. Angenommen, man symbolisiert jeden Wert $\widehat{P}(J_\ell)$ durch ein Rechteck mit Grundseite J_ℓ und Höhe $\widehat{P}(J_\ell)/\text{Länge}(J_\ell)$, also mit Fläche $\widehat{P}(J_\ell)$. Dann erhält man das *Histogramm* der Stichprobe $\mathbf{X}$ bezüglich der Zerlegung $(J_\ell)_{\ell=1}^{m}$. Der obere Rand der Rechtecke definiert eine Treppenfunktion $\widehat{f}$, die Histogramm(dichte)funktion, mit

$$\widehat{f}(x) := \begin{cases} \widehat{P}(J_\ell)/\text{Länge}(J_\ell) & \text{für } x \in J_\ell \text{ und } 1 \leq \ell \leq m, \\ 0 & \text{für } x \notin \bigcup_{\ell=1}^{m} J_\ell. \end{cases}$$

Bei dieser Funktion $\widehat{f}$ handelt es sich um eine Wahrscheinlichkeitsdichte; das heißt, $\widehat{f} \geq 0$ und $\int_{\mathbb{R}} \widehat{f}(r)\,dr = 1$. Ferner ist

$$\int_{J_\ell} \widehat{f}(x)\,dx = \widehat{P}(J_\ell) \quad \text{für } 1 \leq \ell \leq m.$$

Manche Software-Pakete zeichnen als Histogramm die Funktion

$$x \mapsto \widehat{H}(x) := \begin{cases} \#\{i : X_i \in J_\ell\} = n\widehat{P}(J_\ell) & \text{für } x \in J_\ell \text{ und } 1 \leq \ell \leq m, \\ 0 & \text{für } x \notin \bigcup_{\ell=1}^{m} J_\ell. \end{cases}$$

Haben alle Intervalle J_ℓ die gleiche Länge λ, dann ist einfach $\widehat{H} = \lambda n \widehat{f}$. Der Nachteil dieser Methode ist, dass es schwierig wird, Histogramme bezüglich unterschiedlicher Zerlegungen zu vergleichen. Dies ist durchaus ratsam, denn $\widehat{f}$ reagiert sehr empfindlich auf kleine Änderungen der Intervalle J_ℓ! Trotz der großen Popularität von Histogrammen als graphische Darstellung von Stichproben wird vor möglichen Fehlschlüssen gewarnt; ein weiteres Argument für diesen Einwand wird in Abschnitt 7 gegeben.

Beispiel (2.1, Forts.)
Abbildung 2.3 zeigt das Histogramm der Variable 'Alter' bezüglich der Intervalle

$$]19.5, 20.5], \ ]20.5, 21.5], \ \ldots, \ ]39.5, 40.5].$$

Da das Alter nur ganzzahlig angegeben wurde, ist dieses Histogramm eigentlich identisch mit einem Stabdiagramm für die Variable 'Alter'. Abbildung 2.4 zeigt wir die Histogramme bezüglich der Zerlegung

$$]19.5, 21.5], \ ]21.5, 23.5], \ \ldots, \ ]37.5, 39.5]$$

bzw.

$$]20.5, 22.5], \ ]22.5, 24.5], \ \ldots, \ ]38.5, 40.5].$$

Man sieht, dass die Form des Histogramms selbst bei konstanter Intervalllänge deutlich variieren kann.

Kenngrößen. Anstelle einer kompletten Auflistung oder von graphischen Darstellungen einer numerischen Variable kann man sie mithilfe von Kenngrößen charakterisieren. Wir unterscheiden drei Arten solcher Kenngrößen, nämlich Lage-, Skalen- und Formparameter.

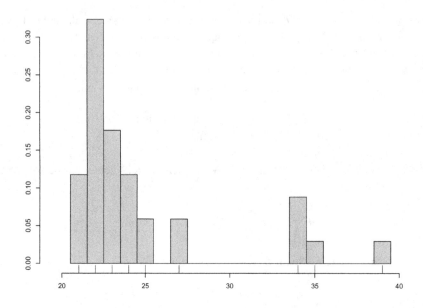

Abbildung 2.3: Erstes Histogramm der Variable 'Alter' in Beispiel 2.1.

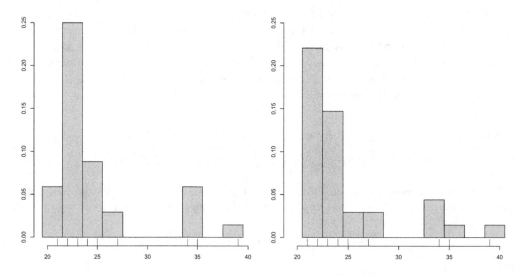

Abbildung 2.4: Zwei weitere Histogramme der Variable 'Alter' in Beispiel 2.1.

Lageparameter. Ein Lageparameter einer numerischen Variable gibt für diese einen "typischen Wert" an. Formal handelt es sich um eine Zahl $\widehat{\mu}(\mathbf{X})$ mit folgender Eigenschaft:

$$\widehat{\mu}\left((a+bX_i)_{i=1}^{n}\right) \;=\; a+b\widehat{\mu}(\mathbf{X}) \quad \text{für beliebige } a \in \mathbb{R}, b \geq 0.$$

Hier sind die gängigsten Lageparameter:

Mittelwert. Der Mittelwert der Stichprobe $\mathbf{X}$ (sample mean) ist das arithmetische Mittel

$$\bar{X} := \frac{1}{n} \sum_{i=1}^{n} X_i$$

der Zahlen $X_1, X_2, \ldots, X_n$.

Median(e). Ein Median der Stichprobe $\mathbf{X}$ ist eine reelle Zahl r, so dass

$$\widehat{P}(]-\infty, r]) \geq 1/2 \quad \text{und} \quad \widehat{P}([r, \infty[) \geq 1/2.$$

Also ist mindestens die Hälfte der Beobachtungen kleiner oder gleich r, und mindestens die Hälfte der Beobachtungen ist größer oder gleich r. Wir definieren *den* Median der Stichprobe $\mathbf{X}$ als

$$\text{Med}(\mathbf{X}) := \begin{cases} (X_{(n/2)} + X_{(n/2+1)})/2 & \text{für gerades } n, \\ X_{((n+1)/2)} & \text{für ungerades } n. \end{cases}$$

Quantile und Quartile. Für $0 < \gamma < 1$ ist $r \in \mathbb{R}$ ein γ–Quantil der Stichprobe $\mathbf{X}$, falls

$$\widehat{P}(]-\infty, r]) \geq \gamma \quad \text{und} \quad \widehat{P}([r, \infty[) \geq 1 - \gamma.$$

Mit anderen Worten, $\widehat{F} \leq \gamma$ auf $]-\infty, r[$, und $\widehat{F} \geq \gamma$ auf $[r, \infty[$. Das kleinstmögliche γ–Quantil der Stichprobe $\mathbf{X}$ ist die Zahl

$$\widehat{F}^{-1}(\gamma) := \min\{r \in \mathbb{R} : \widehat{F}(r) \geq \gamma\} = X_{(\lceil n\gamma \rceil)}$$

Diese Funktion $\widehat{F}^{-1}(\cdot)$ auf $]0,1[$ ist die *Quantilfunktion* der Stichprobe $\mathbf{X}$. Das größtmögliche γ–Quantil von $\mathbf{X}$ ist

$$\sup\{r \in \mathbb{R} : \widehat{F}(r) \leq \gamma\} = X_{(\lfloor n\gamma+1 \rfloor)}$$

Wichtige Spezialfälle sind die drei Quartile:

$$\begin{aligned} Q_1(\mathbf{X}) &:= X_{(\lceil n/4 \rceil)} && \text{(erstes/unteres Quartil von } \mathbf{X}), \\ Q_2(\mathbf{X}) &:= \text{Med}(\mathbf{X}) && \text{(zweites/mittleres Quartil von } \mathbf{X}), \\ Q_3(\mathbf{X}) &:= X_{(\lfloor 3n/4+1 \rfloor)} && \text{(drittes/oberes Quartil von } \mathbf{X}). \end{aligned}$$

Diese unterteilen den Wertebereich der betrachteten Variable in vier Intervalle, von denen jedes in etwa ein Viertel der Beobachtungen enthält.

Skalenparameter. Ein Skalenparameter einer numerischen Variable quantifiziert, wie stark ihre Werte streuen. Formal handelt es sich um eine Zahl $\widehat{\sigma}(\mathbf{X})$, so dass

$$\widehat{\sigma}\Big((a + bX_i)_{i=1}^{n}\Big) = b\widehat{\sigma}(\mathbf{X}) \quad \text{für beliebige } a \in \mathbb{R}, b \geq 0.$$

Hier sind die gängigsten Skalenparameter:

Standardabweichung (standard deviation)   Die Standardabweichung der Stichprobe $\mathbf{X}$ (sample standard deviation) ist definiert als

$$S(\mathbf{X}) := \sqrt{\frac{1}{n-1}\sum_{i=1}^{n}(X_i - \bar{X})^2}.$$

Mitunter verwendet man auch den Normierungsfaktor $1/n$ anstelle von $1/(n-1)$. Die Zahl $S(\mathbf{X})^2$ ist die Varianz der Stichprobe $\mathbf{X}$ (sample variance).

Interquartilabstand (inter quartile range)

$$\mathrm{IQR}(\mathbf{X}) := Q_3(\mathbf{X}) - Q_1(\mathbf{X}),$$

also die Länge des Intervalls $[Q_1(\mathbf{X}), Q_3(\mathbf{X})]$. Dieses enthält mindestens fünfzig Prozent aller Beobachtungen.

Median der absoluten Abweichungen (median absolute deviation)

$$\mathrm{MAD}(\mathbf{X}) := \mathrm{Med}\left(\left(|X_i - \mathrm{Med}(\mathbf{X})|\right)_{i=1}^{n}\right).$$

Spannweite (range)

$$X_{(n)} - X_{(1)}.$$

Formparameter.   Ausgehend von Stichprobenmittelwert $\bar{X}$ und -standardabweichung $S(\mathbf{X})$ betrachtet man die standardisierten Größen

$$Z_i = Z_i(\mathbf{X}) := \frac{X_i - \bar{X}}{S(\mathbf{X})},$$

auch *Z–Scores* genannt. Dieser transformierte Datenvektor $\mathbf{Z} = \mathbf{Z}(\mathbf{X})$ hat Stichprobenmittelwert Null und -standardabweichung Eins. Er bleibt unverändert, wenn man $\mathbf{X}$ durch $(a + bX_i)_{i=1}^{n}$ mit $a \in \mathbb{R}$ und $b > 0$ ersetzt. Anhand dieser Z–Scores quantifiziert man nun die "Form" der Stichprobe $\mathbf{X}$.

Schiefe (skewness)   Manchmal sind die Werte einer numerischen Variable sehr unsymmetrisch um den Stichprobenmittelwert verteilt. Beispielsweise kann es sein, dass viele Werte knapp unterhalb und eine kleine Zahl von Werten sehr weit oberhalb des Mittelwertes $\bar{X}$ liegen. In diesem Fall hat die folgende Kenngröße einen positiven Wert:

$$\mathrm{Schiefe}(\mathbf{X}) := \frac{1}{n}\sum_{i=1}^{n} Z_i^3 = \frac{1}{nS(\mathbf{X})^3}\sum_{i=1}^{n}(X_i - \bar{X})^3.$$

Sind die Daten symmetrisch um den Mittelwert $\bar{X}$ positioniert, dann ist der Wert von $\mathrm{Schiefe}(\mathbf{X})$ nahe bei Null.

Kurtose (curtosis) Was die Differenzen $|X_i - \bar{X}|$ anbelangt, so kann es sein, dass sich diese Werte stark unterscheiden oder recht ähnlich sind. Die folgende Kenngröße ist dann tendenziell positiv bzw. negativ:

$$\text{Kurtose}(\mathbf{X}) := \frac{1}{n}\sum_{i=1}^{n} Z_i^4 - 3 = \frac{1}{nS(\mathbf{X})^4}\sum_{i=1}^{n}(X_i - \bar{X})^4 - 3.$$

Die Normierungsgröße 3 werden wir später im Zusammenhang mit Normalverteilungen noch begründen.

Robustheit. Von den obigen Kenngrößen haben einige die Eigenschaft, dass man sie durch Abänderung eines einzigen oder weniger Werte X_i beliebig verfälschen kann. Sie reagieren also empfindlich auf "Ausreißer" in den Daten. Dies gilt insbesondere für den Stichprobenmittelwert, $\bar{X}$, und die Stichprobenstandardabweichung, $S(\mathbf{X})$. Wenn man bedenkt, dass sich in Datensätze mitunter grobe Fehler einschleichen oder sie einzelne extrem große Werte enthalten, dann ist dieser Mangel an *Robustheit* durchaus kritisch. Dahingegen sind der Median $\text{Med}(\mathbf{X})$ und der Interquartilabstand $\text{IQR}(\mathbf{X})$ robuste Kenngrößen für Lokation bzw. Skala. Auch $\text{MAD}(\mathbf{X})$ ist ein robuster Skalenparameter.

Box-Whisker-Plots. Eine weitere graphische Darstellung einer Stichprobe $\mathbf{X} \in \mathbb{R}^n$ sind *Box-Plots* und *Box-Whisker-Plots*, die von John W. Tukey erfunden wurden. Diese Darstellungsarten sind oft gut geeignet, um verschiedene einfache Stichproben simultan darzustellen und zu vergleichen. Wir denken uns die $X_{(i)}$ in vertikaler Richtung aufgetragen.

Konstruktion des Box-Plots:

(i) Man zeichnet ein Rechteck (Box), dessen unterer Rand in Höhe des unteren Quartils $Q_1(\mathbf{X})$ und oberer Rand in Höhe des oberen Quartils $Q_3(\mathbf{X})$ liegt.

(ii) Dieses Rechteck wird durch eine horizontale Linie in Höhe des Medians $\text{Med}(\mathbf{X})$ geteilt.

(iii) Man zeichnet vertikale Linien vom oberen Rand der Box bis zur Höhe von $X_{(n)}$ und vom unteren Rand der Box bis zur Höhe von $X_{(1)}$.

Konstruktion des Box-Whisker-Plots: Hier ersetzt man Schritt (iii) durch zwei Schritte:

(iii.a) Man zeichnet vertikale Linien vom oberen Rand der Box bis zur Höhe von

$$b_{\max} := \max\left\{X_{(i)} : X_{(i)} \le Q_3(\mathbf{X}) + 1.5\,\text{IQR}(\mathbf{X})\right\}$$

und vom unteren Rand der Box bis zur Höhe von

$$b_{\min} := \min\left\{X_{(i)} : X_{(i)} \ge Q_1(\mathbf{X}) - 1.5\,\text{IQR}(\mathbf{X})\right\}.$$

(iii.b) Für jeden Datenpunkt X_i außerhalb von $[b_{\min}, b_{\max}]$ zeichnet man oberhalb bzw. unterhalb der vertikalen Linien einen Punkt oder Stern.

Von diesen Plots kann man also stets den Median, das obere und untere Quartil sowie die Extremwerte $X_{(1)}$ und $X_{(n)}$ ablesen. Die Box markiert ein Intervall, welches mindestens die Hälfte aller Datenpunkte enthält. Die Form des Plots deutet auch an, ob die Daten symmetrisch um

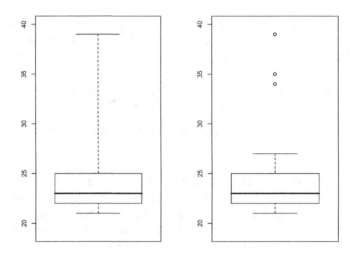

Abbildung 2.5: Box-Plot (links) und Box-Wisker-Plot (rechts) der Variable 'Alter' in Beispiel 2.1.

den Median liegen oder nicht. Der Vorteil des etwas aufwändigeren Box-Whisker-Plots ist, dass Datenpunkte X_i, die "deutlich" weiter vom Median entfernt sind als die meisten anderen, hervorgehoben werden.

Beispiel (2.1, Forts.)
Die Quartile sind hier $Q_1(\mathbf{X}) = 22$, $\text{Med}(\mathbf{X}) = 23$ und $Q_3(\mathbf{X}) = 25$, also $\text{IQR}(\mathbf{X}) = 3$. Ferner ist $X_{(1)} = 21 >$ $Q_1(\mathbf{X}) - 1.5\,\text{IQR}(\mathbf{X})$, wohingegen $X_{(29)} = 27 < Q_3(\mathbf{X}) + 1.5 \cdot \text{IQR}(\mathbf{X})$ und $(X_{(i)})_{i=30}^{34} = (34, 34, 34, 35, 39)^{\top}$. Die entsprechenden Box- und Box-Whisker-Plots sieht man in Abbildung 2.5.

Beispiel 2.2
Der Datensatz 'Baseball.txt' enthält für $n = 322$ Baseballspieler der US-amerikanischen Profiliga die Werte der ordinalen Variable 'yrs' und der numerischen Variable 'salary'. Erstere gibt an, in welchem Jahr seiner Profilaufbahn der entsprechende Spieler ist, letztere ist das Jahreseinkommen in 10^3 US-Dollar. Da für sehr hohe Werte von 'yrs' nur vereinzelte Beobachtungen vorhanden sind, wurden die Ausprägungen in $\{15, 16, 17, \ldots\}$ zu einer Ausprägung '> 14' zusammengefasst. Dann wurde der Datensatz anhand dieser Variable in 15 Teildatensätze unterteilt.

Abbildung 2.6 zeigt die Box-Whisker-Plots der Variable 'salary' in den 15 Teildatensätzen. Man sieht deutlich, dass die Werte in den ersten Jahren deutlich ansteigen. Desweiteren sind die Werte sehr unsymmetrisch um den Median plaziert mit extrem großen Werten. Diese Unsymmetrie wird im Wesentlichen aufgehoben, wenn man die Daten auf einer logarithmischen Skala betrachtet (Basis 10); siehe Abbildung 2.7.

2.4 Übungsaufgaben

Aufgabe 2.1 (L-Statistiken)
Seien $X_{(1)} \leq X_{(2)} \leq \cdots \leq X_{(n)}$ die Ordnungsstatistiken von $\mathbf{X} \in \mathbb{R}^n$. Dann nennt man

$$L(\mathbf{X}) := \sum_{i=1}^{n} w_i X_{(i)}$$

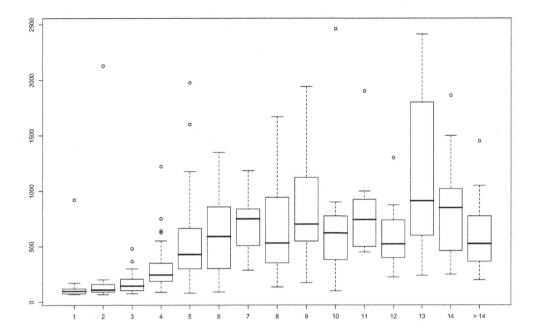

Abbildung 2.6: Box-Whisker-Plots der Jahresgehälter von Baseballspielern in Abhängigkeit von ihrer Erfahrung.

mit festen Gewichten $w_i \in \mathbb{R}$ eine L-Statistik.

(a) Zeigen Sie, dass (Stichproben-) Median, Mittelwert und Interquartilabstand L-Statistiken sind.

(b) Formulieren Sie Bedingungen, unter denen $L(\mathbf{X})$ ein Lokations- bzw. ein Skalenparameter ist.

Aufgabe 2.2 (Ginis Skalenparameter)
Ein weiterer Skalenparameter ist Ginis Skalenparameter (nicht zu verwechseln mit dem Gini-Index aus der Ökonometrie):

$$ G(\mathbf{X}) := \binom{n}{2}^{-1} \sum_{1 \le i < j \le n} |X_i - X_j|, $$

also das arithmetische Mittel aller Beträge von paarweisen Differenzen. Diese Definition liefert einen Algorithmus mit Laufzeit $O(n^2)$. Zeigen Sie, dass man auch mit $O(n \log n)$ Schritten auskommen kann. (Hinweis: Zeigen Sie, dass $G(\mathbf{X})$ eine L-Statistik im Sinne von Aufgabe 2.1 ist.)

Aufgabe 2.3
Bestimmen Sie Mittelwert, Quartile, Standardabweichung, Interquartilabstand und Spannweite für den Datensatz 'Wax.txt'. Zeichnen Sie hierfür die empirische Verteilungsfunktion, ein Histogramm mit zwei Zerlegungen Ihrer Wahl sowie den Box-Whisker-Plot.

Aufgabe 2.4
In dieser Aufgabe geht es darum, wie man Stichprobenmittelwert und -varianz sequentiell berechnen kann. Für eine Stichprobe $(X_i)_{i=1}^n \in \mathbb{R}^n$ und $2 \le k \le n$ seien $\bar{X}_k := k^{-1} \sum_{i=1}^k X_i$ und $S_k^2 := (k-1)^{-1} \sum_{i=1}^k (X_i - \bar{X}_k)^2$ Stichprobenmittelwert bzw. -varianz der Teilstichprobe $(X_i)_{i=1}^k$.

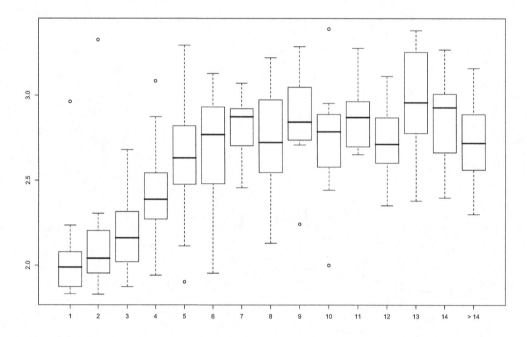

Abbildung 2.7: Box-Whisker-Plots der logarithmierten Jahresgehälter von Baseballspielern.

Stellen Sie $\bar{X}_k$ und S_k^2 als Funktion von $(\bar{X}_{k-1}, S_{k-1}^2, X_k)$ dar, wobei $\bar{X}_1 := X_1$ und $S_1^2 := 0$. Ihrer Formel sollte man direkt ansehen, welchen Einfluss der Wert X_k auf $\bar{X}_k$ und S_k^2 hat.

Aufgabe 2.5

Der Mittelwert $\bar{X}$ einer Stichprobe $\mathbf{X} = (X_i)_{i=1}^n$ kann beliebig verändert werden, wenn man nur ein Element X_i durch einen beliebigen Wert $\tilde{X}_i$ ersetzt. Der empirische Mittelwert reagiert also sehr empfindlich auf "Ausreißer" in den Daten.

Nun betrachten wir zum Vergleich den Stichprobenmedian $\mathrm{Med}(\mathbf{X})$. Welchen maximalen bzw. minimalen Wert kann letzterer annehmen, wenn man bis zu k Elemente X_i durch beliebige Zahlen $\tilde{X}_i$ ersetzt? Formulieren Sie eine Aussage mithilfe der Ordnungsstatistiken $X_{(i)}$.

Aufgabe 2.6

Der Datensatz 'Hamburg2000.txt' enthält die Ergebnisse aller erfolgreichen Teilnehmenden des Hamburg-Marathons 2000. Erzeugen Sie mithilfe der Rohdaten eine Variable X, welche die Nettolaufzeit in irgendeiner Zeiteinheit als Dezimalzahl enthält. Eine weitere kategorielle Variable ist "Altersklasse". Dies sind die vom deutschen Leichtathletikverband verwendeten Altersklassen: Der erste Buchstabe ('M' oder 'W') gibt das Geschlecht an, und danach steht 'J'(ugend) für die 18–19–jährigen, 'H'(aupt) für die 20–29–jährigen, '30' für die 30–34–jährigen, '35' für die 35–39–jährigen Teilnehmenden und so weiter.

Unterteilen Sie den Datensatz nach Geschlecht in zwei Teile. Erzeugen Sie für jede Teilgruppe einen multiplen Boxplot der Nettolaufzeiten in Abhängigkeit von der Altersklasse; siehe auch Beispiel 2.2.

3 Statistische Modelle

In der Regel möchte man aufgrund der vorhandenen Daten bestimmte Aussagen oder Vorhersagen treffen, wobei man immer ein gewisses Risiko von Fehlschlüssen einkalkuliert und die Daten als *zufällig* betrachtet.

3.1 Fehlerquellen

Es gibt verschiedene Gründe, die Daten als zufällig zu betrachten. Die drei wichtigsten Gründe sind:

Stichprobenfehler. Bei vielen Umfragen oder Studien betrachtet man eine Gruppe von Versuchseinheiten (Personen, Versuchstiere, technische Geräte, etc.) und möchte Rückschlüsse auf eine andere, oft größere Gruppe von Einheiten ziehen. Man spricht auch von einer Stichprobe aus einer *Population* oder *Grundgesamtheit*. Im Idealfall handelt es sich bei der Versuchsgruppe um eine "rein zufällige" Teilmenge der Grundgesamtheit, und unter dieser Voraussetzung gibt es diverse statistische Verfahren mit kalkulierbarem Risiko.

Ein klassisches Beispiel sind Wahlumfragen. Hier wird in der Tat versucht, zufällige Teilmengen von Wahlberechtigten für die Befragung auszuwählen. In medizinischen oder psychometrischen Studien ist man oftmals froh, wenn man überhaupt hinreichend viele Personen untersuchen oder befragen kann. Bei der Auswertung rechnet man so, als handelte es sich um eine rein zufällige Teilmenge aus einer Population. Dabei wird nicht immer genau spezifiziert, welche Population man im Auge hat; siehe auch Beispiel 3.1.

Messfehler. Bei physikalischen und chemischen Messungen treten in der Regel zufällige Messfehler auf. Im Idealfall sind die Messverfahren so kalibriert, dass die Messfehler "im Mittel gleich Null" sind. Das bedeutet, wenn man eine Messung hinreichend oft durchführt, dann ist der Mittelwert oder Median der Einzelwerte beliebig nahe an der Zielgröße. Anderenfalls spricht man von systematischen Fehlern.

Experimentelle Randomisierung. Eine andere Art von Zufall kommt ins Spiel durch experimentelle Randomisierung. Dabei werden die Versuchseinheiten *zufällig* in verschiedene Behandlungsgruppen eingeteilt. Auf diese Weise vermeidet man systematische Unterschiede in der Zusammensetzung der Behandlungsgruppen, die bei willkürlichen Gruppeneinteilungen entstehen und vermeintliche Unterschiede zwischen den Behandlungen vortäuschen können.

Experimente mit Randomisierung sahen wir bereits in Beispiel 1.2 mit den 48 angehenden Bankmanagern und Beispiel 1.3 mit den zwölf Neugeborenen.

Beispiel 3.1 (SIDS)

Der Datensatz 'SIDS weight.txt' enthält die Geburtsgewichte (in Gramm) von 48 Neugeborenen, die im Zeitraum 1974-1975 in King County (Washington, U.S.A.) zur Welt kamen, und bei denen der plötzliche Kindstod (**S**udden **I**nfant **D**eath **S**yndrome) eintrat. Frühere Studien ließen schon vermuten, dass Kinder mit SIDS tendenziell ein geringeres Geburtsgewicht haben.

Man kann hier keine eindeutige Population angeben. Zum einen ist nicht klar, inwieweit die betrachtete Gruppe repräsentativ für Neugeborene in anderen Regionen ist. Zum anderen denkt man bei solchen Studien vor allem an *zukünftige* Neugeborene. Wie auch immer, man rechnet mit den vorhandenen Daten so, als hätte man eine Zufallsstichprobe aus einer großen Population von Neugeborenen, bei denen irgendwann SIDS auftritt.

Beispiel 3.2

Der Datensatz 'Michelson.txt' enthält 100 Messungen der Lichtgeschwindigkeit von Michelson & Morley. Die Einheit ist km/s, wobei von allen Messwerten noch 299000 abgezogen wurde. Was kann man nun über die Lichtgeschwindigkeit aussagen, wenn man voraussetzt, dass keine systematischen Fehler vorliegen?

In vielen Anwendungen wirken sich mehrere der drei genannten Zufallsmechanismen aus. Man denke beispielsweise an die Bestimmung der Konzentration weißer Blutkörperchen bei n Personen aus einer bestimmten Bevölkerungs- und Krankheitsgruppe. Zum einen haben wir es mit Stichprobenfehlern zu tun. Andererseits ist die Konzentrationsbestimmung bei einer einzelnen Person ebenfalls fehlerbehaftet, da man von einer Blutprobe auf ihr gesamtes Blut schliesst und auch die Auswertung der Blutprobe nicht fehlerfrei ist. Hinzu kommen noch zeitabhängige Schwankungen der Konzentration.

3.2 Unabhängige, identisch verteilte Zufallsvariablen

Ob wir nun an Stichprobenfehler, Messfehler oder Kombinationen beider Fehlerquellen denken, die statistischen Methoden sind weitgehend identisch. Im einfachsten Fall betrachten wir die Beobachtungen $X_1, X_2, \ldots, X_n$ als *(stochastisch) unabhängige, identisch verteilte Zufallsvariablen* mit unbekannter Verteilung P auf dem Wertebereich $\mathscr{X}$. Das heißt, für eine Menge $B \subset \mathscr{X}$ ist $P(B)$ die Wahrscheinlichkeit, dass eine bestimmte Beobachtung in B liegt,

$$P(B) := \mathbb{P}\{X_i \in B\}.$$

Desweiteren gilt für beliebige Mengen $B_1, B_2, \ldots, B_n \subset \mathscr{X}$ die Formel

$$\mathbb{P}\{X_1 \in B_1, X_2 \in B_2, \ldots, X_n \in B_n\} = P(B_1)P(B_2)\cdots P(B_n).$$

Die Begriffe "Verteilung" und "Unabhängigkeit" werden in Kursen über Stochastik ausführlich behandelt. Man kann sich auch mit folgendem Gedankenmodell behelfen: Angenommen, wir ziehen n–mal ein Los aus einer Lostrommel, notieren den darauf stehenden Wert, legen das Los wieder zurück und mischen gründlich. Genauer gesagt, sei Λ die Menge aller Lose, und jedes Los $\lambda \in \Lambda$ habe einen Eintrag $x(\lambda) \in \mathscr{X}$. Sind $\lambda_1, \lambda_2, \ldots, \lambda_n$ die rein zufällig gewählten Lose, dann ist $X_i = x(\lambda_i)$. In diesem Gedankenmodell ist $P(B)$ der relative Anteil aller Lose, deren Eintrag in der Menge B liegt, also $P(B) = \#\{\lambda \in \Lambda : x(\lambda) \in B\}/\#\Lambda$.

Unter der obigen Annahme an **X** ist $\widehat{P}$ ein Schätzer für die Verteilung P der einzelnen Variablen X_i. Das heißt, für eine beliebige Menge $B \subset \mathscr{X}$ ist $\widehat{P}(B)$ ein Schätzwert für $P(B)$. Für jede Zahl $k \in \{0, 1, \ldots, n\}$ ist

$$\mathbb{P}\left\{\widehat{P}(B) = \frac{k}{n}\right\} = \binom{n}{k} P(B)^k (1 - P(B))^{n-k}.$$

Denn $\widehat{P}(B) = k/n$, wenn genau k von den n Beobachtungen X_i in der Menge B liegen, und jede einzelne Beobachtung tut dies mit Wahrscheinlichkeit $P(B)$. Mit anderen Worten, $n\widehat{P}(B)$ ist *binomialverteilt* mit Parametern n und $P(B)$.

Ganz allgemein kann man jede in Kapitel 2 definierte Kenngröße als Schätzer für eine entsprechende Kenngröße der zugrundeliegenden Verteilung P deuten.

Noch eine Kurzschreibweise: Anstelle von "X hat Verteilung P" schreiben wir manchmal kurz "$X \sim P$".

3.3 Verteilungs- und Dichtefunktionen

Wir bleiben beim Modell unabhängiger, identisch verteilter Zufallsvariablen X_i mit unbekannter Verteilung P, nun mit Wertebereich $\mathscr{X} = \mathbb{R}$. In diesem Falle ist $\widehat{F}$ ein Schätzer für die Verteilungsfunktion F von P,

$$r \mapsto F(r) := P(]-\infty, r]).$$

Auch Median, Quantile und Quartile kann man sowohl für die Stichprobe **X** als auch für die Verteilung P definieren. Die Verteilung P wird durch ihre Verteilungsfunktion F eindeutig charakterisiert. Beispielsweise ist

$$P(]a, b]) = F(b) - F(a) \quad \text{für } -\infty \le a < b < \infty.$$

Die wesentlichen Eigenschaften von F sind:
- *Isotonie.* F ist monoton wachsend.
- *Rechtsseitige Stetigkeit.* Für jeden Punkt x ist $F(x) = \lim_{y \to x, y > x} F(y)$.
- *Grenzwerte Null und Eins.* Die Grenzwerte von F im Unendlichen sind $F(-\infty) = 0$ und $F(\infty) = 1$.

Was rechtsseitig offene Intervalle anbelangt, so ist

$$P(]-\infty, r[) = F(r-) := \lim_{s \to r, s < r} F(s).$$

Insbesondere ist $P(\{r\}) = P(]-\infty, r] \setminus]-\infty, r[) = F(r) - F(r-)$, also die Sprunghöhe der Verteilungsfunktion F an der Stelle r.

Denken wir nun an eine Lostrommel (Grundgesamtheit) mit astronomisch großer Anzahl von Losen und verschiedenen Einträgen $x(\lambda)$, dann ist es bisweilen sinnvoll, die entsprechende Verteilung P durch ein Wahrscheinlichkeitsmaß mit einer *Wahrscheinlichkeitsdichte* zu approximieren. Eine (Lebesgue- oder Riemann-) Wahrscheinlichkeitsdichte oder *Dichtefunktion* ist eine nichtnegative Funktion f auf $\mathbb{R}$ mit

$$\int_{\mathbb{R}} f(x)\,dx = \int_{-\infty}^{\infty} f(x)\,dx = 1.$$

Sie definiert ein Wahrscheinlichkeitsmaß P auf $\mathbb{R}$: Für Intervalle $B \subset \mathbb{R}$ setzen wir

$$P(B) := \int_B f(x)\,dx = \int_{\inf(B)}^{\sup(B)} f(x)\,dx.$$

Die entsprechende Verteilungsfunktion F ist dann gegeben durch

$$F(r) = \int_{-\infty}^{r} f(x)\,dx.$$

Der Wert $f(x)$ ist *nicht* die Wahrscheinlichkeit der einpunktigen Menge $\{x\}$. Tatsächlich ist $P(\{x\}) = 0$ für beliebige $x \in \mathbb{R}$, und

$$\lim_{a,b\to x, a<b} \frac{P([a,b])}{b-a} = f(x) = \frac{dF(x)}{dx},$$

falls f im Punkt x stetig ist. Den Zusammenhang zwischen f, F und P illustriert Abbildung 3.1. Im oberen Teil sieht man eine Dichtefunktion f, im unteren den Graphen der entsprechenden Verteilungsfunktion F.

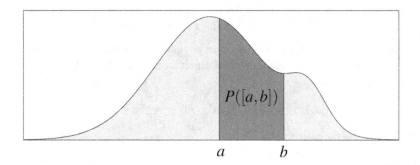

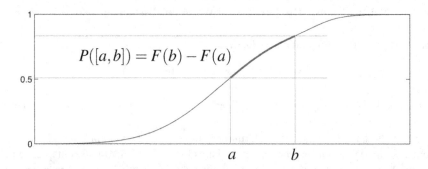

Abbildung 3.1: Zum Zusammenhang zwischen f (oben) und F (unten)

Die Histogrammfunktion $\widehat{f}$ kann man als Schätzer der Dichtefunktion f deuten; siehe auch Abschnitt 7.

Erwartungswerte. Für eine beliebige Funktion $h : \mathbb{R} \to \mathbb{R}$ und eine Zufallsvariable X mit Verteilung P und Dichtefunktion f ist der Erwartungswert der Zufallsgröße $h(X)$ gleich

$$\mathbb{E}(h(X)) = \int_{\mathbb{R}} h(x) f(x)\, dx.$$

Der Mittelwert der Verteilung P ist gleich

$$\mu(P) := \int_{\mathbb{R}} x f(x)\, dx = \mathbb{E}(X).$$

Ein naheliegender Schätzer hierfür ist der Stichprobenmittelwert $\bar{X}$.

Die Standardabweichung von P ist $\mathrm{Std}(P) := \mathrm{Var}(P)^{1/2}$ mit der Varianz $\mathrm{Var}(P) := \mathrm{Var}(X)$. Letztere ist definiert als $\mathbb{E}((X - \mu(P))^2) = \mathbb{E}(X^2) - \mu(P)^2$. Mithilfe der Dichtefunktion f ergibt sich dann, dass

$$\mathrm{Std}(P) = \sqrt{\int_{\mathbb{R}} (x - \mu(P))^2 f(x)\, dx} = \sqrt{\int_{\mathbb{R}} x^2 f(x)\, dx - \mu(P)^2}.$$

Ein Schätzer für $\mathrm{Std}(P)$ ist die Stichprobenstandardabweichung $S(\mathbf{X})$.

Affine Transformationen. Sei X eine reellwertige Zufallsvariable mit Verteilung P und Verteilungsfunktion F, das heißt,

$$\mathbb{P}\{X \in B\} = P(B) \quad \text{für (Intervalle) } B \subset \mathbb{R},$$
$$\mathbb{P}\{X \le r\} = F(r) \quad \text{für } r \in \mathbb{R}.$$

Nun betrachten wir eine affine Transformation von X. Für $a \in \mathbb{R}$ und $b > 0$ sei

$$Y := a + bX.$$

Die Verteilung bzw. Verteilungsfunktion dieser Zufallsvariable Y bezeichnen wir mit Q bzw. G. Dann ist

$$G(r) = \mathbb{P}\{Y \le r\} = \mathbb{P}\{a + bX \le r\} = F\left(\frac{r-a}{b}\right).$$

Angenommen, die Verteilung P besitzt eine Wahrscheinlichkeitsdichte $f = F'$. Dann wird Q durch die Wahrscheinlichkeitsdichte

$$g(y) := \frac{1}{b} f\left(\frac{y-a}{b}\right)$$

beschrieben. Im Falle einer stetigen Dichte f folgt dies durch Differenzieren von G unter Anwendung der Kettenregel.

Angenommen, $\mathbb{E}(X^2) < \infty$. Dann ist auch $\mathbb{E}(Y^2) < \infty$ und

$$\mathbb{E}(Y) = a + b\,\mathbb{E}(X),$$
$$\mathrm{Var}(Y) = b^2\,\mathrm{Var}(X).$$

Faltungen. Nun überlegen wir uns, wie die Summe stochastisch unabhängiger Zufallsvariablen verteilt ist, deren Verteilungen jeweils durch Dichtefunktionen beschrieben werden. Seien X und Y solche Zufallsvariablen mit Dichtefunktionen f bzw. g. Dann wird die Verteilung der Summe $X + Y$ durch die Dichtefunktion

$$z \mapsto f * g(z) := \int_{-\infty}^{\infty} f(x)g(z-x)\,dx \tag{3.1}$$

beschrieben. Diese Funktion $f * g$ ist die sogenannte Faltung von f und g.

Beispiel 3.3 (Exponentialverteilung)

Die Standardexponentialverteilung ist definiert als das Wahrscheinlichkeitsmaß mit Dichtefunktion f, wobei

$$f(x) := 1\{x > 0\}\exp(-x).$$

Verteilungen dieser Art werden zum Beispiel in der Qualitätskontrolle verwendet, um die Lebensdauer von Geräten zu modellieren. Die Faltung $f * f$ ist gegeben durch

$$
\begin{aligned}
f * f(z) &= \int_{-\infty}^{\infty} 1\{x > 0\}\exp(-x)\,1\{z-x > 0\}\exp(-(z-x))\,dx \\
&= \int_{-\infty}^{\infty} 1\{0 < x < z\}\exp(-z)\,dx \\
&= 1\{z > 0\}\int_{0}^{z}\exp(-z)\,dx \\
&= 1\{z > 0\}z\exp(-z).
\end{aligned}
$$

Dies kann man induktiv fortsetzen und erhält folgende Aussage: Die Summe von n unabhängigen Zufallsvariablen mit Wahrscheinlichkeitsdichte f ist verteilt nach der Wahrscheinlichkeitsdichte f_n mit

$$f_n(z) := 1\{z > 0\}\frac{z^{n-1}}{(n-1)!}\exp(-z).$$

Angenommen, man nimmt ein bestimmtes Gerät, dessen Lebensdauer durch f beschrieben wird, zum Zeitpunkt Null in Betrieb und ersetzt es $n - 1$ mal durch ein neues Exemplar, sobald es ausfällt. Der Zeitpunkt des n-ten Ausfalls wird dann durch diese Dichtefunktion f_n beschrieben.

3.4 Normalverteilungen

Die *Standardnormalverteilung* auf $\mathbb{R}$ ist das Wahrscheinlichkeitsmaß mit Dichtefunktion

$$x \mapsto \phi(x) := \frac{1}{\sqrt{2\pi}}\exp\left(-\frac{x^2}{2}\right).$$

Diese um Null symmetrische Funktion ϕ nennt man die *Gaußsche Glockenkurve*. Eine Zufallsvariable Z mit dieser Verteilung heißt *standardnormalverteilt*. Es ist

$$\mathbb{E}(Z) = 0 \quad \text{und} \quad \mathrm{Var}(Z) = 1. \tag{3.2}$$

Daher bezeichnet man die Standardnormalverteilung mit

$$\mathcal{N}(0,1).$$

Die Verteilungsfunktion von $\mathcal{N}(0,1)$ bezeichnen wir mit Φ, also

$$\Phi(r) := \frac{1}{\sqrt{2\pi}} \int_{-\infty}^{r} \exp\left(-\frac{x^2}{2}\right) dx.$$

Sie ist streng monoton wachsend mit Grenzwerten $\Phi(-\infty) = 0$ und $\Phi(\infty) = 1$. Aus der Symmetrie der Dichtefunktion ϕ um Null folgt, dass

$$\Phi(-r) = 1 - \Phi(r).$$

Das γ–Quantil dieser Verteilung bezeichnen wir mit z_γ, also

$$\Phi(z_\gamma) = \gamma,$$

und aus Symmetriegründen ist

$$z_{1-\gamma} = -z_\gamma \quad \text{für } 0 < \gamma < 1.$$

Hier einige spezielle Werte (nach oben gerundet), die man im Zusammenhang mit Tests und Konfidenzbereichen immer wieder verwendet:

γ	z_γ
0.900	1.282
0.950	1.645
0.975	1.960
0.990	2.327
0.995	2.576

Beweis (Gleichung (3.2))
Für beliebiges $k \in \mathbb{N}$ ist $\mathbb{E}(Z^k) = \int_{-\infty}^{\infty} x^k \phi(x)\, dx$. Da die Dichte ϕ eine gerade Funktion, also um Null symmetrisch ist, ist $\mathbb{E}(Z^k) = 0$ für ungerades k. Die Varianz von Z berechnet man mithilfe partieller Integration wie folgt:

$$
\begin{aligned}
\mathrm{Var}(Z) = \mathbb{E}(Z^2) &= \int_{-\infty}^{\infty} x^2 \phi(x)\, dx \\
&= \frac{1}{\sqrt{2\pi}} \int_{-\infty}^{\infty} u(x) v'(x)\, dx \qquad [\text{mit } u(x) := x, v(x) := -e^{-x^2/2}] \\
&= \frac{1}{\sqrt{2\pi}} \left(u(x)v(x) \Big|_{-\infty}^{\infty} - \int_{-\infty}^{\infty} u'(x) v(x)\, dx \right) \\
&= \frac{1}{\sqrt{2\pi}} \Big(\underbrace{-xe^{-x^2/2}\Big|_{-\infty}^{\infty}}_{=0} + \int_{-\infty}^{\infty} e^{-x^2/2}\, dx \Big) \\
&= \int_{-\infty}^{\infty} \phi(x)\, dx = 1. \qquad\qquad \square
\end{aligned}
$$

Die Familie aller Normalverteilungen (Gaußverteilungen) erhält man durch affine Transformationen einer standardnormalverteilten Zufallsvariablen Z. Für $\mu \in \mathbb{R}$ und $\sigma > 0$ ist

$$X := \mu + \sigma Z$$

eine Zufallsvariable mit

$$\mathbb{E}(X) = \mu \quad \text{und} \quad \text{Var}(X) = \sigma^2.$$

Ihre Verteilungsfunktion ist

$$r \mapsto \Phi\left(\frac{r-\mu}{\sigma}\right),$$

und ihre Wahrscheinlichkeitsdichte ist

$$x \mapsto \frac{1}{\sigma}\phi\left(\frac{x-\mu}{\sigma}\right) = \frac{1}{\sqrt{2\pi\sigma^2}}\exp\left(-\frac{(x-\mu)^2}{2\sigma^2}\right).$$

Das entsprechende Wahrscheinlichkeitsmaß nennt man die *Normalverteilung (Gaußverteilung) mit Mittelwert μ und Varianz σ^2 (Standardabweichung σ)* und bezeichnet sie mit

$$\mathcal{N}(\mu,\sigma^2).$$

Abbildung 3.2 zeigt die Dichtefunktionen von $\mathcal{N}(0,1)$ und $\mathcal{N}(4,1/4)$. Dabei werden die Werte μ und $\mu \pm \sigma$ durch vertikale Linien hervorgehoben.

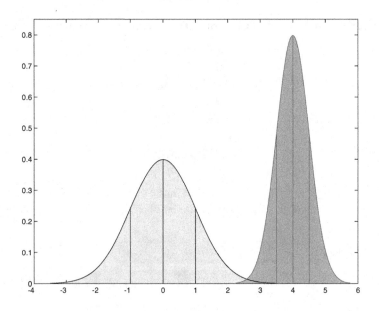

Abbildung 3.2: Dichtefunktionen von $\mathcal{N}(0,1)$ und $\mathcal{N}(4,1/4)$

Zusammenfassung. Für eine Zufallsvariable $X \sim \mathcal{N}(\mu,\sigma^2)$ gilt:

$$\frac{X-\mu}{\sigma} \sim \mathcal{N}(0,1),$$

$$\mathbb{P}\{X \leq r\} = \Phi\left(\frac{r-\mu}{\sigma}\right) \quad \text{für } r \in \mathbb{R},$$

$$a+bX \sim \mathcal{N}(a+b\mu, b^2\sigma^2) \quad \text{für } a,b \in \mathbb{R}, b \neq 0.$$

Beispiel 3.4
Der Intelligenzquotient aufgrund eines bestimmten Tests (kein statistischer Test) wird wie folgt definiert: Man unterstellt, dass die Punktzahl, die eine Einzelperson bei dem Test erzielt, in der Gesamtpopulation normalverteilt ist mit Mittelwert μ und Standardabweichung σ. Diese Annahme überprüft man mithilfe einer umfangreichen Versuchsserie, in welcher auch die Parameter μ und σ geschätzt werden. Den Schätzfehler vernachlässigen wir im Folgenden. Für eine Einzelperson mit Testergebnis x definiert man nun ihren Intelligenzquotienten als

$$IQ(x) := 100 + 15\frac{x-\mu}{\sigma}.$$

Dies hat folgende Bedeutung: Das Testergebnis X einer rein zufällig gewählten Person aus der Gesamtpopulation ist eine Zufallsvariable mit Verteilung $\mathcal{N}(\mu, \sigma^2)$. Also ist $(X-\mu)/\sigma$ standardnormalverteilt, und

$$IQ(X) \sim \mathcal{N}(100, 15^2).$$

Für eine Einzelperson mit einem IQ von q ist also der relative Anteil von Personen in der Grundgesamtheit mit gleichem oder kleinerem IQ gleich

$$\mathbb{P}\{IQ(X) \le q\} = \Phi\left(\frac{q-100}{15}\right).$$

Einige Zahlenbeispiele:

q	85	100	120	130	135
$(q-100)/15$	-1	0	$1.3\overline{3}$	2	$2.3\overline{3}$
$\Phi((q-100)/15)$	0.159	0.500	0.909	0.977	0.990

Die Faltungseigenschaft von Normalverteilungen. Eine wesentliche Eigenschaft von Normalverteilungen ist, dass die Summe unabhängiger, normalverteilter Zufallsvariablen wieder normalverteilt ist. Aus der allgemeinen Formel (3.1) kann man nämlich folgendes Resultat ableiten: Sind $X \sim \mathcal{N}(\mu, \sigma^2)$ und $Y \sim \mathcal{N}(\nu, \tau^2)$ stochastisch unabhängige Zufallsvariablen, dann ist

$$X + Y \sim \mathcal{N}(\mu + \nu, \sigma^2 + \tau^2). \tag{3.3}$$

Letztere Tatsache kann man induktiv anwenden und gelangt zu folgendem Ergebnis: Für den Mittelwert $\bar{X}$ von unabhängigen Zufallsvariablen $X_1, X_2, \ldots, X_n$ mit Verteilung $\mathcal{N}(\mu, \sigma^2)$ gilt:

$$\bar{X} \sim \mathcal{N}(\mu, \sigma^2/n). \tag{3.4}$$

Beweis (Gleichung (3.3))
Um die Schreibarbeit etwas zu erleichtern, transformieren wir zunächst die Variablen X und Y. Es ist

$$X + Y = \mu + \nu + \widetilde{X} + \widetilde{Y}$$

mit $\widetilde{X} := X - \mu \sim \mathcal{N}(0, \sigma^2)$ und $\widetilde{Y} := Y - \nu \sim \mathcal{N}(0, \tau^2)$. Daher genügt es zu zeigen, dass $\widetilde{X} + \widetilde{Y}$ nach $\mathcal{N}(0, \sigma^2 + \tau^2)$ verteilt ist. Dazu berechnen wir die Faltung der Dichtefunktionen f von $\mathcal{N}(0, \sigma^2)$ und g von $\mathcal{N}(0, \tau^2)$, also

$$f(x) = \frac{1}{\sqrt{2\pi\sigma^2}} \exp\left(-\frac{x^2}{2\sigma^2}\right) \quad \text{und} \quad g(y) = \frac{1}{\sqrt{2\pi\tau^2}} \exp\left(-\frac{y^2}{2\tau^2}\right).$$

Das Produkt $f(x)g(z-x)$ ist gleich

$$\frac{1}{\sqrt{2\pi\sigma^2}\sqrt{2\pi\tau^2}}\exp\Big(-\frac{\tau^2 x^2 + \sigma^2(z-x)^2}{2\sigma^2\tau^2}\Big) = \frac{1}{\sqrt{2\pi\sigma^2}\sqrt{2\pi\tau^2}}\exp\Big(-\frac{x^2 - 2Bxz + Bz^2}{2A}\Big)$$

mit

$$A := \frac{\sigma^2\tau^2}{\sigma^2+\tau^2} \quad \text{und} \quad B := \frac{\sigma^2}{\sigma^2+\tau^2}.$$

Nun formen wir den Exponenten weiter um und erhalten

$$\begin{aligned}
f(x)g(z-x) &= \frac{1}{\sqrt{2\pi\sigma^2}\sqrt{2\pi\tau^2}}\exp\Big(-\frac{(x-Bz)^2 + B(1-B)z^2}{2A}\Big)\\
&= \frac{1}{\sqrt{2\pi A}}\exp\Big(-\frac{(x-Bz)^2}{2A}\Big)\cdot\frac{1}{\sqrt{2\pi(\sigma^2+\tau^2)}}\exp\Big(-\frac{z^2}{2(\sigma^2+\tau^2)}\Big).
\end{aligned}$$

Doch dies ist das Produkt der Dichte von $\mathcal{N}(Bz,A)$ an der Stelle x und der Dichte von $\mathcal{N}(0,\sigma^2+\tau^2)$ an der Stelle z. Wenn man diesen Ausdruck bezüglich x integriert, erhält man

$$\begin{aligned}
f*g(z) &= \underbrace{\int\frac{1}{\sqrt{2\pi A}}\exp\Big(-\frac{(x-Bz)^2}{2A}\Big)dx}_{=1}\cdot\frac{1}{\sqrt{2\pi(\sigma^2+\tau^2)}}\exp\Big(-\frac{z^2}{2(\sigma^2+\tau^2)}\Big)\\
&= \frac{1}{\sqrt{2\pi(\sigma^2+\tau^2)}}\exp\Big(-\frac{z^2}{2(\sigma^2+\tau^2)}\Big),
\end{aligned}$$

also die Dichtefunktion von $\mathcal{N}(0,\sigma^2+\tau^2)$ an der Stelle z. $\square$

Warum gerade die Gaußsche Glockenkurve?   Die Familie der Normalverteilungen wird für zwei unterschiedliche Zwecke verwendet. Einerseits dient sie als Modell für die Verteilung einzelner Beobachtungen. Andererseits kann man viele Verteilungen, beispielsweise Binomialverteilungen und hypergeometrische Verteilungen, durch Normalverteilungen *approximieren*. Beides lässt sich mithilfe des *Zentralen Grenzwertsatzes* begründen. Dieser besagt, dass eine Summe mehrerer unabhängiger Zufallsvariablen, von denen jede einzelne nur einen geringen Einfluss auf die Gesamtsumme hat, approximativ normalverteilt ist. Hier ist eine präzise Formulierung dieses Sachverhalts aus der Wahrscheinlichkeitstheorie:

Satz 3.1 (Lindeberg)
Seien $Z_1, Z_2, \dots, Z_n$ stochastisch unabhängige Zufallsvariablen mit Erwartungswert Null, und sei

$$\text{Var}\Big(\sum_{i=1}^{n} Z_i\Big) = \sum_{i=1}^{n} \mathbb{E}(Z_i^2) = 1.$$

Mit der Kenngröße

$$L := \sum_{i=1}^{n} \mathbb{E}\min\{|Z_i|^3, Z_i^2\}$$

gilt:

$$\sup_{r\in\mathbb{R}}\Big|\mathbb{P}\Big\{\sum_{i=1}^{n} Z_i \le r\Big\} - \Phi(r)\Big| \to 0 \quad \text{falls } L \to 0.$$ $\square$

Die Kenngröße L in Satz 3.1 ist ein Maß dafür, wie stark der Einfluss einzelner Variablen Z_i auf die Gesamtsumme ist. Beispielsweise sei $|Z_i| \leq \delta$ für alle i. Dann ist

$$L \leq \sum_{i=1}^{n} \mathbb{E}(\delta Z_i^2) = \delta \sum_{i=1}^{n} \mathbb{E}(Z_i^2) = \delta.$$

Als Beispiel betrachten wir eine Zufallsvariable $Y \sim \text{Bin}(n, p)$. Diese Variable ist genauso verteilt wie $\sum_{i=1}^{n} Y_i$ mit unabhängigen Variablen $Y_i \in \{0, 1\}$, wobei $\mathbb{E}(Y_i) = \mathbb{P}\{Y_i = 1\} = p$. Also ist

$$\frac{Y - \mathbb{E}(Y)}{\sqrt{\text{Var}(Y)}} = \frac{Y - np}{\sqrt{np(1 - p)}}$$

verteilt wie $\sum_{i=1}^{n} Z_i$ mit

$$Z_i := \frac{Y_i - p}{\sqrt{np(1 - p)}}.$$

Die Voraussetzungen von Satz 3.1 sind erfüllt, und $L \leq \sqrt{np(1 - p)}^{-1}$. Also ist Y für große Werte von $np(1 - p) = \text{Var}(Y)$ approximativ normalverteilt.

Abbildung 3.3 zeigt für $p = 0.1$ und $n = 1, 10, 100$ die Verteilungsfunktion von $\text{Bin}(n, p)$. Zum Vergleich wird jeweils die Verteilungsfunktion von $\mathcal{N}(np, np(1 - p))$ gezeichnet. Man sieht deutlich, wie die Normalapproximation mit wachsendem n besser wird.

Als weiteres Beispiel zeigen wir in Abbildung 3.4 Verteilungsfunktionen von $\sum_{i=1}^{n} Y_i$ mit unabhängigen Zufallsvariablen Y_i, wobei

$$\mathbb{P}\{Y_i = 0\} = 0.5, \quad \mathbb{P}\{Y_i = 1\} = 0.1 \quad \text{und} \quad \mathbb{P}\{Y_i = 4\} = 0.4. \tag{3.5}$$

3.5 Übungsaufgaben

Aufgabe 3.1 (Gumbel-Verteilung)
Zeigen Sie, dass die Funktion

$$x \mapsto F(x) := \exp(-\exp(-x))$$

eine Verteilungsfunktion ist, und bestimmen Sie ihre Dichtefunktion f. Zeichnen Sie F und f. Bestimmen Sie die Quartile von F.

Aufgabe 3.2 (Transformationen einer Zufallsvariable)
Sei X eine reellwertige Zufallsvariable mit Verteilungsfunktion F und Dichtefunktion f. Das heißt, $\mathbb{P}\{X \leq r\} = F(r) = \int_{-\infty}^{r} f(x)\,dx$. Ferner sei $f = 0$ auf $]-\infty, 0]$, also $\mathbb{P}\{X > 0\} = 1$. Bestimmen Sie die Verteilungs- und Dichtefunktion der Zufallsvariablen $Y := X^a$ für $a \neq 0$ und $Y := \log X$.

Aufgabe 3.3
Für $m = 53680$ Familien mit jeweils 8 Kindern wurde die Zahl der Söhne bestimmt. Die nachfolgende Tabelle enthält für $k = 0, 1, \ldots, 8$ die Zahl M_k aller Familien mit genau k Söhnen:

k	0	1	2	3	4	5	6	7	8
M_k	215	1485	5331	10649	14959	11929	6678	2092	342

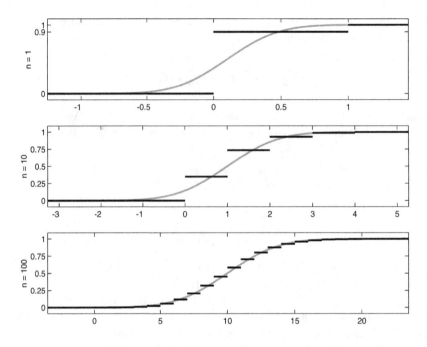

Abbildung 3.3: Verteilungsfunktionen von Bin$(n, 0.1)$

(a) Man kann diesen Datensatz als Stichprobe aus der Grundgesamtheit aller Familien mit genau 8 Kindern betrachten. Man beobachtet also $Y_1, Y_2, \ldots, Y_m \in \mathscr{Y}$, wobei Y_i die Anzahl der Söhne in der i-ten Familie ist und $\mathscr{Y} := \{0, 1, \ldots, 8\}$. Sei Q die Verteilung dieser Zahlen, also $Q(\{k\}) = \mathbb{P}\{Y_i = k\}$. Berechnen Sie die entsprechenden empirischen Wahrscheinlichkeiten $\widehat{Q}(\{k\})$ für $k \in \mathscr{Y}$ und zeichnen Sie ein Stabdiagramm hiervon.

(b) Gehen Sie nun davon aus, dass ein neugeborenes Kind mit Wahrscheinlichkeit $p \in \,]0, 1[$ ein Junge ist, und dass die Geschlechter verschiedener Neugeborener stochastisch unabhängig sind. Das heißt, bei jedem Negeborenen wirft Mutter Natur eine Münze, um das Geschlecht festzulegen. Was kann man dann über die Verteilung Q sagen? Zeichnen Sie ein entsprechendes Stabdiagramm für den Fall $p = 1/2$.

(c) Unter der Modellannahme in Teil (b) kann man die vorhandenen Daten auch als Stichprobe vom Umfang $n = 8m$ aus der Grundgesamtheit "aller" Neugeborenen deuten. Für jedes Neugeborene ermittelt man sein Geschlecht $X \in \{\mathtt{m}, \mathtt{w}\}$, wobei $p = \mathbb{P}\{X = \mathtt{m}\}$ unbekannt ist. Welchen Wert hat der relative Anteil $\widehat{p}$ von Jungen unter den n Neugeborenen.

Aufgabe 3.4
Bestimmen Sie die Wendepunkte der Dichtefunktion von $\mathscr{N}(\mu, \sigma^2)$.

Aufgabe 3.5
In der gesunden Bevölkerung eines Landes ist der Albumin-Gehalt des Blutes (Einheit: mg/100 ml) normalverteilt mit Mittelwert $\mu_o = 3.75$ und Standardabweichung $\sigma = 0.50$. Normale Werte werden Personen attestiert, deren Albuminwert in dem Intervall $[\mu_o \pm 1]$ liegt. Werte außerhalb dieses Intervalls gelten als "anomal". In der Gesamtheit aller Patienten mit chronischen Leberschäden hingegen ist der Albumin-Gehalt normalverteilt mit Mittelwert $\mu_1 = 2.5$ und derselben Standardabweichung $\sigma = 0.50$.

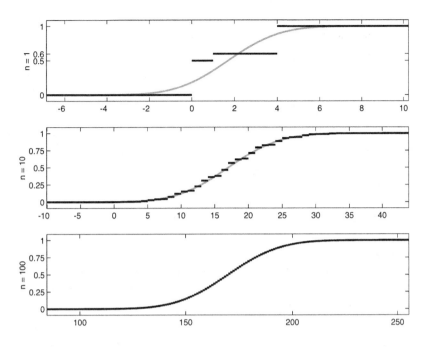

Abbildung 3.4: Verteilungsfunktionen von $\sum_{i=1}^{n} Y_i$ im Falle von (3.5)

(a) Wie groß ist der relative Anteil von Personen mit anomalem Albuminwert in der gesunden Bevölke-rung? Wie groß ist dieser Anteil innerhalb der Population aller Patienten mit chronischen Leberschäden?

(b) Um gezielt gesunde Personen von Personen mit chronischen Leberschäden zu unterscheiden, wählt man eine Zahl r und klassifiziert eine Person als gesund, falls ihr Albuminwert größer ist als r. Mit welcher Wahrscheinlichkeit wird dann eine gesunde Person als krank eingestuft bzw. eine Person mit chronischem Leberschaden als gesund eingestuft? Bestimmen Sie eine Zahl r, so dass beide Wahrscheinlichkeiten gleich groß sind. Welchen Wert hat diese Wahrscheinlichkeit?

Aufgabe 3.6

Teil (b) von Aufgabe 3.5 berührt ein allgemeineres Problem: Gegeben seien zwei Populationen, und für jedes Individuum sei der Wert einer numerischen Variable X gegeben. Angenommen, die Verteilung dieser Variable X wird in Population 1 durch eine Dichte f und in Population 2 durch eine Dichte g beschrieben. Nun möchte man ein Individuum aufgrund seines Wertes von X *klassifizieren*, also angeben, zu welcher Population es gehört. Dazu wählt man eine Menge $A \subset \mathbb{R}$ und macht folgende Aussage:

$$\text{"Individuum gehört zu Population 1"} \qquad \text{falls } X \in A,$$
$$\text{"Individuum gehört zu Population 2"} \qquad \text{falls } X \notin A.$$

Dies ergibt folgende Wahrscheinlichkeiten für eine Fehlklassifikation:

$$R_1(A) \quad := \quad \int 1\{x \notin A\} f(x)\, dx \quad \text{für Population 1,}$$
$$R_2(A) \quad := \quad \int 1\{x \in A\} g(x)\, dx \quad \text{für Population 2.}$$

(a) Für welche Menge(n) A ist die Summe dieser Fehlerwahrscheinlichkeiten, $R_1(A) + R_2(A)$, minimal? Hinweis: Die Wahl einer Menge A ist gleichbedeutend damit, für jeden Punkt x festzulegen ob x zu A gehört oder nicht. Schreiben Sie $R_1(A) + R_2(A)$ als

$$\int h(x, 1\{x \in A\})\, dx$$

mit einer geeigneten Funktion h auf $\mathbb{R} \times \{0,1\}$. Minimieren Sie nun dieses Integral, indem Sie für jeden einzelnen Punkt x den Wert von $1\{x \in A\}$ festlegen.

(b) Angenommen die beiden Populationen sind Teile einer Gesamtpopulation, wobei der relative Anteil von Population 1 und 2 gleich w bzw. $1 - w$ ist ($0 < w < 1$). Wenn Sie rein zufällig ein Individuum der Gesamtpopulation auswählen und mithilfe einer Menge A wie oben beschrieben klassifizieren, so ist die Wahrscheinlichkeit einer Fehlklassifikation gleich $wR_1(A) + (1-w)R_2(A)$. Wie sollte man A wählen, damit diese Wahrscheinlichkeit minimal wird?

Geben Sie die optimale Menge A für folgende Situation an: f sei die Dichte von $\mathcal{N}(0,1)$, g sei die Dichte von $\mathcal{N}(1, 0.25)$, und $w = 0.8$.

Aufgabe 3.7 (Momente der Standardnormalverteilung)

Sei Z eine standardnormalverteilte Zufallsvariable. Zeigen Sie mithilfe partieller Integration, wie man für $k \in \mathbb{N}_0$ den Erwartungswert $\mathbb{E}(Z^{2k+2})$ aus dem Erwartungswert $\mathbb{E}(Z^{2k}) = \int_{-\infty}^{\infty} x^{2k} \phi(x)\, dx$ ableiten kann. Stellen Sie dann eine geschlossene Formel für $\mathbb{E}(Z^{2k})$ auf.

Aufgabe 3.8

Der Datensatz 'Fruitflies.txt' besteht aus drei Teildatensätzen, wobei jede Teilstichprobe die Fruchtbarkeit von $n = 25$ Fruchtfliegenweibchen eines bestimmten Stammes enthält. Die Frage ist, ob und inwiefern sich die drei Stämme hinsichtlich der Fruchtbarkeit unterscheiden.

(a) Zeichnen Sie in einer Graphik die empirischen Verteilungfunktionen der drei Teilstichproben.

(b) Erzeugen Sie einen multiplen Boxplot der drei Teilstichproben.

(c) Wie würden Sie die anfangs gestellte Frage nach Unterschieden vorläufig beantworten. (Präzise Verfahren hierfür werden wir später noch kennenlernen.)

(d) Wählen Sie eine oder mehrere der Stichproben und zeichnen Sie hierfür ein Histogramm mit Parametern Ihrer Wahl. Unterstellen Sie nun, dass die Fruchtbarkeit in der zugrundeliegenden Population normalverteilt ist mit unbekanntem Mittelwert μ und unbekannter Standardabweichung σ. Schätzen Sie diese Parameter mithilfe der Daten ($\bar{X}$ und $S(\mathbf{X})$). Überlagern Sie Ihr Histogramm mit der entsprechenden Dichtefunktion von $\mathcal{N}(\bar{X}, S(\mathbf{X})^2)$. (Halten Sie das Normalverteilungsmodell für adäquat?)

Aufgabe 3.9

Seien $\mu = 65$ und $\nu = 69$ die mittleren Körpergrößen von Frauen bzw. Männern in einer Gesamtbevölkerung (Einheit: inch). Die Varianz sei in beiden Fällen gleich $\sigma^2 = 16$. Nehmen Sie an, dass die Größen X der Frau und Y des Mannes eines zufällig herausgegriffenen Ehepaares unabhängig und normalverteilt sind mit diesen Parametern.

(a) Was ist die Verteilung der mittleren Körpergröße des Paares?

(b) Mit welcher Wahrscheinlichkeit ist diese mittlere Körpergröße größer als 70?

(c) Mit welcher Wahrscheinlichkeit ist $X \geq Y$?

Aufgabe 3.10 (Gamma-Verteilungen)
Die *Gamma-Verteilung mit Parameter* $a > 0$, bezeichnet mit Gamma(a), ist definiert als das Wahrscheinlichkeitsmaß auf $\mathbb{R}$ mit Dichtefunktion

$$f_a(x) := 1\{x > 0\}\,\Gamma(a)^{-1}x^{a-1}e^{-x},$$

wobei $\Gamma(a) := \int_0^\infty x^{a-1}e^{-x}\,dx$. (Für $a = 1$ erhält man die Standardexponentialverteilung). Zeigen Sie, dass

$$f_a * f_b = f_{a+b} \quad \text{für beliebige } a, b > 0.$$

Hinweis: Sie müssen nur zeigen, dass $f_a * f_b(x) = Cx^{a+b-1}e^{-x}$ für irgendeine Konstante $C > 0$. Da sowohl $f_a * f_b$ als auch f_{a+b} Wahrscheinlichkeitsdichten sind, ist notwendig $C = \Gamma(a+b)^{-1}$.

Aufgabe 3.11 (Normierung des Gini-Skalenparameters)
Sei $\mathbf{X}$ ein Zufallsvektor mit unabhängigen Komponenten $X_i \sim \mathcal{N}(\mu, \sigma^2)$. Bestimmen Sie eine Konstante $c \in \mathbb{R}$ derart, dass

$$\mathbb{E}(cG(\mathbf{X})) = \sigma,$$

wobei $G(\mathbf{X}) := \binom{n}{2}^{-1}\sum_{1 \le i < j \le n}|X_i - X_j|$.

Aufgabe 3.12 (IQR und MAD)
Sei F eine Verteilungsfunktion auf $\mathbb{R}$ mit Dichtefunktion $f > 0$, und für ein $\mu \in \mathbb{R}$ sei

$$f(\mu - x) = f(\mu + x) \quad \text{für alle } x > 0.$$

(a) Welchen Wert hat Med(F)?
(b) Sei X eine Zufallsvariable mit Verteilungsfunktion F. Geben Sie eine Formel für $G(r) := \mathbb{P}\{|X - \text{Med}(F)| \le r\}$ mithilfe von F und μ an.
(c) Welcher Zusammenhang besteht zwischen IQR$(F) := F^{-1}(3/4) - F^{-1}(1/4)$ und MAD(F), wobei MAD$(F) := \text{Med}(G)$ mit der Verteilungsfunktion G aus Teil (b).

4 Konfidenzintervalle für Häufigkeiten und Quantile

In diesem Kapitel betrachten wir das einfache Modell unabhängiger, identisch verteilter Zufallsvariablen $X_1, X_2, \ldots, X_n$ mit Wertebereich $\mathscr{X}$ und unbekannter Verteilung P; siehe Abschnitt 3.2.

4.1 Die Präzision der empirischen Verteilung

Eine naheliegende Frage ist, wie präzise unser Schätzer $\widehat{P}(B)$ für $P(B)$ ist. Wie wir gleich begründen werden, ist die Differenz $\widehat{P}(B) - P(B)$ "mit großer Wahrscheinlichkeit" von der Größenordnung $O(n^{-1/2})$. Grob gesagt bedeutet dies, dass man den Stichprobenumfang n vervierfachen muss, um den Fehler zu halbieren. Eine Verringerung des Fehlers um den Faktor Zehn verlangt einen Stichprobenumfang von $100 \cdot n$. Wie schon in Abschnitt 3.2 gesagt wurde, ist $n\widehat{P}(B) = \sum_{i=1}^{n} 1\{X_i \in B\}$ nach $\mathrm{Bin}(P(B), n)$ verteilt, also

$$\mathbb{P}\left\{\widehat{P}(B) = \frac{k}{n}\right\} = \binom{n}{k} P(B)^k (1 - P(B))^{n-k} \quad \text{für } k \in \{0, 1, \ldots, n\}.$$

Insbesondere ist

$$\mathbb{E}\,\widehat{P}(B) = P(B) \quad \text{und} \quad \mathrm{Var}(\widehat{P}(B)) = \frac{P(B)(1 - P(B))}{n} \leq \frac{1}{4n}.$$

Mithilfe der Tshebyshev-Ungleichung folgt hieraus, dass

$$\mathbb{P}\left\{|\widehat{P}(B) - P(B)| \geq n^{-1/2}\eta\right\} \leq \frac{\mathrm{Var}(\widehat{P}(B))}{\eta^2/n} \leq \frac{1}{4\eta^2}$$

für beliebige $\eta > 0$. Diese Ungleichung präzisiert die obige vage Aussage über die Größenordnung des Schätzfehlers. Man schreibt auch $\widehat{P}(B) - P(B) = O_{\mathrm{p}}(n^{-1/2})$.

Speziell sei $\mathscr{X} = \mathbb{R}$ und $B = \,]-\infty, r]$. Dann ist $\widehat{P}(B)$ gleich $\widehat{F}(r)$. Die Abbildungen 4.1 und 4.2 zeigen für vier verschiedene Stichprobenumfänge n folgende Funktionen:

• Im oberen Teilplot sieht man eine Verteilungsfunktion F (glatte Kurve) sowie die empirische Verteilungsfunktion $\widehat{F}$ (Treppenfunktion) für eine simulierte Stichprobe $\mathbf{X}$.

• Im unteren Teilplot sieht man die Funktion $\sqrt{n}(\widehat{F} - F)$, also die Differenz zwischen empirischer und theoretischer Verteilungsfunktion, multipliziert mit $n^{1/2}$.

Man sieht deutlich wie die Präzision von $\widehat{F}$ mit wachsendem Stichprobenumfang n zunimmt. Das Verhalten von $n^{1/2}(\widehat{F} - F)$ stabilisiert sich augenscheinlich für $n \to \infty$, was man auch theoretisch beweisen kann.

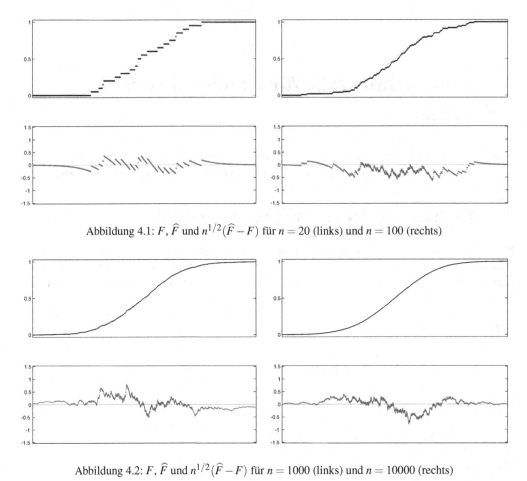

Abbildung 4.1: F, $\widehat{F}$ und $n^{1/2}(\widehat{F} - F)$ für $n = 20$ (links) und $n = 100$ (rechts)

Abbildung 4.2: F, $\widehat{F}$ und $n^{1/2}(\widehat{F} - F)$ für $n = 1000$ (links) und $n = 10000$ (rechts)

4.2 Konfidenzintervalle für Wahrscheinlichkeiten

Angenommen, wir interessieren uns für eine unbekannte Wahrscheinlichkeit $p \in [0, 1]$, zum Beispiel $p = P(B)$ für ein $B \subset \mathscr{X}$, und unsere Daten liefern eine Zufallsvariable

$$N \sim \text{Bin}(n, p),$$

zum Beispiel $N = n\widehat{P}(B)$. Dies ergibt den Punktschätzer $\widehat{p} := N/n$ für p, doch nun möchten wir hierfür ein *Konfidenzintervall (Vertrauensintervall)* bestimmen. Das bedeutet, mithilfe der Daten berechnen wir zwei Schranken $a(N)$ und $b(N)$, wobei $a(\cdot)$ und $b(\cdot)$ so zu konstruieren sind, dass

$$\mathbb{P}\big\{p \in [a(N), b(N)]\big\} \geq 1 - \alpha \tag{4.1}$$

für eine vorgegebene Zahl $\alpha \in \,]0, 1[$. Diese Ungleichung soll stets gültig sein, egal welchen Wert die unbekannte Wahrscheinlichkeit p hat. Die Zahl α ist eine obere Schranke für das Risiko, ein

Intervall anzugeben, welches *p nicht* enthält. Die Zahl $1 - \alpha$ nennt man das *Konfidenzniveau* für das Konfidenzintervall $[a(\cdot), b(\cdot)]$. Man spricht bisweilen von einem $(1 - \alpha)$–Konfidenzintervall.

Exakte Konfidenzschranken. Wir wenden ein "Kochrezept" an, das z.B. in Dümbgen (2003) ausführlicher beschrieben wird: Die Zufallsvariable N hat Verteilungsfunktion $\mathrm{Bin\,cdf}_{n,p}$, das heißt, für beliebige Zahlen $r \in \mathbb{R}$ ist

$$\mathbb{P}\{N \leq r\} = \mathrm{Bin\,cdf}_{n,p}(r) := \begin{cases} 0 & \text{falls } r < 0, \\ \sum_{k=0}^{\lfloor r \rfloor} \binom{n}{k} p^k (1-p)^{n-k} & \text{falls } 0 \leq r \leq n, \\ 1 & \text{falls } r \geq n. \end{cases}$$

Übrigens steht "cdf" für "**c**umulative **d**istribution **f**unction". Nun fixieren wir einen hypothetischen Wert q von p und überlegen, ob der beobachtete Wert von N "verdächtig groß" oder "verdächtig klein" hierfür ist. Wir betrachten N als

- verdächtig klein, falls
$$\mathrm{Bin\,cdf}_{n,q}(N) \leq \alpha.$$

- verdächtig groß, falls
$$\mathrm{Bin\,cdf}_{n,q}(N-1) \geq 1 - \alpha.$$

Denn diese Ungleichungen gelten im Falle von $q = p$ nur mit Wahrscheinlichkeit höchstens α:

$$\left. \begin{array}{c} \mathbb{P}\{\mathrm{Bin\,cdf}_{n,p}(N) \leq \alpha\} \\ \mathbb{P}\{\mathrm{Bin\,cdf}_{n,p}(N-1) \geq 1 - \alpha\} \end{array} \right\} \leq \alpha.$$

Dies ergibt sich entweder aus Aufgabe 4.1 oder aus Lemma 8.1 in Kapitel 8. Wir können also *mit einer Sicherheit von* $1 - \alpha$ davon ausgehen, dass der unbekannte Parameter p die Ungleichung

$$\mathrm{Bin\,cdf}_{n,p}(N) > \alpha \quad \text{bzw.} \quad \mathrm{Bin\,cdf}_{n,p}(N-1) < 1 - \alpha$$

erfüllt. Jetzt möchten wir diese Ungleichungen nach p auflösen. Dabei hilft uns folgende Tatsache, deren Beweis wir der Leserin oder dem Leser als Übungsaufgabe überlassen:

Lemma 4.1
Für beliebige $c \in \{0, 1, \ldots, n-1\}$ ist die Funktion $[0,1] \ni q \mapsto \mathrm{Bin\,cdf}_{n,q}(c)$ stetig und streng monoton fallend mit Randwerten $\mathrm{Bin\,cdf}_{n,0}(c) = 1$ und $\mathrm{Bin\,cdf}_{n,1}(c) = 0$. $\qquad\square$

Nach Lemma 4.1 ist die Menge aller Parameterwerte $q \in [0,1]$, welche die Ungleichung $\mathrm{Bin\,cdf}_{n,q}(N) > \alpha$ erfüllen, ein Intervall, nämlich

$$\{q \in [0,1] : \mathrm{Bin\,cdf}_{n,q}(N) > \alpha\} = \begin{cases} [0, b_\alpha(N)[, & \text{falls } N < n, \\ [0,1], & \text{falls } N = n. \end{cases}$$

Dabei ist $b_\alpha(N)$ die eindeutige Lösung $q \in]0,1[$ der Gleichung $\mathrm{Bincdf}_{n,q}(N) = \alpha$, falls $N < n$. Zusätzlich definieren wir $b_\alpha(n) := 1$.

Analog ist

$$\left\{ q \in [0,1] : \mathrm{Bincdf}_{n,q}(N-1) < 1-\alpha \right\} = \begin{cases} [0,1], & \text{falls } N = 0, \\ ]a_\alpha(N),1], & \text{falls } N > 0. \end{cases}$$

Dabei ist $a_\alpha(N)$ die eindeutige Lösung $q \in]0,1[$ der Gleichung $\mathrm{Bincdf}_{n,q}(N-1) = 1 - \alpha$, falls $N > 0$. Zusätzlich definieren wir $a_\alpha(0) := 0$.

Zusammenfassung.   Mit den obigen Schranken $a_\alpha = a_\alpha(N)$ und $b_\alpha = b_\alpha(N)$ ist

$$\left[a_\alpha(N),1\right], \quad \left[0,b_\alpha(N)\right], \quad \left[a_{\alpha/2}(N),b_{\alpha/2}(N)\right]$$

jeweils ein $(1-\alpha)$–Konfidenzintervall für p. Welches dieser Intervalle von Nutzen ist, muss man sich *vor der Datenauswertung* klarmachen! Wenn man ausschließlich nachweisen möchte, dass p vergleichsweise *groß* ist, bietet sich die *untere $(1-\alpha)$-Konfidenzschranke $a_\alpha(N)$* für p an. Möchte man nur nachweisen, dass p relativ *klein* ist, sollte man die *obere $(1-\alpha)$-Konfidenzschranke $b_\alpha(N)$* für p berechnen. Wenn a priori keine einseitige Fragestellung feststeht und man p einfach nur eingrenzen möchte, sollte man das Konfidenzintervall $\left[a_{\alpha/2}(N),b_{\alpha/2}(N)\right]$ bestimmen. Dieses erfüllt Forderung (4.1), da

$$\mathbb{P}\left\{ p \notin \left[a_{\alpha/2}(N),b_{\alpha/2}(N)\right] \right\} = \mathbb{P}\left\{ p < a_{\alpha/2}(N) \right\} + \mathbb{P}\left\{ p > b_{\alpha/2}(N) \right\} \leq \alpha/2 + \alpha/2 = \alpha$$

nach Konstruktion der beiden Schranken $a_{\alpha/2}(N)$ und $b_{\alpha/2}(N)$.

Numerische Berechnung der Konfidenzschranken.   Für die obigen Schranken a_α und b_α gibt es nur in Spezialfällen geschlossene Formeln (siehe Aufgabe 4.2). Ansonsten ist man auf numerische Approximationen angewiesen. Der in Tabelle 4.1 beschriebene Algorithmus, ein binäres Suchverfahren, liefert für $k \in \{0,1,\dots,n-1\}$ und $0 < \alpha < 1$ eine Zahl $b = \mathrm{BinoUCB}(k,n,\alpha) \in [0,1]$ derart, dass

$$\mathrm{Bincdf}_{n,b-\delta}(k) > \alpha \geq \mathrm{Bincdf}_{n,b}(k) \geq \alpha - \delta.$$

Dabei ist $\delta > 0$ eine vorgegebene Genauigkeitsschranke. Insbesondere ist $\mathrm{BinUCB}(N,n,\beta)$ eine Approximation und obere Schranke für die obere Konfidenzschranke $b_\alpha(N)$. Mithilfe einer einfachen Symmetrieüberlegung kann man ferner zeigen, dass $a_\alpha(N) = 1 - b_\alpha(n-N)$. Daher liefert $1 - \mathrm{BinUCB}(n-N,n,\alpha)$ eine Approximation und untere Schranke für die untere Konfidenzschranke $a_\alpha(N)$.

Approximative Konfidenzintervalle.   Anstelle des exakten, aber numerisch aufwändigen Verfahrens beschreiben wir noch einen anderen Ansatz, der zu einem einfachen Verfahren führt. Dabei nehmen wir allerdings in Kauf, dass die Ungleichung (4.1) nur approximativ für hinreichend großes n gültig ist.

```
if k = n then
          b ← 1
   else
          a ← 0
          p_a ← 1
          b ← 1
          p_b ← 0
          while b − a > δ or p_a − p_b > δ do
                 t ← (a+b)/2
                 p_t ← Bincdf_{n,t}(k)
                 if p_t > α then
                        a ← t
                        p_a ← p_t
                 else
                        b ← t
                        p_b ← p_t
                 end
          end
   end.
```

Tabelle 4.1: Der Algorithmus $b \leftarrow \mathrm{BinUCB}(k,n,\alpha)$

Wir betrachten die standardisierte Größe

$$\frac{\widehat{p} - \mathbb{E}(\widehat{p})}{\sqrt{\mathrm{Var}(\widehat{p})}} = \frac{\widehat{p} - p}{\sqrt{p(1-p)/n}}.$$

Der Zentrale Grenzwertsatz (Satz 3.1) besagt, dass für beliebige $r \in \mathbb{R}$ gilt:

$$\mathbb{P}\left\{ \frac{\widehat{p} - p}{\sqrt{p(1-p)/n}} \leq_{(<)} r \right\} = \mathbb{P}\left\{ \widehat{p} \leq_{(<)} p + \frac{r}{\sqrt{n}}\sqrt{p(1-p)} \right\} \rightarrow \Phi(r)$$

wenn $np(1-p) \rightarrow \infty$. Zur Abkürzung schreiben wir

$$c_\alpha := \frac{z_{1-\alpha}}{\sqrt{n}}$$

mit dem $(1-\alpha)$-Quantil $z_{1-\alpha}$ der Standardnormalverteilung, also $\Phi(z_{1-\alpha}) = 1 - \alpha$. Nun kann man zeigen, dass

$$\left. \begin{array}{l} \widehat{p} \leq p + c\sqrt{p(1-p)} \\ \widehat{p} \geq p - c\sqrt{p(1-p)} \end{array} \right\} \text{ genau dann, wenn } \left\{ \begin{array}{l} p \geq \tilde{a}_\alpha(N) \\ p \leq \tilde{b}_\alpha(N) \end{array} \right.$$

mit

$$\tilde{a}_\alpha(N) \; := \; \frac{\widehat{p} + c_\alpha^2/2 - c_\alpha\sqrt{\widehat{p}(1-\widehat{p}) + c_\alpha^2/4}}{1 + c_\alpha^2},$$

$$\tilde{b}_\alpha(N) \; := \; \frac{\widehat{p} + c_\alpha^2/2 + c_\alpha\sqrt{\widehat{p}(1-\widehat{p}) + c_\alpha^2/4}}{1 + c_\alpha^2}.$$

Also konvergiert die linke Seite von (4.1) gegen $1 - \alpha$ für $np(1-p) \to \infty$, wenn $[a(N), b(N)]$ eines der folgenden drei Intervalle ist:

$$[0, \tilde{b}_\alpha(N)], \quad [\tilde{a}_\alpha(N), 1] \quad \text{oder} \quad [\tilde{a}_\alpha(N), \tilde{b}_\alpha(N)].$$

Eine Faustregel besagt, dass der Unterschied zwischen den exakten und approximativen Schranken nicht der Rede wert ist, wenn $n\widehat{p}(1-\widehat{p}) \geq 5$.

Abbildung 4.3 zeigt für $n = 20$ und $\alpha = 0.1$ die Menge aller Punktepaare

$$\left(p, p \pm c_{\alpha/2}\sqrt{p(1-p)}\right)$$

im Einheitsquadrat $[0,1]^2$. Einerseits wurde für zwei hypothetische Werte von p ihr "Akzeptanz-bereich" $\left[p \pm c_{\alpha/2}\sqrt{p(1-p)}\right]$ als vertikale Linie gezeichnet. Ein Wert p liegt im Konfidenzin-tervall $\left[\tilde{a}_{\alpha/2}(N), \tilde{b}_{\alpha/2}(N)\right]$ genau dann, wenn die empirische Wahrscheinlichkeit $\widehat{p}$ im Akzep-tanzbereich von p liegt. Für zwei mögliche Werte von $\widehat{p}$ wurden die resultierenden Konfidenzin-tervalle als horizontale Linie eingezeichnet.

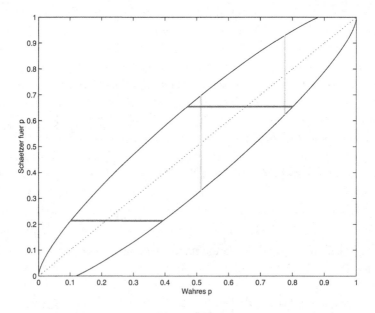

Abbildung 4.3: Konstruktion von approximativen Konfidenzschranken für p

Die Definition der approximativen Schranken $\tilde{a}_\alpha(N)$ und $\tilde{b}_\alpha(N)$ beinhaltet mehrere Terme $c_\alpha^2 = z_{1-\alpha}^2/n$. Wenn man diese Terme vernachlässigt, erhält man die einfacheren Schranken

$$\tilde{a}_\alpha^o(N) := \hat{p} - c_\alpha \sqrt{\hat{p}(1-\hat{p})} \quad \text{und} \quad \tilde{b}_\alpha^o(N) := \hat{p} + c_\alpha \sqrt{\hat{p}(1-\hat{p})}.$$

Diese Schranken werden in vielen Lehr- und Handbüchern vorgeschlagen. Man kann jedoch anhand von numerischen Beispielen zeigen, dass die Überdeckungswahrscheinlichkeit der entsprechenden Konfidenzintervalle deutlich kleiner als $1 - \alpha$ sein kann. Zur Illustration zeigen wir in Abbildung 4.4 für $n = 20$ und $\alpha = 0.1$ die tatsächlichen Überdeckungswahrscheinlichkeiten der Konfidenzintervalle $[\tilde{a}_{\alpha/2}(\cdot), \tilde{b}_{\alpha/2}(\cdot)]$ und $[\tilde{a}_{\alpha/2}^o(\cdot), \tilde{b}_{\alpha/2}^o(\cdot)]$ als Funktion von p.

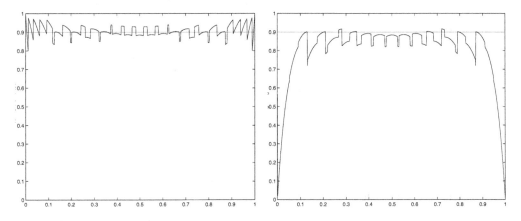

Abbildung 4.4: Überdeckungswahrscheinlichkeiten von $[\tilde{a}_{\alpha/2}(\cdot), \tilde{b}_{\alpha/2}(\cdot)]$ (links) und $[\tilde{a}_{\alpha/2}^o(\cdot), \tilde{b}_{\alpha/2}^o(\cdot)]$ (rechts).

Beispiel (3.1, Forts.)
Für Neugeborene ist der Median des Geburtsgewichts erfahrungsgemäß gleich 3300 Gramm. Das heißt, höchstens die Hälfte "aller" Neugeborenen hat ein geringeres Geburtsgewicht als 3300 Gramm. Frühere Studien ließen schon vermuten, dass Kinder mit SIDS tendenziell ein geringeres Geburtsgewicht haben. Wir versuchen nun, diese Aussage mithilfe der $n = 48$ Werte zu belegen, indem wir eine untere Konfidenzschranke für $p := P([0, 3300[)$ berechnen. Dabei ist P die Verteilung der Geburtsgewichte "aller" SIDS-Kinder. Hier ist

$$N = 37 \quad \text{und} \quad \hat{p} = \frac{37}{48} \approx 0.771.$$

Die exakte Methode liefert für $\alpha = 0.05$ die Schranke $a_{0.05}(37) = 0.649$. Dies kann man anhand von Abbildung 4.5 nachvollziehen. Dort sieht man den Graphen der Funktion $q \mapsto \text{Bincdf}_{48,q}(37-1)$, und der Wert 0.95 (horizontale Linie) wird an der Stelle $q = 0.649$ (vertikale Linie) angenommen. Für alle Werte $q \le 0.649$ wäre $N = 37$ ein verdächtig großer Wert. Wir behaupten also mit einer Sicherheit von 95 Prozent, dass $P([0, 3300[)$ mindestens gleich 0.649 ist. Insbesondere können wir mit einer Sicherheit von 95 Prozent behaupten, dass der (unbekannte) Median von P echt kleiner als 3300 ist. Präzisere Schranken für den Median werden wir im nächsten Abschnitt behandeln.

Die approximative Methode liefert die untere Konfidenzschranke $\tilde{a}_{0.05}(N) = 0.658$ für p. Die Schlussfolgerungen sind also ähnlich wie mit der exakten Methode, allerdings könnte man diese jetzt nur mit einer Sicherheit von *circa* 95% ziehen.

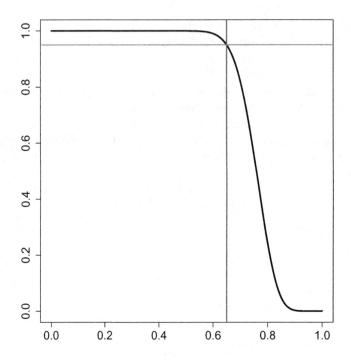

Abbildung 4.5: Exakte untere 95%-Konfidenzschranke für $P([0, 3300[)$ in Beispiel 3.1.

4.3 Konfidenzintervalle für Median und Quantile

Sei $\mathscr{X} = \mathbb{R}$. Angenommen, wir möchten mithilfe der Stichprobe $\mathbf{X}$ ein Konfidenzintervall für den unbekannten Median $\mathrm{Med}(P)$ der Verteilung P angeben. Für dieses Intervall machen wir folgenden Ansatz:

$$[X_{(k)}, X_{(\ell)}] \quad \text{mit ganzen Zahlen } 0 \leq k < \ell \leq n+1,$$

wobei $X_{(0)} := -\infty$ und $X_{(n+1)} := \infty$. Durch Einführen von $X_{(0)}$ und $X_{(n+1)}$ können wir auch einseitige Konfidenzschranken mit dem gleichen Ansatz beschreiben. Die Frage ist nun, ob man die Wahrscheinlichkeit

$$\mathbb{P}\{\mathrm{Med}(P) \in [X_{(k)}, X_{(\ell)}]\}$$

als Funktion der Zahlen k, ℓ berechnen oder zumindest nach unten abschätzen kann. Dies ist in der Tat möglich, und der hier beschriebene Ansatz funktioniert für beliebige Quantile:

Satz 4.2
Für $\gamma \in \,]0,1[$ sei q_γ ein γ-Quantil der unbekannten Verteilung P. Das heißt, $P(]-\infty, q_\gamma[) \le \gamma \le P(]-\infty, q_\gamma])$. Dann gilt für beliebige ganze Zahlen $0 \le k < \ell \le n+1$ folgende Ungleichung:

$$\mathbb{P}\{q_\gamma \in [X_{(k)}, X_{(\ell)}]\} \ge \mathrm{Bincdf}_{n,\gamma}(\ell - 1) - \mathrm{Bincdf}_{n,\gamma}(k - 1) = \sum_{i=k}^{\ell-1} \binom{n}{i} \gamma^i (1-\gamma)^{n-i}.$$

Gleichheit gilt im Falle von $P(\{q_\gamma\}) = 0$.

Für die Eingrenzung des Medians durch Konfidenzschranken ergeben sich folgende Verfahren: Für $\alpha \in \,]0,1[$ definieren wir

$$k(n,\alpha) := \max\{k \in \{0,1,2,\ldots,n\} : \mathrm{Bincdf}_{n,1/2}(k-1) \le \alpha\},$$
$$\ell(n,\alpha) := n + 1 - k(n,\alpha).$$

Dann ist

$$\left.\begin{array}{c} \mathbb{P}\{\mathrm{Med}(P) \le X_{(\ell(n,\alpha))}\} \\[2mm] \mathbb{P}\{\mathrm{Med}(P) \ge X_{(k(n,\alpha))}\} \\[2mm] \mathbb{P}\{\mathrm{Med}(P) \in [X_{(k(n,\alpha/2))}, X_{(\ell(n,\alpha/2))}]\} \end{array}\right\} \ge 1 - \alpha.$$

Man erhält somit ein- und zweiseitige Konfidenzschranken für den Median von P.

Beispiel (3.1, Forts.)
Hier ist $k(48, 0.05) = 18$. Eine obere Konfidenzschranke für den Median $\mathrm{Med}(P)$ mit Konfidenzniveau 95 Prozent ist also $X_{(31)} = 3062$. Auch dies bestätigt die Vermutung eines geringeren Geburtsgewichtes von Kindern mit SIDS. Allerdings ist die hier nachgewiesene Differenz der Mediane kleiner als die Standardabweichung $\sigma = 800$ der Geburtsgewichte in der Grundgesamtheit aller Neugeborenen.

Wäre man an einem zweiseitigen Konfidenzintervall für $\mathrm{Med}(P)$ interessiert, so müsste man die Indizes $k(48, 0.025) = 17$ und $\ell(48, 0.025) = 49 - 17 = 32$ verwenden. Hier ergäbe sich das Intervall $[X_{(17)}, X_{(32)}] = [2722, 3118]$.

Beispiel (3.2, Forts.)
Wir nehmen an, dass der Median eines einzelnen Messwerts gleich der Lichtgeschwindigkeit c (in km/s) minus 299000 ist. Hier ist $k(100, 0.025) = 40$. Ein 95 %-Konfidenzintervall für die Lichtgeschwindigkeit ist also

$$[299000 + X_{(40)}, 299000 + X_{(61)}] = [299840, 299870].$$

Interessanterweise enthält dieses Intervall *nicht* den heute bekannten Wert c! Ob dies durch Zufall oder systematische Fehler bedingt ist, lässt sich nicht sagen.

Ist man nicht am Median sondern an einem γ-Quantil, $0 < \gamma < 1$, interessiert, so kann man wie folgt vorgehen: Für $0 < \beta < 1$ sei

$$k(n,\gamma,\alpha) := \max\left\{k : \mathrm{Bincdf}_{n,\gamma}(k-1) \le \alpha\right\},$$
$$\ell(n,\gamma,\alpha) := \min\left\{\ell : \mathrm{Bincdf}_{n,\gamma}(\ell-1) \ge 1 - \alpha\right\} = n + 1 - k(m, 1-\gamma, \alpha).$$

Dann ist

$$
\left.\begin{array}{c}
\mathbb{P}\big\{q \leq X_{(\ell(n,\gamma,\alpha))}\big\} \\[4pt]
\mathbb{P}\big\{q \geq X_{(k(n,\gamma,\alpha))}\big\} \\[4pt]
\mathbb{P}\big\{q \in \big[X_{(k(n,\gamma,\alpha/2))}, X_{(\ell(n,\gamma,\alpha/2))}\big]\big\}
\end{array}\right\} \geq 1 - \alpha.
$$

Die Normalapproximation von Binomialverteilungen liefert Näherungswerte für obige Zahlen $k(n,\gamma,\alpha)$ und $\ell(n,\gamma,\alpha)$. Denn für größe Werte von $n\gamma(1-\gamma)$ und beliebige $j \in \{0,1,\ldots,n\}$ ist

$$
\mathrm{Bin\,cdf}_{n,\gamma}(j) = \mathrm{Bin\,cdf}_{n,\gamma}((j+1)-) = \Phi\Big(\frac{j+1/2-n\gamma}{\sqrt{n\gamma(1-\gamma)}}\Big).
$$

Setzt man diese Näherung in die Definition von $k(n,\gamma,\alpha)$ und $\ell(n,\gamma,\alpha)$ ein, dann ergeben sich die Näherungen

$$
\begin{aligned}
\tilde{k}(n,\gamma,\alpha) &:= \Big\lfloor n\gamma + 1/2 - z_{1-\alpha}\sqrt{n\gamma(1-\gamma)}\Big\rfloor, \\[6pt]
\tilde{\ell}(n,\gamma,\alpha) &:= \Big\lceil n\gamma + 1/2 + z_{1-\alpha}\sqrt{n\gamma(1-\gamma)}\Big\rceil.
\end{aligned}
$$

Diese Näherungen sind überraschend gut; als Faustregel für ihre Anwendbarkeit gilt $n\gamma(1-\gamma) \geq 5$.

Beweis (Satz 4.2)

Wir schätzen die Wahrscheinlichkeit, dass $[X_{(k)}, X_{(\ell)}]$ das Quantil $q = q_\gamma$ *nicht* enthält, nach oben ab:

$$
\begin{aligned}
\mathbb{P}\big\{q \notin [X_{(k)}, X_{(\ell)}]\big\} &= \mathbb{P}\{X_{(k)} > q\} + \mathbb{P}\{X_{(\ell)} < q\} \\[6pt]
&= \mathbb{P}\big\{\text{höchstens } k-1 \text{ Beobachtungen in }]-\infty, q]\big\} \\[4pt]
&\quad + \mathbb{P}\big\{\text{mindestens } \ell \text{ Beobachtungen in }]-\infty, q[\big\} \\[6pt]
&= \mathbb{P}\big\{n\widehat{P}(]-\infty, q]) \leq k-1\big\} + \mathbb{P}\big\{n\widehat{P}(]-\infty, q[) \geq \ell\big\} \\[6pt]
&= \mathrm{Bin\,cdf}_{n,\gamma_1}(k-1) + 1 - \mathrm{Bin\,cdf}_{n,\gamma_2}(\ell-1),
\end{aligned}
$$

wobei

$$
\gamma_1 := P(]-\infty, q]) \geq \gamma \geq \gamma_2 := P(]-\infty, q[).
$$

Nun folgt aus Lemma 4.1, dass

$$
\mathrm{Bin}_{n,\gamma_1}(k-1) \leq \mathrm{Bin\,cdf}_{n,\gamma}(k-1) \quad \text{und} \quad \mathrm{Bin\,cdf}_{n,\gamma_2}(\ell-1) \geq \mathrm{Bin\,cdf}_{n,\gamma}(\ell-1).
$$

Folglich ist

$$
\mathbb{P}\big\{q \notin [X_{(k)}, X_{(\ell)}]\big\} \leq \mathrm{Bin\,cdf}_{n,\gamma}(k-1) + 1 - \mathrm{Bin\,cdf}_{n,\gamma}(\ell-1).
$$

Im Falle von $P(\{q\}) = 0$ ist $\gamma_1 = \gamma_2 = \gamma$, und alle vorangehenden Ungleichungen sind *Gleichungen*. $\qquad\square$

4.4 Übungsaufgaben

Aufgabe 4.1
Für $z \in \mathbf{Z}$ sei $f(z) \geq 0$, wobei $\sum_{z=-\infty}^{\infty} f(z) = 1$, und sei $F(k) := \sum_{z \leq k} f(z)$. Zeigen Sie, dass

$$\left. \begin{array}{c} \displaystyle\sum_{k=-\infty}^{\infty} f(k)\, 1\{F(k) \leq \alpha\} \\ \displaystyle\sum_{k=-\infty}^{\infty} f(k)\, 1\{F(k-1) \geq 1-\alpha\} \end{array} \right\} \leq \alpha$$

für beliebige Zahlen $\alpha \in \,]0,1[$.

Aufgabe 4.2
Bestimmen Sie geschlossene Formeln für die Konfidenzschranken $a_\alpha(n)$ und $b_\alpha(0)$ für p aus Abschnitt 4.2.

Wenden Sie Ihre Ergebnisse auf folgende Situation an: Für ein neues Medikament soll nachgewiesen werden, dass bestimmte Nebenwirkungen nur mit sehr geringer Wahrscheinlichkeit p auftreten. Angenommen, im Rahmen einer Studie bekamen 40 Personen dieses Medikament, und bei keiner von diesen traten die besagten Nebenwirkungen auf. Welche Aussage können Sie nun mit einer Sicherheit von 99% über p machen?

Aufgabe 4.3
Implementieren Sie den Algorithmus in Tabelle 4.1.

Aufgabe 4.4
Zeigen Sie, dass für Zahlen $x, y \in [0,1]$ und $c > 0$ gilt:

$$\left. \begin{array}{c} y \leq x + c\sqrt{x(1-x)} \\ y \geq x - c\sqrt{x(1-x)} \end{array} \right\} \quad \text{genau dann, wenn} \quad \left\{ \begin{array}{l} x \geq \dfrac{y + c^2/2 - c\sqrt{y(1-y) + c^2/4}}{1+c^2}, \\[2ex] x \leq \dfrac{y + c^2/2 + c\sqrt{y(1-y) + c^2/4}}{1+c^2}. \end{array} \right.$$

Aufgabe 4.5
Bei der Erhebung des Datensatzes 'MStatH2000.txt' wurden die Befragten unter anderem aufgefordert, eine "Zufallsziffer" aus $\{0,1,\ldots,9\}$ anzugeben. Aus früheren Experimenten ist bereits bekannt, dass die Ziffer '7' besonders häufig gewählt wird. Betrachten Sie nun die Befragten als rein zufällige Stichprobe aus einer großen Grundgesamtheit, und berechnen Sie eine untere Konfidenzschranke mit Konfidenzniveau $1 - \alpha = 95\%$ für die unbekannte Wahrscheinlichkeit p, dass eine rein zufällig gewählte Person aus dieser Grundgesamtheit die '7' wählen würde. Ist Ihre Schranke größer als $1/10$?

Aufgabe 4.6
In einer Stichprobe von 429440 Neugeborenen befanden sich 221023 Jungen. Berechnen Sie nun einen Schätzwert und ein 99%-Konfidenzintervall für die Wahrscheinlichkeit p, dass ein neugeborenes Kind ein Junge ist.

Aufgabe 4.7
Bestimmen Sie für das Datenbeispiel aus Aufgabe 2.3 ein zweiseitiges Konfidenzintervall für den Median $\text{Med}(P)$ mit Konfidenzniveau 95%. Dabei beschreibt P die Verteilung von PHC in Bienenwachs.

Bestimmen Sie ferner eine obere Konfidenzschranke für das 0.90–Quantil von P mit Konfidenzniveau 0.95.

5 Vierfeldertafeln und Chancenquotienten

In vielen klinischen oder epidemiologischen Studien untersucht man den Zusammenhang zwischen zwei binären Vaiablen X und Y. Hier sind drei Beispiele für Situationen, in welchen solche Variablenpaare eine Rolle spielen:

Situation 1. Angenommen, man vergleicht ein neues Medikament zur Heilung einer bestimmten Krankheit mit einem Standardpräparat oder einem Placebo. Für eine einzelne Person setzen wir $X = 1$ bzw. $X = 2$, falls sie das neue Medikament bzw. das Standardmedikament oder Placebo erhält. Ferner sei $Y = 1$ bzw. $Y = 2$, falls sie geheilt wird bzw. nicht geheilt wird.

Abstrakt geht es in dieser Situation um den Vergleich einer bestimmten "Behandlung" ($X = 1$) mit einer anderen Behandlung ($X = 2$). Unter "Behandlung" kann man sich anstelle eines Medikaments auch eine Diät oder ein Fitness-Programm vorstellen. Der Erfolg oder Misserfolg der Behandlung wird durch die Variable Y angegeben.

Situation 2. Angenommen, man möchte herausfinden, ob Personen mit einem bestimmten Genotyp ein erhöhtes Risiko haben, an einer bestimmten Krankheit zu leiden. Für eine einzelne Person setzen wir $X = 1$ bzw. $X = 2$, falls sie vom besagten Genotyp ist bzw. nicht ist. Ferner sei $Y = 1$ bzw. $Y = 2$, falls sie an der besagten Krankheit leidet bzw. nicht leidet.

Abstrakt geht es in dieser Situation um den Vergleich zweier Teilpopulationen der Grundgesamtheit. Die Teilpopulationen können wie oben durch genetische Eigenschaften definiert sein. Andere denkbare Einteilungen ergeben sich beispielsweise durch soziale oder regionale Faktoren. Die Zugehörigkeit von Personen zu den Teilpopulationen wird durch die Variable X angegeben. Die Variable Y beschreibt ein weiteres Merkmal, anhand dessen man die beiden Teilpopulationen jeweils unterteilen kann.

Situation 3. Man möchte herausfinden, ob der Kontakt mit bestimmten Giftstoffen eine bestimmte Krankheit auslöst oder nicht. Für eine einzelne Person setzen wir $X = 1$, falls sie Kontakt mit diesen Giftstoffen hatte oder hat; sonst sei $X = 2$. Die Variable Y definieren wir wie in Situation 2.

Definition der Vierfeldertafel. In der Regel betrachtet man nun n Versuchseinheiten (Personen) und ermittelt hierfür die Wertepaare (X_1, Y_1), (X_2, Y_2), ..., (X_n, Y_n). In einfachen Situationen genügt es, die entsprechende *Vierfeldertafel (Kontingenztafel)* zu betrachten:

	$Y = 1$	$Y = 2$	
$X = 1$	N_{11}	N_{12}	N_{1+}
$X = 2$	N_{21}	N_{22}	N_{2+}
	N_{+1}	N_{+2}	n

Dabei ist

$$
\begin{aligned}
N_{xy} &:= \#\{i \le n : X_i = x, Y_i = y\}, \\
N_{x+} &:= \#\{i \le n : X_i = x\} = N_{x1} + N_{x2}, \\
N_{+y} &:= \#\{i \le n : Y_i = y\} = N_{1y} + N_{2y}
\end{aligned}
$$

für $x, y = 1, 2$. Die Frage ist nun, wie man diese Vierfeldertafel interpretieren und statistisch auswerten kann.

5.1 Chancenquotienten (Odds Ratios)

Die hier beschriebenen Daten kann man auf unterschiedliche Arten modellieren. In jedem Fall betrachten wir die n Versuchseinheiten als Zufallsstichprobe aus einer Grundgesamtheit. Über diese Grundgesamtheit wollen wir Aussagen treffen.

Situation 1 (Forts.) Hier ist die Variable X (Behandlung) ein willkürlich wählbarer Parameter. Wir gehen davon aus, dass für eine rein zufällig aus der Grundgesamtheit gewählte Person gilt:

$$
\mathbb{P}\{Y = 1\} = \mathbb{P}\{\text{Person wird geheilt}\} = \begin{cases} \theta_1 & \text{falls } X = 1, \\ \theta_2 & \text{falls } X = 2. \end{cases}
$$

Dabei sind θ_1, θ_2 zwei unbekannte Parameter aus $]0, 1[$. Die *Chancen (odds)* für einen Heilungserfolg sind

$$
\frac{\theta_x}{1 - \theta_x} \quad \text{falls } X = x.
$$

Das *Chancenverhältnis (odds ratio)* für das neue Medikament im Vergleich zum Standardpräparat bzw. Placebo ist definiert als

$$
\rho := \frac{\theta_1}{1 - \theta_1} \bigg/ \frac{\theta_2}{1 - \theta_2} = \frac{\theta_1(1 - \theta_2)}{\theta_2(1 - \theta_1)}.
$$

Angenommen, man führt eine *randomisierte Studie* durch, bei der für n Personen die Behandlung, also der Wert von X_i, zufällig festgelegt wird. Diese Werte X_i behandeln wir nun als feste Zahlen. Insbesondere sind dann die Größen

$$
n_x := N_{x+}
$$

der beiden Behandlungsgruppen fest vorgegeben. Betrachtet man die n Personen als rein zufällige Stichprobe aus der Grundgesamtheit, dann sind die Zufallsvariablen Y_i stochastisch unabhängig mit $\mathbb{P}\{Y_i = 1\} = \theta_{X_i} = 1 - \mathbb{P}\{Y_i = 2\}$. Hieraus folgt, dass für beliebige Zahlen k_x aus $\{0, 1, \dots, n_x\}$ gilt:

$$
\mathbb{P}\{N_{11} = k_1, N_{21} = k_2\} = \binom{n_1}{k_1} \theta_1^{k_1} (1 - \theta_1)^{n_1 - k_1} \binom{n_2}{k_2} \theta_2^{k_2} (1 - \theta_2)^{n_2 - k_2}. \tag{5.1}
$$

Die Zahlen N_{11} und N_{21} der Heilungserfolge für das neue Medikament beziehungsweise das Vergleichspräparat sind also stochastisch unabhängig und binomialverteilt mit Parametern (n_1, θ_1) beziehungsweise (n_2, θ_2). Ein Schätzer für den Chancenquotienten ist

$$\widehat{\rho} := \frac{N_{11}N_{22}}{N_{21}N_{12}} = \frac{\widehat{\theta}_1(1-\widehat{\theta}_2)}{\widehat{\theta}_2(1-\widehat{\theta}_1)} \quad \text{mit } \widehat{\theta}_x := \frac{N_{x1}}{n_x}.$$

Mitunter verwendet man auch den Schätzer $\widehat{\theta}_x = (N_{x1} + 0.5)/(n_x + 1)$ für θ_x, um die Werte Null und Unendlich zu vermeiden.

Situation 2 (Forts.) Wir gehen davon aus, dass in der Grundgesamtheit der relative Anteil aller Personen mit $(X, Y) = (x, y)$ gleich θ_{xy} ist. Dabei sind $\theta_{11}, \theta_{12}, \theta_{21}, \theta_{22}$ unbekannte Parameter in $]0, 1[$. Die Chancen, dass eine rein zufällig gewählte Person mit besagtem Genotyp die spezielle Krankheit hat, sind θ_{11}/θ_{12}. Für eine zufällig gewählte Person aus der anderen Teilpopulation sind diese Chancen gleich θ_{21}/θ_{22}. Der entsprechende Chancenquotient ist dann

$$\rho := \frac{\theta_{11}\theta_{22}}{\theta_{12}\theta_{21}}.$$

Den gleichen Chancenquotient erhält man bei einer anderen Betrachtungsweise: Für eine zufällig ausgewählte Person aus der Teilpopulation aller Kranken sind die Chancen, dass diese Person den besagten Genotyp hat, gleich θ_{11}/θ_{21}. In der Teilpopulation aller "Gesunden" sind diese Chancen gleich θ_{12}/θ_{22}.

Die Verteilung der Stichprobenwerte N_{xy} hängt davon ab, welche Art von Studie man durchführt:

Querschnittstudien (cross-sectional studies). Man wählt rein zufällig n Personen aus der Grundgesamtheit. Dann ist

$$\mathbb{P}\{N_{xy} = k_{xy} \text{ für } x, y = 1, 2\} = \binom{n}{k_{11}, k_{12}, k_{21}, k_{22}} \theta_{11}^{k_{11}} \theta_{12}^{k_{12}} \theta_{21}^{k_{21}} \theta_{22}^{k_{22}}. \tag{5.2}$$

Dabei verwenden wir den *Multinomialkoeffizienten*

$$\binom{n}{a_1, a_2, \ldots, a_\ell} := \begin{cases} \dfrac{n!}{a_1! a_2! \cdots a_\ell!} & \text{falls } a_i \in \mathbb{N}_0 \text{ und } a_1 + \cdots + a_\ell = n, \\ 0 & \text{sonst.} \end{cases}$$

Dieser gibt an, auf wieviele verschiedene Arten man eine n–elementige Menge in ℓ Teilmengen mit $a_1, a_2, \ldots, a_\ell$ Elementen aufspalten kann. Insbesondere ist

$$\binom{n}{a} = \binom{n}{a, n-a}.$$

Kohortenstudien (cohort studies, prospective studies). Wenn der Risikofaktor ($X = 1$) in der Grundgesamtheit nur sehr selten auftritt, kann es bei einer einfachen empirischen Studie passieren, dass die Stichprobe nur wenige oder sogar keine Personen aus dieser Teilpopulation enthält. Um dieses Problem zu vermeiden, wählt man bei einer Kohortenstudie eine feste Zahl n_1 von Personen mit $X = 1$ und eine feste Zahl n_2 von Personen mit $X = 2$. Nach einer gewissen Zeit ermittelt man für diese zwei Kohorten mit insgesamt $n = n_1 + n_2$ Personen die Zahlen N_{11} und N_{21} von Krankheitsfällen. Hier ist

$$\mathbb{P}\{N_{11} = k_1, N_{21} = k_2\} = \binom{n_1}{k_1} \theta_1^{k_1} (1 - \theta_1)^{n_1 - k_1} \binom{n_2}{k_2} \theta_2^{k_2} (1 - \theta_2)^{n_2 - k_2} \tag{5.3}$$

mit $\theta_x := \theta_{x1}/(\theta_{x1} + \theta_{x2})$.

Fall-Kontroll-Studien (case-control studies). Zu geringe Fallzahlen können sich bei einer einfachen Querschnittsstudie auch dann ergeben, wenn die betrachtete Krankheit ($Y = 1$) in der Grundgesamtheit nur sehr selten auftritt. Bei einer Fall-Kontroll-Studie wählt man deshalb eine feste Zahl m_1 von Personen mit $Y = 1$ (Fälle) und eine feste Zahl m_2 von Personen mit $Y = 2$ (Kontrollen), wobei diese Gruppen in Bezug auf andere Kovariablen wie beispielsweise Alter und Geschlecht ähnlich zusammengesetzt sein sollten. Nun ermittelt man für diese zwei Gruppen mit insgesamt $n = m_1 + m_2$ Personen die Zahlen N_{11} und N_{12} von Personen mit $X = 1$. Hier ist

$$\mathbb{P}\{N_{11} = k_1, N_{12} = k_2\} = \binom{m_1}{k_1} \theta_1^{k_1} (1 - \theta_1)^{m_1 - k_1} \binom{m_2}{k_2} \theta_2^{k_2} (1 - \theta_2)^{m_2 - k_2} \tag{5.4}$$

mit $\theta_y := \theta_{1y}/(\theta_{1y} + \theta_{2y})$.

Situation 3 (Forts.) Eigentlich ist die Fragestellung analog zu der Fragestellung von Situation 1. Seien $\widetilde{\theta}_1$ und $\widetilde{\theta}_2$ die Wahrscheinlichkeiten, dass eine aus der Grundgesamtheit rein zufällig ausgewählte Person die besagte Krankheit entwickelte ($Y = 1$), wenn sie Kontakt mit dem Giftstoff hätte ($X = 1$) beziehungsweise nicht hätte ($X = 2$). Wir behandeln also die Variable X wie einen willkürlich wählbaren Parameter. In der Realität ist aber X eine Kovariable, die man nicht festlegen kann, sondern die Population besteht aus vier Teilpopulationen je nach Wert von (X, Y) mit unbekannten relativen Anteilen $\theta_{xy} := \mathbb{P}\{X = x, Y = y\}$. Die uns interessierenden Parameter $\widetilde{\theta}_x$ sind im Allgemeinen *nicht* identisch mit $\theta_x := \theta_{x1}/(\theta_{x1} + \theta_{x2})$. Vielmehr kann es passieren, dass Personen mit $X = 1$ sich auch in anderer Hinsicht von Personen mit $X = 2$ unterscheiden, beispielsweise durch ein anderes soziales Umfeld oder einen anderen Lebensstil. Vermeintliche Unterschiede zwischen Personen mit $X = 1$ und $X = 2$ könnten andere Ursachen als den Kontakt mit den Giftstoffen haben. Diesen Effekt nennt man *"Confounding"*. Mit einer Querschnitts-, Kohorten- oder Fall-Kontroll-Studie kann man nur Aussagen über den Chancenquotienten

$$\rho := \frac{\theta_{11}\theta_{22}}{\theta_{12}\theta_{21}}$$

anstelle von

$$\widetilde{\rho} := \frac{\widetilde{\theta}_1(1 - \widetilde{\theta}_2)}{\widetilde{\theta}_2(1 - \widetilde{\theta}_1)}$$

machen. Ein möglicher Ausweg aus diesem Dilemma sind Tierversuche oder Versuche mit Gewebekulturen. Dann stellt sich natürlich die Frage, inwieweit die dort erzielten Ergebnisse übertragbar sind.

5.2 Konfidenzschranken für Chancenquotienten

Um exakte statistische Aussagen über den soeben eingeführten Chancenquotienten ρ zu machen, betrachten wir die *bedingte Verteilung von* $\mathbf{N} = (N_{xy})_{x,y=1,2}$, *gegeben* $N_{1+} = n_1$ *und* $N_{+1} = m_1$, mit beliebigen ganzen Zahlen $n_1, m_1 \in \{0, 1, \dots, n\}$. Die Vierfeldertafel kann man dann schreiben als

	$Y = 1$	$Y = 0$	
$X = 1$	N_{11}	$n_1 - N_{11}$	n_1
$X = 0$	$m_1 - N_{11}$	$n - n_1 - m_1 + N_{11}$	$n - n_1$
	m_1	$n - m_1$	n

Daher konzentrieren wir uns auf den Tabelleneintrag N_{11} mit Werten zwischen $\max(0, n_1 + m_1 - n)$ und $\min(n_1, m_1)$. In den oben beschriebenen drei Situationen hängt dessen bedingte Verteilung ausschließlich vom Chancenquotienten ρ ab!

Lemma 5.1

In den Situationen 1–3 gilt für die jeweils betrachteten Studientypen und Chancenquotienten ρ stets folgende Gleichung: Für $\max(0, n_1 + m_1 - n) \le k \le \min(n_1, m_1)$ ist

$$\mathbb{P}(N_{11} = k \,|\, N_{1+} = n_1, N_{+1} = m_1) = f_\rho(k \,|\, n, n_1, m_1),$$

wobei

$$f_\rho(k \,|\, n, n_1, m_1) \quad := \quad C_\rho(n, n_1, m_1)^{-1} \binom{n_1}{k} \binom{n - n_1}{m_1 - k} \rho^k,$$

$$C_\rho(n, n_1, m_1) \quad := \quad \sum_{\ell = \max(0, n_1 + m_1 - n)}^{\min(n_1, m_1)} \binom{n_1}{\ell} \binom{n - n_1}{m_1 - \ell} \rho^\ell.$$

Die Beweise dieser Gleichungen werden am Ende dieses Abschnitts geführt. Im Falle von $\rho = 1$ handelt es sich bei den Wahrscheinlichkeitsgewichten $f_\rho(\cdot \,|\, n, n_1, m_1)$ um die Gewichte der *hypergeometrischen Verteilung mit Parametern* n, n_1 *und* m_1. Das heißt,

$$f_1(k \,|\, n, n_1, m_1) = \binom{n_1}{k} \binom{n - n_1}{m_1 - k} \bigg/ \binom{n}{m_1}.$$

Abbildung 5.1 zeigt Stabdiagramme der Gewichtsfunktion $f_\rho(\cdot \,|\, n, n_1, m_1)$ für $n = 100$, $n_1 = 30$, $m_1 = 80$ sowie verschiedene Werte von ρ. Man sieht deutlich, wie sich die Gewichte zu größeren und kleineren Werten hin verschieben, wenn man ρ vergrößert beziehungsweise verkleinert. Im Hintergrund wird jeweils auch die Gewichtsfunktion $f_1(\cdot \,|\, n, n_1, m_1)$ von $\text{Hyp}(n, n_1, m_1)$ gezeigt.

Abbildung 5.2 zeigt die gleichen Plots für $n = 400$, $n_1 = 120$, $m_1 = 320$, also eine Vervierfachung der Zeilen- und Spaltensummen. Hier wird deutlich, dass die Fluktuation der bedingten Verteilung von N_{11}, gegeben $N_{1+} = n_1$ und $N_{+1} = m_1$, abnimmt, wenn man die Randsummen n_1, $n - n_1$, m_1 und $n - m_1$ erhöht.

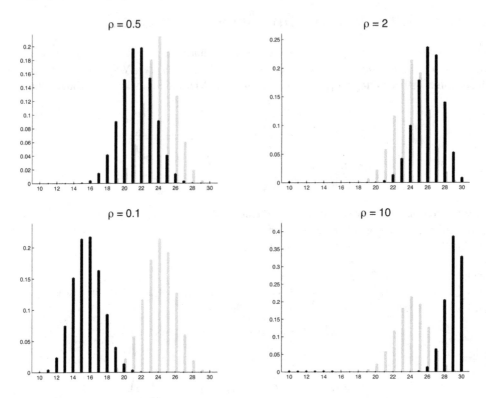

Abbildung 5.1: Gewichtsfunktion $f_\rho(\cdot \mid 100, 30, 80)$ für verschiedene ρ.

Ausgehend von der Gewichtsfunktion $f_\rho(\cdot \mid n, n_1, m_1)$ kann man Konfidenzbereiche für ρ nach dem gleichen "Kochrezept" wie in Abschnitt 4.2 berechnen: Wir fixieren einen hypothetischen Wert λ von ρ und überlegen, ob der beobachtete Wert von N_{11} "verdächtig groß" oder "verdächtig klein" hierfür ist. Mit der Verteilungsfunktion

$$F_\lambda(k \mid n, n_1, m_1) := \sum_{j \le k} f_\lambda(j \mid n, n_1, m_1)$$

betrachten wir N_{11} als

- verdächtig klein, falls

$$\sum_{k \le N_{11}} f_\lambda(k \mid n, N_{1+}, N_{+1}) = F_\lambda(N_{11} \mid n, N_{1+}, N_{+1}) \le \alpha.$$

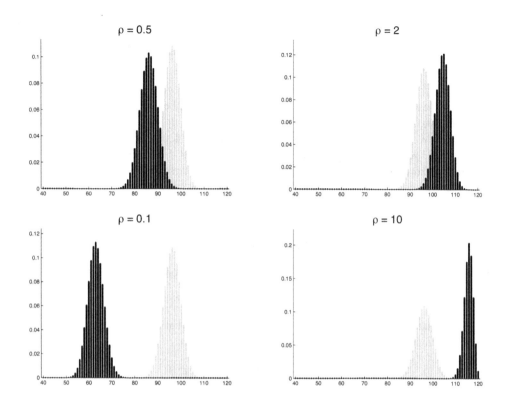

Abbildung 5.2: Gewichtsfunktion $f_\rho(\cdot \,|\, 400, 120, 320)$ für verschiedene ρ.

- verdächtig groß, falls

$$\sum_{k \geq N_{11}} f_\lambda(k \,|\, n, N_{1+}, N_{+1}) = 1 - F_\lambda(N_{11} - 1 \,|\, n, N_{1+}, N_{+1}) \leq \alpha,$$

Denn wie wir später noch zeigen werden, gelten diese Ungleichungen im Falle von $\lambda = \rho$ nur mit Wahrscheinlichkeit höchstens α:

$$\left.\begin{array}{r} \mathbb{P}\{F_\rho(N_{11} \,|\, n, N_{1+}, N_{+1}) \leq \alpha\} \\ \mathbb{P}\{F_\rho(N_{11} - 1 \,|\, n, N_{1+}, N_{+1}) \geq 1 - \alpha\} \end{array}\right\} \leq \alpha. \tag{5.5}$$

Wir können also mit einer Sicherheit von $1 - \alpha$ davon ausgehen, dass der unbekannte Parameter ρ die Ungleichung $F_\rho(N_{11} \,|\, n, N_{1+}, N_{+1}) > \alpha$ beziehungsweise $F_\rho(N_{11} - 1 \,|\, n, N_{1+}, N_{+1}) < 1 - \alpha$ erfüllt. Die Menge aller Parameterwerte λ, welche eine solche Ungleichung erfüllen, liefert dann einen Konfidenzbereich für ρ. Genauer: Definiert man für $0 < \alpha < 1$ die Schranken

$$\begin{aligned} a_\alpha(\mathbf{N}) &:= \inf\{\lambda \in \,]0, \infty[\,: F_\lambda(N_{11} - 1 \,|\, n, N_{1+}, N_{+1}) < 1 - \alpha\}, \\ b_\alpha(\mathbf{N}) &:= \sup\{\lambda \in \,]0, \infty[\,: F_\lambda(N_{11} \,|\, n, N_{1+}, N_{+1}) > \alpha\}, \end{aligned}$$

dann ist

$$[a_\alpha(\mathbf{N}), \infty], \quad [0, b_\alpha(\mathbf{N})], \quad [a_{\alpha/2}(\mathbf{N}), b_{\alpha/2}(\mathbf{N})]$$

jeweils ein $(1 - \alpha)$–Konfidenzintervall für ρ.

Numerische Berechnung der Konfidenzschranken. Aus Aufgabe 5.2 ergibt sich folgende Tatsache: Für $\max(0, n_1 + m_1 - n) \leq k < \min(n_1, m_1)$ ist $F_\lambda(k \,|\, n, n_1, m_1)$ stetig und streng monoton fallend in $\lambda \in \,]0, \infty[$ mit Grenzwerten $F_0(k \,|\, n, n_1, m_1) = 1$ und $F_\infty(k \,|\, n, n_1, m_1) = 0$. Wir können also die Konfidenzschranken ähnlich wie in Abschnitt 4.2 (Tabelle 4.1) mit einem binären Suchverfahren numerisch bestimmen. Der einzige Unterschied ist, dass der Parameterbereich jetzt unbeschränkt ist. Der in Tabelle 5.1 beschriebene Algorithmus liefert für ganze Zahlen k, n, n_1, m_1 mit $\max(0, n_1 + m_1 - n) \leq k < \min(n_1, m_1)$ und $0 < \alpha < 1$ eine Zahl $b = \text{OddsRatioUCB}(k, n, n_1, m_1, \alpha) \in \,]0, \infty[$ derart, dass

$$F_{\exp(-\delta)b}(k \,|\, n, n_1, m_1) \,>\, \alpha \,\geq\, F_b(k \,|\, n, n_1, m_1) \,\geq\, \alpha - \delta.$$

Dabei ist $\delta > 0$ eine vorgegebene Genauigkeitsschranke. Insbesondere ist

$$\text{OddsRatioUCB}(N_{11}, n, N_{1+}, N_{+1}, \alpha)$$

eine Approximation und obere Schranke für die Konfidenzschranke $b_\alpha(\mathbf{N})$. Mithilfe von Symmetrieüberlegungen kann man ferner zeigen, dass der Kehrwert

$$1 / \text{OddsRatioUCB}(N_{12}, n, N_{1+}, N_{+2}, \alpha)$$

eine Approximation und untere Schranke für die Konfidenzschranke $a_\alpha(\mathbf{N})$ darstellt.

Für die numerische Berechnung der Wahrscheinlichkeiten $f_\lambda(\cdot \,|\, n, n_1, m_1)$ und $F_\lambda(\cdot \,|\, n, n_1, m_1)$ ist es übrigens hilfreich, mit Logarithmen von $f_\lambda(\cdot \,|\, n, n_1, m_1)$ zu arbeiten. Außerdem kann man die Faktoren $\binom{n_1}{k} \binom{n-n_1}{m_1-k}$ durch $\left(k!(n_1 - k)!(m_1 - k)!(n - m_1 - n - 1 + k)!\right)^{-1}$ ersetzen.

Beispiel (1.2, Forts.)

Wir betrachten nun die $n = 48$ angehenden Bankmanager, die an dem besagten Experiment teilnahmen, als repräsentativ für die Gesamtheit aller Personen in einer ähnlichen Position. Dabei setzen wir für jeden Manager $X = 1$ bzw. $X = 2$, falls er einen Mann bzw. eine Frau beurteilte. Ferner sei $Y = 1$ bzw. $Y = 2$, falls er sich für bzw. gegen eine Beförderung entschied. Dann erhalten wir die Vierfeldertafel

	$Y = 1$	$Y = 2$	
$X = 1$	21	3	24
$X = 2$	14	10	24
	35	13	48

Der geschätzte Chancenquotient für die Beförderung eines Herren gegenüber der Beförderung einer Dame ist hier $\hat{\rho} = 5$. Eine untere 95 %–Konfidenzschranke für ρ ist $a_{0.05}(\mathbf{N}) = 1.23$. Da diese Schranke größer als Eins ist, können wir mit einer Sicherheit von 95 % behaupten, dass Herren gegenüber Damen bevorzugt befördert werden.

Beispiel 5.1

In einer randomisierten Studie wurde dreißig Probanden mit einem bestimmten Hautausschlag ein Medikament beziehungsweise ein Placebo oral verabreicht. Die Behandlungsergebnisse waren wie folgt:

```
if k = min(n₁, m₁) then
        b ← ∞
else
        a ← 0
        pₐ ← 1
        b ← 1
        p_b ← F_b(k | n, n₁, m₁)
        while p_b > α do
                a ← b
                pₐ ← p_b
                b ← 2b
                p_b ← F_b(k | n, n₁, m₁)
        end
        while log(b/a) > δ or pₐ − p_b > δ do
                t ← (a + b)/2
                p_t ← F_t(k | n, n₁, m₁)
                if p_t > α then
                        a ← t
                        pₐ ← p_t
                else
                        b ← t
                        p_b ← p_t
                end
        end
end.
```

Tabelle 5.1: Der Algorithmus $b \leftarrow \text{OddsRatioUCB}(k, n, n_1, m_1, \alpha)$

Behandlung	Heilung	keine Heilung	
Medikament	12	3	15
Placebo	5	10	15
	17	13	30

Der geschätzte Chancenquotient für eine Heilung mithilfe des Medikaments gegenüber einer spontanen Heilung ist $\widehat{\rho} = 8$. Ein 95 %–Konfidenzintervall für ρ ist $[a_{0.025}(\mathbf{N}), b_{0.025}(\mathbf{N})] = [1.220, 60.953]$. Wir können also mit einer Sicherheit von 95 % behaupten, dass das Medikament die Heilungschancen erhöht.

Beispiel 5.2
An $n = 580$ Probanden wurden verschiedene Screening-Verfahren für Diabetes getestet. Hier ist die Vierfeldertafel für einen bestimmten Bluttest (nach Folin-Wu):

Testergebnis	Diabetiker	Nichtdiabetiker	
positiv	56	49	105
negativ	14	461	475
	70	510	580

Sei ρ der unbekannte Chancenquotient für das Vorliegen von Diabetes bei positivem Testbefund gegen-über negativem Testbefund. Als Schätzwert für ρ ergibt sich hier $\hat{\rho} = 37.633$. Ein 99 %–Konfidenzintervall für ρ ist $[a_{0.005}(\mathbf{N}), b_{0.005}(\mathbf{N})] = [15.636, 98.352]$.

Anmerkung: Die geschätzte Sensitivität dieses Bluttests beträgt $N_{11}/N_{+1} = 56/70 = 80\%$, und seine ge-schätzte Spezifität ist $N_{22}/N_{+2} = 461/510 \approx 90.4\%$. Der Zusammenhang zwischen Spezifität/Sensitivität eines medizinischen Tests und Chancenquotienten wird in Aufgabe 5.4 behandelt.

Beweis (Lemma 5.1)

Betrachten wir zunächst Situation 1. Man kann Formel (5.1) wie folgt umschreiben:

$$
\mathbb{P}\{N_{11} = k, N_{21} = m_1 - k\} = \binom{n_1}{k} \theta_1^k (1 - \theta_1)^{n_1 - k} \binom{n - n_1}{m_1 - k} \theta_2^{m_1 - k} (1 - \theta_2)^{n - n_1 - m_1 + k}
$$

$$
= H(\theta_1, \theta_2, n_1, m_1) \binom{n_1}{k} \binom{n - n_1}{m_1 - k} \rho^k
$$

mit $\rho = \theta_1(1 - \theta_2)/(\theta_2(1 - \theta_1))$ und $H(\theta_1, \theta_2, n_1, m_1) := (1 - \theta_1)^{n_1} \theta_2^{m_1} (1 - \theta_2)^{n - n_1 - m_1}$. Folglich ist

$$
\mathbb{P}(N_{11} = k \,|\, N_{1+} = n_1, N_{+1} = m_1)
$$

$$
= \mathbb{P}\{N_{11} = k, N_{21} = m_1 - k\} / \mathbb{P}\{N_{+1} = m_1\}
$$

$$
= \mathbb{P}\{N_{11} = k, N_{21} = m_1 - k\} / \sum_{\ell = \max(0, n_1 + m_1 - n)}^{\min(n_1, m_1)} \mathbb{P}\{N_{11} = \ell, N_{21} = m_1 - \ell\}
$$

$$
= \binom{n_1}{k} \binom{n - n_1}{m_1 - k} \rho^k / \sum_{\ell = \max(0, n_1 + m_1 - n)}^{\min(n_1, m_1)} \binom{n_1}{\ell} \binom{n - n_1}{m_1 - \ell} \rho^\ell
$$

$$
= f_\rho(k \,|\, n, n_1, m_1).
$$

Nun kommen wir zu Situation 2. Formel (5.2) kann man wie folgt umschreiben:

$$
\mathbb{P}\{N_{11} = k, N_{12} = n_1 - k, N_{21} = m_1 - k\}
$$

$$
= \frac{n!}{k!(n_1 - k)!(m_1 - k)!(n - n_1 - m_1 + k)!} \theta_{11}^k \theta_{12}^{n_1 - k} \theta_{21}^{m_1 - k} \theta_{22}^{n - n_1 - m_1 + k}
$$

$$
= H(\theta_{12}, \theta_{21}, \theta_{22}, n_1, m_1) \binom{n_1}{k} \binom{n - n_1}{m_1 - k} \rho^k,
$$

wobei $\rho = \theta_{11}\theta_{22}/(\theta_{12}\theta_{21})$ und

$$
H(\theta_{12}, \theta_{21}, \theta_{22}, n_1, m_1) := \binom{n}{n_1} \theta_{12}^{n_1} \theta_{21}^{m_1} \theta_{22}^{n - n_1 - m_1}.
$$

Bei den Formeln (5.3) und (5.4) kommt man zum gleichen Ergebnis, diesmal mit anderen Hilfsgrößen $H(\theta_{12}, \theta_{21}, \theta_{22}, n_1, m_1)$. In allen drei Fällen ist also

$$
\mathbb{P}(N_{11} = k \,|\, N_{1+} = n_1, N_{+1} = m_1) = \frac{\mathbb{P}\{N_{11} = k, N_{21} = m_1 - k, N_{12} = n_1 - k\}}{\mathbb{P}\{N_{1+} = n_1, N_{+1} = m_1\}}
$$

$$
= \frac{\mathbb{P}\{N_{11} = k, N_{21} = m_1 - k, N_{12} = n_1 - k\}}{\displaystyle\sum_{\ell = \max(0, n_1 + m_1 - n)}^{\min(n_1, m_1)} \mathbb{P}\{N_{11} = \ell, N_{21} = m_1 - \ell, N_{12} = n_1 - \ell\}}
$$

$$
= f_\rho(k \,|\, n, n_1, m_1). \qquad \square
$$

Beweis (Ungleichung (5.5))

Für beliebige Ereignisse A gilt bekanntlich die Formel

$$\mathbb{P}(A) = \sum_{n_1,m_1=0}^{n} \mathbb{P}\{N_{1+} = n_1, N_{+1} = m_1\}\, \mathbb{P}(A \mid N_{1+} = n_1, N_{+1} = m_1),$$

und diese Summe ist kleiner oder gleich α, falls alle bedingten Wahrscheinlichkeiten $\mathbb{P}(A \mid N_{1+} = n_1, N_{+1} = m_1)$ kleiner oder gleich α sind. Speziell für die beiden Ereignisse

$$\{F_\rho(N_{11} \mid n, N_{1+}, N_{+1}) \le \alpha\} \quad \text{und} \quad \{F_\rho(N_{11} - 1 \mid n, N_{1+}, N_{+1}) \ge 1 - \alpha\}$$

folgt dies aus Aufgabe 4.1 oder aus Lemma 8.1 in Kapitel 8. $\qquad\square$

Approximative Konfidenzschranken für Chancenquotienten. Mithilfe der Normalapproximation für Binomialverteilungen und der Taylorentwicklung kann man approximative Konfidenzintervalle für den Chancenquotienten $\rho = \theta_1(1 - \theta_2)/(\theta_2(1 - \theta_1))$ berechnen. Dabei gehen wir davon aus, dass N_{11} und N_{21} stochastisch unabhängig sind mit

$$N_{x1} \sim \text{Bin}(n_x, \theta_x);$$

siehe Situation 1 am Anfang dieses Kapitels. Nun kann man zeigen, dass

$$\mathbb{P}\left\{\frac{\log\widehat\rho - \log\rho}{\widehat\sigma} \le r\right\} \;\to\; \Phi(r) \tag{5.6}$$

für beliebige $r \in \mathbb{R}$, falls $n_1\theta_1(1 - \theta_1)$ und $n_2\theta_2(1 - \theta_2)$ gegen Unendlich konvergieren. Dabei ist Φ die Verteilungsfunktion der Standardnormalverteilung und

$$\widehat\sigma := \sqrt{\frac{1}{N_{11}} + \frac{1}{N_{12}} + \frac{1}{N_{21}} + \frac{1}{N_{22}}}.$$

Dies führt zu folgendem Konfidenzintervall für ρ (Woolfs Methode):

$$\left[\exp(\log\widehat\rho - \widehat\sigma z_{1-\alpha/2}), \exp(\log\widehat\rho + \widehat\sigma z_{1-\alpha/2})\right] = \left[\widehat\rho\,\exp(-\widehat\sigma z_{1-\alpha/2}), \widehat\rho\,\exp(\widehat\sigma z_{1-\alpha/2})\right]. \tag{5.7}$$

Auf dieses Intervall sollte man sich nur verlassen, wenn alle Einträge N_{xy} recht groß sind. Ansonsten ist es erfahrungsgemäß zu optimistisch, das heißt, leider zu kurz.

Beweis (Resultat (5.6))

Unter den besagten Voraussetzungen ist

$$N_{x1} = n_x\theta_x + \sqrt{n_x\theta_x(1 - \theta_x)}\, Z_x,$$

wobei Z_x eine Zufallsvariable mit Erwartungswert Null und Varianz Eins ist. Für große Werte von $\Delta_x := n_x\theta_x(1 - \theta_x)$ ist sie näherungsweise standardnormalverteilt. Dies impliziert, dass

$$\frac{N_{x1}}{n_x\theta_x} = 1 + (1 - \theta_x)\Delta_x^{-1/2} Z_x = 1 + O_p(\Delta_x^{-1/2}),$$

$$\frac{n_x - N_{x1}}{n_x - n_x\theta_x} = 1 - \theta_x\Delta_x^{-1/2} Z_x = 1 + O_p(\Delta_x^{-1/2}).$$

Nun untersuchen wir $\log \widehat{\rho}$ und $\widehat{\sigma}$ im Falle von $\Delta := \min(\Delta_1, \Delta_2) \to \infty$. Wegen $(1+x)^{\gamma} = 1 + O(x)$ für festes $\gamma \neq 2$ und $x \to 2$ gilt:

$$\frac{1}{N_{x1}} + \frac{1}{N_{x2}} = \frac{1 + O_p(\Delta^{-1/2})}{n_x \theta_x} + \frac{1 + O_p(\Delta^{-1/2})}{n_1(1 - \theta_x)} = \frac{1 + O_p(\Delta^{-1/2})}{\Delta_x}.$$

Folglich ist

$$\widehat{\sigma} = \sigma(1 + O_p(\Delta^{-1/2})) \quad \text{mit} \quad \sigma := \sqrt{\Delta_1^{-1} + \Delta_2^{-1}}.$$

Wegen $\log(1 + x) = x + O(x^2)$ für $x \to 0$ ist

$$\log\left(\frac{N_{x1}}{n_x \theta_x}\right) = (1 - \theta_x)\Delta_x^{-1/2} Z_x + O_p(\Delta^{-1}),$$

$$\log\left(\frac{n_x - N_{x1}}{n_x - n_x \theta_x}\right) = -\theta_x \Delta_x^{-1/2} Z_x + O_p(\Delta^{-1}).$$

Daher kann man $\log \widehat{\rho} - \log \rho$ schreiben als

$$\log\left(\frac{N_{11}}{n_1 \theta_1}\right) - \log\left(\frac{N_{21}}{n_2 \theta_2}\right) - \log\left(\frac{n_1 - N_{11}}{n_1 - n_1 \theta_1}\right) + \log\left(\frac{n_2 - N_{21}}{n_2 - n_2 \theta_2}\right)$$

$$= \Delta_1^{-1/2} Z_1 - \Delta_2^{-1/2} Z_2 + O_p(\Delta^{-1}) = \sigma Z + O_p(\Delta^{-1}).$$

Dabei ist $Z := \sigma^{-1}\Delta_1^{-1/2} Z_1 + \sigma^{-1}\Delta_2^{-1/2} Z_2$ eine Zufallsgröße mit Erwartungswert Null und Varianz Eins, welche asymptotisch standardnormalverteilt ist. Folglich ist auch

$$\frac{\log \widehat{\rho} - \log \rho}{\widehat{\sigma}} = \frac{\sigma Z + O_p(\Delta^{-1})}{\sigma(1 + O_p(\Delta^{-1/2}))} = Z + O_p(\Delta^{-1/2})$$

asymptotisch standardnormalverteilt.   □

5.3 Multiple Vierfeldertafeln und das Simpson-Paradoxon

Die Konfidenzschranken für den Chancenquotienten ρ sind umso präziser, je höher die Besetzungszahlen der Vierfeldertafel sind. Nun stellen wir uns eine multizentrische Studie vor, bei der beispielsweise in L unterschiedlichen Kliniken der Effekt einer neuen Behandlung getestet wird (Situation 1). Man könnte nun auf die Idee kommen, die einzelnen Vierfeldertafeln $(N_{xy}^{(1)})_{x,y}$, $(N_{xy}^{(2)})_{x,y}, \ldots, (N_{xy}^{(L)})_{x,y}$ zu einer einzigen Tafel $(N_{xy})_{x,y}$ zusammenzufassen. Doch im Extremfall kann es beispielsweise passieren, dass für jede einzelne Tafel der geschätzte Chancenquotient $\widehat{\rho}^{(i)}$ größer als Eins aber der Schätzer $\widehat{\rho}$ für die Gesamttafel kleiner als Eins ist. Dieser mögliche Effekt ist das sogenannte *Simpson-Paradoxon*.

Beispiel 5.3
Hier ein Datenbeispiel aus einem nichtmedizinischen Kontext. In den sechziger Jahren wurden Daten über Bewerbungen um einen Studienplatz an der University of California in Berkeley erhoben. Insbesondere interessierte man sich für die Zahlen und Zulassungsquoten der weiblichen und männlichen Bewerber. Von den insgesamt 8442 männlichen Bewerbern wurden ca. 44 % zugelassen, von den 4321 weiblichen Bewerbern dagegen nur ca. 35 %. Dies entspricht einem empirischen Chancenquotienten von $\widehat{\rho} \approx 1.46$. Aus reiner

Neugierde berechnen wir ein 95 %–Konfidenzintervall für den Chancenquotienten ρ ohne jedoch ein Modell und die Bedeutung von ρ zu spezifizieren: $[a_{0.025}(\mathbf{N}), b_{0.025}(\mathbf{N})] = [1.352, 1.576]$. Da dieses Intervall den Wert Eins nicht enthält, könnte man auf eine Benachteiligung von Frauen schließen. Als man jedoch diese Daten einzelnen Fachbereichen vorlegte, wiesen sie fast ausnahmslos den Vorwurf der Benachteiligung von sich. Tabelle 5.2 zeigt die entsprechenden Zahlen für die sechs größten Fachbereiche, die durch Buchstaben kodiert wurden. Nun sieht man, dass die Zulassungsquoten in den einzelnen Fachbereichen unterschiedlich hoch sind. Die Frauen tendierten eher zu den Fächern C–F mit relativ niedrigen Zulassungsquoten. In den Fächern A–B mit hohen Zulassungsquoten wurden sogar die Männer etwas benachteiligt, doch bewarben sich dort relativ wenige Frauen.

Wie schon gesagt, ist die Interpretation der hier berechneten Konfidenzintervalle fraglich. Für uns ist vor allem interessant, ob sie den Punkt Eins enthalten oder nicht, was direkt mit Fishers exaktem Test zusammenhängt; siehe auch die Abschnitte 8.1 und 9.1.

Fachbereich	Männer		Frauen		$\widehat{\rho}$	$[a_{0.025}(\mathbf{N}), b_{0.025}(\mathbf{N})]$
	Anzahl	Zul.quote	Anzahl	Zul.quote		
A	825	0.621	108	0.824	0.752	$[0.197, 0.592]$
B	560	0.630	25	0.680	0.927	$[0.294, 2.004]$
C	325	0.369	593	0.341	1.084	$[0.845, 1.516]$
D	417	0.331	375	0.349	0.947	$[0.679, 1.250]$
E	191	0.277	393	0.239	1.161	$[0.806, 1.839]$
F	373	0.059	341	0.070	0.838	$[0.433, 1.576]$

Tabelle 5.2: Datenbeispiel zum Simpson-Paradoxon.

Nun kommen wir zurück zu der Situation einer multizentrischen Studie. Wir nehmen an, dass die L Vierfeldertafeln $(N_{xy}^{(i)})_{x,y}$ stochastisch unabhängig sind, wobei

$$\mathbb{P}\left(N_{11}^{(i)} = k \mid N_{1+}^{(i)} = n_1, N_{+1}^{(i)} = m_1\right) = f_{\rho^{(i)}}(k \mid n^{(i)}, n_1, m_1).$$

Mitunter macht man die Modellannahme, dass alle L Chancenquotienten $\rho^{(i)}$ identisch sind, also

$$\rho^{(1)} = \rho^{(2)} = \cdots = \rho^{(L)} = \rho. \tag{5.8}$$

Unter dieser Modellannahme kann man Schätzer und Konfidenzintervalle für den gemeinsamen Wert ρ berechnen. Hier ein Verfahren aus "Asymptopia":

Aufgrund der Betrachtungen am Ende von Abschnitt 5.2 behandeln wir die Logarithmen $\log \widehat{\rho}^{(i)}$ der einzelnen Schätzer für ρ wie normalverteilte Zufallsvariablen mit Erwartungswert $\log \rho$ und unbekannter Standardabweichung σ_i. Die Standardabweichung σ_i schätzen wir durch

$$\widehat{\sigma}_i := \sqrt{\frac{1}{N_{11}^{(i)}} + \frac{1}{N_{12}^{(i)}} + \frac{1}{N_{21}^{(i)}} + \frac{1}{N_{22}^{(i)}}}.$$

Diese einzelnen Schätzer $\log \widehat{\rho}^{(i)}$ könnte man mit Gewichten $w_i > 0$ zu einem Schätzer $R := \sum_{i=1}^{L} w_i \log \widehat{\rho}^{(i)} \big/ \sum_{i=1}^{L} w_i$ für $\log \rho$ zusammenfassen. Man kann zeigen, dass die Gewichte $w_i :=$

σ_i^{-2} einen Schätzer mit minimaler Varianz liefern; siehe Aufgabe 5.9. Also definieren wir

$$R := \sum_{i=1}^{L} \widehat{\sigma}_i^{-2} \log \widehat{\rho}^{(i)} \Big/ \sum_{i=1}^{L} \widehat{\sigma}_i^{-2}.$$

Mit ähnlichen Überlegungen wie in Abschnitt 5.2 kann man zeigen, dass die Zufallsgröße

$$\frac{R - \log \rho}{S} \quad \text{mit } S := \Big(\sum_{i=1}^{L} \widehat{\sigma}_i^{-2} \Big)^{-1/2}$$

unter geeigneten Annahmen approximativ standardnormalverteilt ist. Diese Betrachtungen suggerieren das folgende Konfidenzintervall für ρ:

$$\left[\exp\left(R - S z_{1-\alpha/2} \right), \exp\left(R + S z_{1-\alpha/2} \right) \right].$$

5.4 Übungsaufgaben

Aufgabe 5.1
Sei $\rho = \theta_1(1-\theta_2)/(\theta_2(1-\theta_1))$ mit $\theta_1, \theta_2 \in \,]0,1[$. Stellen Sie θ_1 als Funktion von θ_2 und ρ dar. Skizzieren Sie die Funktion $\theta_2 \mapsto \theta_1(\theta_2, \rho)$ für $\rho = 2$ und $\rho = 1/2$.

Aufgabe 5.2
Für ganze Zahlen $a < b$ und $a \le j \le b$ sei w_j eine strikt positive Zahl. Für $\lambda \in \,]0,\infty[$ sei

$$f_\lambda(k) := w_k \lambda^k \Big/ \sum_{j=a}^{b} w_j \lambda^j \quad \text{und} \quad F_\lambda(k) := \sum_{j=a}^{k} f_\lambda(j).$$

Zeigen Sie, dass $F_\lambda(k)$ für $a \le k < b$ eine stetige und streng monoton fallende Funktion von λ mit Grenzwerten $F_0(k) = 1$ und $F_\infty(k) = 0$ ist.

Aufgabe 5.3
In den Jahren 1960–61 kamen in diversen Hospitälern von Ontario $n = 48378$ Kinder zur Welt, von denen 1253 während oder kurz nach der Geburt starben. Die Mutter jedes Säuglings wurde gefragt, ob sie während der Schwangerschaft rauchte oder nicht. Hier die entsprechende Vierfeldertafel:

	S. starb	S. lebt	
M. Raucher	619	20443	21062
M. Nichtr.	634	26682	27316
	1253	47125	48378

Welches Modell legen Sie den Daten zugrunde, und welche Bedeutung hat hier der Chancenquotient ρ? An welche Grundgesamtheit(en) könnte man denken? Berechnen Sie einen Schätzwert sowie ein 99%–Konfidenzintervall für ρ.

Aufgabe 5.4
Für jede Person in einer Grundgesamtheit sei $X = 1$ bzw. $X = 2$, wenn ein bestimmter medizinischer Test positiv bzw. negativ ausfällt. Ferner sei $Y = 1$ bzw. $Y = 2$, wenn die Person an einer bestimmten Krankheit

leidet bzw. nicht leidet. Die Sensitivität und Spezifität des Tests als Indikator für die besagte Krankeit definiert man als

$$\text{Sens.} \quad := \quad \mathbb{P}(X = 1 \,|\, Y = 1),$$
$$\text{Spez.} \quad := \quad \mathbb{P}(X = 2 \,|\, Y = 2).$$

Für x, y aus $\{1, 2\}$ sei $\theta_{xy} := \mathbb{P}\{X = x, Y = y\}$. Stellen Sie nun Sensitivität und Spezifität mithilfe dieser Zahlen θ_{xy} dar. Schreiben Sie den Chancenquotienten $\rho := \theta_{11}\theta_{22}/(\theta_{12}\theta_{21})$ als Funktion der Sensitivität und Spezifität. Unter welcher Bedingung an diese beiden Kenngrößen ist $\rho > 1$?

Aufgabe 5.5
In einer Querschnittsstudie zum Zusammenhang zwischen akuter Bronchitis im Kleinkindalter und Atemwegserkrankungen bei Jugendlichen wurden $n = 1319$ Vierzehnjährige untersucht. Zum einen wurde erfragt, ob innerhalb der ersten fünf Lebensjahre eine akute Bronchitis auftrat ($X = 1$ oder $X = 2$). Desweiteren wurde erfragt, ob sie derzeit häufig tagsüber oder nachts husten ($Y = 1$ oder $Y = 2$).

	$Y = 1$	$Y = 2$
$X = 1$	26	44
$X = 2$	247	1002

Definieren Sie einen Chancenquotienten ρ, und berechnen Sie ein 99%–Konfidenzintervall hierfür.

Aufgabe 5.6
In Rahmen einer Querschnittsstudie wurden bei $n = 2209$ US-Amerikanern im Alter von 25-34 Jahren unter anderem die Variablen 'Gender' (male/female) und 'Handedness' (right-handed/left-handed) erhoben.

	male	female
right-handed	934	1070
left-handed	113	92

Definieren Sie einen Chancenquotienten ρ, und berechnen Sie ein 95%–Konfidenzintervall hierfür.

Aufgabe 5.7
Dass man bei der Auswertung von Vierfeldertafeln und anderem Datenmaterial unbedingt klären sollte, welche Population(en) man im Auge hat, zeigt sich bei 'Berksons Trugschluss' (Berkson's fallacy): In einer Population sei der relative Anteil von Personen mit Kranheit A gleich p_A, mit Krankheit B gleich p_B. Beide Krankheiten machen einen Krankenhausbesuch nötig. Der relative Anteil von Personen mit beiden Krankheiten sei $p_A p_B$. Der relative Anteil von Personen, die kein Hospital aufsuchen müssen sei p_o. Angenommen man stellt anhand des Vorliegens/Nichtvorliegens beider Krankheiten eine Vierfeldertafel auf, wobei man ausschließlich Krankenhauspatienten betrachtet.

Welchen Wert hat der zugrundeliegende Chancenquotient für die Population beziehungsweise für die Teilpopulation aller Krankenhauspatienten?

Aufgabe 5.8
In dieser Aufgabe sollen Sie ein eigenes Beispiel für das Simpson-Paradoxon konstruieren. Angenommen, man vergleicht eine neue medizinische Methode (Methode 1) mit einer herkömmlichen (Methode 2) hinsichtlich ihres Behandlungserfolgs (Erfolg / Misserfolg). Diesen Vergleich führt man in einer Universitätsklinik (Klinik 1) und in einem Kreiskrankenhaus (Klinik 2) durch. Es ist denkbar, dass Methode 1 auf Grund von Unterschieden in der Infrastruktur in Klinik 1 relativ häufiger angewandt wird als in Klinik 2.

Andererseits ist denkbar, dass in Klinik 1 mehr schwerkranke Patienten als in Klinik 2 eingeliefert werden, so dass die Heilungschancen mit beiden Methoden dort geringer sind als in Klinik 2. Stellen Sie nun für beide Kliniken eine hypothetische Vierfeldertafel auf, so dass jeweils der empirische Chancenquotient $\widehat{\rho}$ grösser ist als Eins. Versuchen Sie aber die Zahlen so zu wählen, dass der empirische Chancenquotient für die Summe der beiden Vierfeldertafeln kleiner ist als Eins.

Aufgabe 5.9
Bei der Kombination mehrerer Vierfeldertafeln tauchte folgende Frage auf: Seien $X_1, X_2, \ldots, X_m$ stochastisch unabhängige Zufallsvariablen mit ein und demselben (unbekannten) Erwartungswert μ aber individuellen (bekannten) Standardabweichungen $\sigma_i := \text{Std}(X_i)$. Bestimmen Sie einen Vektor $w \in \mathbb{R}^m$, so dass der Schätzer $\widehat{\mu} := \sum_{i=1}^{m} w_i X_i$ Erwartungswert μ und möglichst kleine Varianz hat. Welchen Wert hat die Varianz? *Hinweis:* Sie können hier Lagranges Optimierungsmethode (Analysis, Optimierung) anwenden.

6 Konfidenzbereiche für Normalverteilungen

Erfahrungsgemäß kann man viele (empirische) Verteilungsfunktionen durch Normalverteilungs-funktionen approximieren. Dies legt nahe, sich statistische Verfahren für diese Verteilungsfa-milie zu überlegen. Historisch gesehen waren dies sogar die ersten statistischen Verfahren. In diesem Kapitel betrachten wir eine Stichprobe $\mathbf{X} = (X_i)_{i=1}^n$ von stochastisch unabhängigen, nach $\mathcal{N}(\mu, \sigma^2)$ verteilten Zufallsvariablen. Dabei sind $\mu \in \mathbb{R}$ und $\sigma > 0$ Parameter, von denen min-destens einer unbekannt ist und durch ein Konfidenzintervall eingegrenzt werden soll.

6.1 Z-Konfidenzintervalle für μ

Angenommen, die Standardabweichung $\sigma > 0$ ist bekannt. Eine solche Situation tritt beispiels-weise auf, wenn man mit einem bestimmten Gerät eine Messung n–mal wiederholt, wobei der Hersteller oder man selbst in früheren, umfangreichen Versuchsserien bereits überprüft hat, dass dieses Gerät normalverteilte Messfehler hat, deren Standardabweichung σ vom zu messenden Wert μ unabhängig ist und bis auf einen vernachlässigbaren Fehler bestimmt wurde. (Auf die Frage, wie man Konfidenzbereiche für σ angeben kann, werden wir noch zurückkommen.)

Ein naheliegender Schätzer für μ ist der Stichprobenmittelwert $\bar{X}$, dessen Standardabwei-chung $\sigma/\sqrt{n}$ beträgt. Ein naheliegender Ansatz für eine obere beziehungsweise untere Konfi-denzschranke für μ ist daher

$$\bar{X} \pm c \frac{\sigma}{\sqrt{n}}$$

mit einer noch zu bestimmenden Konstante c. Nun verwenden wir die Tatsache, dass $\bar{X}$ nach $\mathcal{N}(\mu, \sigma^2/n)$ verteilt ist; siehe (3.4). Demnach ist die Wahrscheinlichkeit, dass die untere Schran-ke zu groß gerät, gleich

$$\mathbb{P}\left\{\bar{X} - c\frac{\sigma}{\sqrt{n}} > \mu\right\} = \mathbb{P}\left\{\frac{\bar{X} - \mu}{\sigma/\sqrt{n}} > c\right\} = 1 - \Phi(c).$$

Die Wahrscheinlichkeit einer zu kleinen oberen Schranke ist

$$\mathbb{P}\left\{\bar{X} + c\frac{\sigma}{\sqrt{n}} < \mu\right\} = \mathbb{P}\left\{\frac{\bar{X} - \mu}{\sigma/\sqrt{n}} < -c\right\} = \Phi(-c) = 1 - \Phi(c).$$

Dabei verwenden wir die Tatsache, dass die standardisierte Größe

$$\frac{\bar{X} - \mathbb{E}(\bar{X})}{\sqrt{\mathrm{Var}(\bar{X})}} = \frac{\bar{X} - \mu}{\sigma/\sqrt{n}},$$

die sogenannte *Z-Transformierte* von $\bar{X}$, standardnormalverteilt ist.

Beide Wahrscheinlichkeiten sind gleich $\alpha \in \,]0,1[$ genau dann, wenn $c = z_{1-\alpha}$. Dabei ist $z_\gamma = \Phi^{-1}(\gamma)$ das γ–Quantil der Standardnormalverteilung. Die Wahrscheinlichkeit, dass μ außerhalb des Intervalls $[\bar{X} \pm c\sigma/\sqrt{n}]$ liegt, ist $2(1 - \Phi(c))$ und gleich α genau dann, wenn $c = z_{1-\alpha/2}$. Folglich ist

$$
\left. \begin{array}{c}
\mathbb{P}\Big\{ \mu \geq \bar{X} - z_{1-\alpha}\dfrac{\sigma}{\sqrt{n}} \Big\} \\[2mm]
\mathbb{P}\Big\{ \mu \leq \bar{X} + z_{1-\alpha}\dfrac{\sigma}{\sqrt{n}} \Big\} \\[2mm]
\mathbb{P}\Big\{ \mu \in \Big[\bar{X} \pm z_{1-\alpha/2}\dfrac{\sigma}{\sqrt{n}}\Big] \Big\}
\end{array} \right\} = 1 - \alpha.
$$

Dies ergibt die sogenannten *Z-Konfidenzschranken* für μ. Vor der Berechnung muss man sich überlegen, ob man μ nur nach unten, nur nach oben oder beidseitig abschätzen will. Im ersten Fall berechnet man die untere Konfidenzschranke $\bar{X} - z_{1-\alpha}\sigma/\sqrt{n}$, im zweiten Fall die obere Konfidenzschranke $\bar{X} + z_{1-\alpha}\sigma/\sqrt{n}$ und im dritten Fall das Konfidenzintervall $[\bar{X} \pm z_{1-\alpha/2}\sigma/\sqrt{n}]$. Das Konfidenzniveau ist jeweils $1 - \alpha$.

6.2 Student- und χ^2–Konfidenzintervalle für μ bzw. σ^2

Nun betrachten wir den in der Praxis häufigeren Fall, dass sowohl μ als auch σ unbekannt sind. Ausgehend von den Z-Konfidenzschranken ersetzen wir nun die unbekannte Standardabweichung σ durch die Stichproben-Standardabweichung

$$
S(\mathbf{X}) = \sqrt{\frac{1}{n-1}\sum_{i=1}^{n}(X_i - \bar{X})^2}.
$$

Wir betrachten also Konfidenzschranken für μ von der Form

$$
\bar{X} \pm c\,\frac{S(\mathbf{X})}{\sqrt{n}},
$$

und die Frage ist, wie man jetzt c wählen soll. Es ist

$$
\mathbb{P}\Big\{ \bar{X} - c\,\frac{S(\mathbf{X})}{\sqrt{n}} > \mu \Big\} = \mathbb{P}\big\{ T(\mathbf{X},\mu) > c \big\},
$$

$$
\mathbb{P}\Big\{ \bar{X} + \frac{c}{\sqrt{n}}S(\mathbf{X}) < \mu \Big\} = \mathbb{P}\big\{ T(\mathbf{X},\mu) < -c \big\},
$$

wobei

$$
T(\mathbf{X},\mu) := \frac{\bar{X} - \mu}{S(\mathbf{X})/\sqrt{n}} = Z(\mathbf{X},\mu,S(\mathbf{X})).
$$

Wie wir gleich zeigen werden, hängt die Verteilung dieser Größe $T(\mathbf{X},\mu)$, die neben dem Datenvektor $\mathbf{X}$ noch den unbekannten Mittelwert μ enthält, nicht von (μ,σ) ab und ist symmetrisch um Null.

Für Konfidenzschranken für σ machen wir einen multiplikativen Ansatz und betrachten obere bzw. untere Schranken der Form

$$c \cdot S(\mathbf{X}).$$

Es ist

$$\mathbb{P}\{cS(\mathbf{X}) > \sigma\} = \mathbb{P}\{S(\mathbf{X})/\sigma > 1/c\},$$
$$\mathbb{P}\{cS(\mathbf{X}) < \sigma\} = \mathbb{P}\{S(\mathbf{X})/\sigma < 1/c\},$$

und auch diese Größe $S(\mathbf{X})/\sigma$ hat eine von (μ, σ) unabhängige Verteilung:

Satz 6.1 (Gosset)

Die Verteilungen der Zufallsvariablen $T(\mathbf{X}, \mu)$ und $S(\mathbf{X})/\sigma$ hängen nicht von (μ, σ) ab. Genauer gesagt ist das Paar $\left(T(\mathbf{X}, \mu), S(\mathbf{X})/\sigma\right)$ genauso verteilt wie

$$\left(Z_1 \bigg/ \sqrt{\frac{1}{n-1}\sum_{i=2}^{n} Z_i^2}, \sqrt{\frac{1}{n-1}\sum_{i=2}^{n} Z_i^2}\right)$$

mit stochastisch unabhängigen, standardnormalverteilten Zufallsvariablen $Z_1, Z_2, \ldots, Z_n$.

Dieses Resultat wurde von dem englischen Statistiker W.S. Gosset, einem Angestellten der Guiness-Brauerei, Anfang des 20. Jahrhunderts entdeckt. Seine Arbeit erschien unter dem Pseudonym "Student", da seine Arbeitgeber die Neugierde von Konkurrenzunternehmen fürchteten.

Definition (Student- und Chiquadrat-Verteilungen)

Seien $Z_1, Z_2, Z_3, \ldots$ unabhängige, standardnormalverteilte Zufallsvariablen, und sei k eine beliebige natürliche Zahl.

(a) Die Verteilung von

$$\sum_{i=1}^{k} Z_i^2$$

ist die *Chiquadrat–Verteilung* (χ^2–Verteilung) mit k Freiheitsgraden und wird mit χ_k^2 bezeichnet. Sie wird durch eine Dichtefunktion

$$]0, \infty[\ni x \mapsto C_k x^{k/2-1} e^{-x/2}$$

beschrieben. Für $0 < \gamma < 1$ bezeichnet $\chi_{k;\gamma}^2$ das γ–Quantil dieser Verteilung. Das ist die eindeutige positive Zahl r mit $\chi_k^2([0,r]) = \gamma$.

(b) Die Verteilung von

$$Z_1 \bigg/ \sqrt{\frac{1}{k}\sum_{i=2}^{k+1} Z_i^2}$$

ist die *Student-Verteilung (t-Verteilung)* mit k Freiheitsgraden und wird mit t_k bezeichnet. Sie wird durch eine Dichtefunktion

$$\mathbb{R} \ni x \mapsto D_k (1 + x^2/k)^{-(k+1)/2}$$

beschrieben und ist um Null symmetrisch. Für $0 < \gamma < 1$ bezeichnet $t_{k;\gamma}$ das γ-Quantil dieser Verteilung. Das heißt, $t_k(]-\infty, t_{k;\gamma}]) = \gamma$.

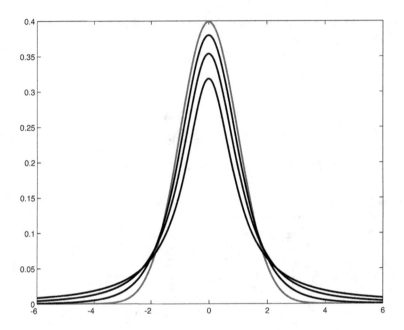

Abbildung 6.1: Dichtefunktionen der Student-Verteilungen t_1, t_2, t_5 und t_∞.

Die oben genannten Wahrscheinlichkeitsdichten und exakte Ausdrücke für die Normierungs-
konstanten werden in den Übungen hergeleitet.

Abbildung 6.1 zeigt die Graphen der Dichtefunktionen von t_1, t_2, t_5 und $\mathcal{N}(0,1)$ ("t_∞"). Der
Wert der Dichtefunktion von t_k an der Stelle Null ist monoton wachsend in k.

Die Dichtefunktion von χ_1^2 hat einen Pol an der Stelle Null. Die Graphen der Dichtefunktionen
von $\chi_2^2, \chi_3^2, \chi_4^2, \chi_5^2$ sind in Abbildung 6.2 dargestellt.

Satz 6.1 impliziert einseitige Konfidenzschranken sowie Konfidenzintervalle für μ und σ.
Denn

$$\left.\begin{array}{c} \mathbb{P}\left\{\mu \le \bar{X} + t_{n-1;1-\alpha}\dfrac{S(\mathbf{X})}{\sqrt{n}}\right\} \\[3mm] \mathbb{P}\left\{\mu \ge \bar{X} - t_{n-1;1-\alpha}\dfrac{S(\mathbf{X})}{\sqrt{n}}\right\} \\[3mm] \mathbb{P}\left\{\mu \in \left[\bar{X} \pm t_{n-1;1-\alpha/2}\dfrac{S(\mathbf{X})}{\sqrt{n}}\right]\right\} \end{array}\right\} = 1-\alpha,$$

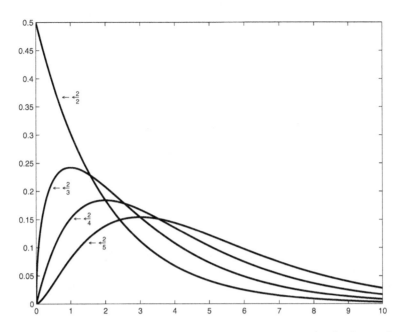

Abbildung 6.2: Dichtefunktionen der Chiquadrat-Verteilungen χ_2^2, χ_3^2, χ_4^2 und χ_5^2.

und

$$\left. \begin{array}{c} \mathbb{P}\left\{ \sigma \leq S(\mathbf{X})\sqrt{\dfrac{n-1}{\chi_{n-1;\alpha}^2}} \right\} \\[4mm] \mathbb{P}\left\{ \sigma \geq S(\mathbf{X})\sqrt{\dfrac{n-1}{\chi_{n-1;1-\alpha}^2}} \right\} \\[4mm] \mathbb{P}\left\{ \sigma \in \left[S(\mathbf{X})\sqrt{\dfrac{n-1}{\chi_{n-1;1-\alpha/2}^2}}, \ S(\mathbf{X})\sqrt{\dfrac{n-1}{\chi_{n-1;\alpha/2}^2}} \right] \right\} \end{array} \right\} = 1-\alpha.$$

Beispiel (3.2, Forts.)
Für die Michelson-Daten ist $n = 100$, $\bar{X} = 852.4$ und $S(\mathbf{X}) = 79.01$. Für $\alpha = 0.05$ ergeben sich die Hilfsgrößen

$$\frac{t_{99;0.975}}{\sqrt{100}} = 0.198, \quad \sqrt{\frac{99}{\chi_{99;0.975}^2}} = 0.878 \quad \text{und} \quad \sqrt{\frac{99}{\chi_{99;0.975}^2}} = 1.162.$$

Dies ergibt das 95%–Konfidenzintervall

$$\left[299852.4 \pm 0.198 \cdot 79.01 \right] = [299836.72, 299868.08]$$

für die Lichtgeschwindigkeit μ, nachdem man wieder den Wert 299000 addierte. Für σ ergibt sich das 95%–Konfidenzintervall

$$\left[79.01 \cdot 0.878, 79.01 \cdot 1.162 \right] = [69.37, 91.78].$$

Wie auch in Abschnitt 4.3 erhalten wir ein Konfidenzintervall, welches den heute bekannten Wert c der Lichtgeschwindigkeit *nicht* enthält.

Beispiel (3.1, Forts.)
In Kapitel 4 berechneten wir für die SIDS-Daten die obere Konfidenzschranke $X_{(31)} = 3062$ für μ mit Konfidenzniveau 0.95. Unter der Normalitätsannahme ist $\bar{X} + (48)^{-1/2}S(\mathbf{X})t_{47;0.95} = 3042.1$ eine obere 0.95-Konfidenzschranke für μ.

Das Geburtsgewicht in der Population aller Neugeborenen ist erfahrungsgemäß normalverteilt mit Mittelwert $\mu_o \approx 3300$ und Standardabweichung $\sigma_o \approx 800$ (jeweils in Gramm). Interessanterweise ist in der Population der SIDS-Kinder die Standardabweichung σ des Geburtsgewichts signifikant kleiner als σ_o, denn eine obere 95 %–Konfidenzschranke für σ ist

$$S(\mathbf{X})\sqrt{\frac{47}{\chi^2_{47;0.05}}} = 752.36.$$

Beweis (Satz 6.1)
Mit $Z_i := (X_i - \mu)/\sigma$ ist $X_i = \mu + \sigma Z_i$, und die Komponenten von $\mathbf{Z} = (Z_i)_{i=1}^n$ sind unabhängig und standardnormalverteilt. Mit dem Mittelwert $\bar{Z}$ der Stichprobe $\mathbf{Z}$ ist $\bar{X} = \mu + \sigma\bar{Z}$ und $S(\mathbf{X}) = \sigma S(\mathbf{Z})$, denn Stichprobenmittelwert und –standardabweichung sind Lage– beziehungsweise Skalenparameter. Folglich ist $S(\mathbf{X})/\sigma = S(\mathbf{Z})$ und

$$T(\mathbf{X},\mu) = \frac{\sqrt{n}\big((\mu + \sigma\bar{Z}) - \mu\big)}{\sigma S(\mathbf{Z})} = \frac{\sqrt{n}\bar{Z}}{S(\mathbf{Z})} = T(\mathbf{Z},0).$$

Dies zeigt bereits, dass die Verteilung sowohl von $T(\mathbf{X},\mu)$ als auch von $S(\mathbf{X})/\sigma$ nicht von (μ,σ) abhängt.

Nun verwenden wir die *Rotationsinvarianz von standardnormalverteilten Vektoren*: Sei $\mathbf{B} \in \mathbb{R}^{n \times n}$ eine orthonormale Matrix, das heißt $\mathbf{B}^\top\mathbf{B} = \mathbf{B}\mathbf{B}^\top = \mathbf{I}_n$. Beispiele sind Matrizen für Drehungen und Spiegelungen. Dann hat der Zufallsvektor $\mathbf{Z} = (Z_i)_{i=1}^n$ die gleiche Verteilung wie $\mathbf{Y} = (Y_i)_{i=1}^n := \mathbf{B}^\top\mathbf{Z}$. Auf diese Eigenschaft werden wir in Kapitel 11 noch zurückkommen. Wir wählen speziell eine orthonormale Matrix der Form

$$\mathbf{B} = \begin{pmatrix} n^{-1/2} & b_{12} & \cdots & b_{1n} \\ n^{-1/2} & b_{22} & \cdots & b_{2n} \\ \vdots & \vdots & \ddots & \vdots \\ n^{-1/2} & b_{n2} & \cdots & b_{nn} \end{pmatrix} = (\mathbf{b}_1, \mathbf{b}_2, \dots, \mathbf{b}_n).$$

Mit anderen Worten, wir wählen eine Orthonormalbasis $\mathbf{b}_1, \mathbf{b}_2, \dots, \mathbf{b}_n$ des $\mathbb{R}^n$ derart, dass $\mathbf{b}_1$ der konstante Vektor $(n^{-1/2}, n^{-1/2}, \dots, n^{-1/2})^\top$ ist. Dann ist

$$Y_1 = (\mathbf{B}^\top\mathbf{Z})_1 = \sum_{i=1}^n n^{-1/2} Z_i = \sqrt{n}\bar{Z},$$

und

$$\sum_{i=1}^n (Z_i - \bar{Z})^2 = \sum_{i=1}^n Z_i^2 - n\bar{Z}^2 = \mathbf{Z}^\top\mathbf{Z} - Y_1^2 = \mathbf{Y}^\top\mathbf{Y} - Y_1^2 = \sum_{i=2}^n Y_i^2,$$

denn $\mathbf{Z}^\top\mathbf{Z} = (\mathbf{B}\mathbf{Y})^\top(\mathbf{B}\mathbf{Y}) = \mathbf{Y}^\top(\mathbf{B}^\top\mathbf{B})\mathbf{Y} = \mathbf{Y}^\top\mathbf{Y}$. Folglich ist

$$\frac{S(\mathbf{X})}{\sigma} = \sqrt{\frac{1}{n-1}\sum_{i=2}^n Y_i^2} \quad \text{und} \quad T(X,\mu) = Y_1 \bigg/ \sqrt{\frac{1}{n-1}\sum_{i=2}^n Y_i^2}. \qquad \square$$

6.3 Abweichungen von der Normalitätsannahme

Eine wichtige Frage ist, inwiefern die Student- und Chiquadrat-Methoden aus dem vorigen Abschnitt zuverlässig sind, wenn P keine Normalverteilung ist. In diesem Abschnitt nehmen wir an, dass P eine beliebige Verteilung mit Mittelwert μ und Varianz $\sigma^2 \in]0, \infty[$ ist.

Zuverlässigkeit der t–Verfahren. Aus dem Gesetz der Großen Zahlen und dem Zentralen Grenzwertsatz 3.1 kann man ableiten, dass

$$\lim_{n \to \infty} \mathbb{P}\{T(\mathbf{X}, \mu) \leq r\} = \Phi(r)$$

für beliebige $r \in \mathbb{R}$. Insbesondere folgt hieraus, dass

$$\lim_{n \to \infty} t_{n-1;\gamma} = z_\gamma \quad \text{für } 0 < \gamma < 1,$$

und die tatsächliche Wahrscheinlichkeit, dass μ in einem Student-Konfidenzintervall mit nominellem Konfidenzniveau $1 - \alpha$ liegt, konvergiert gegen $1 - \alpha$ für $n \to \infty$. Dies bleibt auch richtig, wenn man die t-Quantile $t_{n-1;\gamma}$ einfach durch die Quantile z_γ der Standardnormalverteilung ersetzt. In diesem approximativen Sinne kann man den t-Konfidenzintervallen also trauen, selbst wenn P keine Normalverteilung ist!

Unzuverlässigkeit der χ^2–Verfahren. Im Falle der Chiquadrat-Konfidenzschranken für σ^2 gibt es leider kein analoges Resultat, sondern die Überdeckungswahrscheinlichkeit kann bei Verletzung der Normalitätsannahme beliebig weit vom nominellen Konfidenzniveau $1 - \alpha$ abweichen. Genauer gesagt sei

$$\tau := \sqrt{\operatorname{Var}\left(\frac{(X_1 - \mu)^2}{\sigma^2}\right)} = \sqrt{\frac{\mathbb{E}((X_1 - \mu)^4)}{\sigma^4} - 1}.$$

Im Falle von $0 < \tau < \infty$ ist die Zufallsgröße $\sqrt{n}\log(S(\mathbf{X})/\sigma)$ approximativ für $n \to \infty$ nach $\mathcal{N}(0, \tau^2/4)$ verteilt. Auch dies folgt aus dem Gesetz der Großen Zahlen, dem Zentralen Grenzwertsatz und einer einfachen Taylorentwicklung. Im Falle von $P = \mathcal{N}(\mu, \sigma^2)$ ist $\tau^2 = 2$. Doch allgemein kann τ^2 beliebige Werte in $[0, \infty]$ annehmen. Ein möglicher Ausweg besteht darin, die χ^2–Konfidenzschranken

$$S(\mathbf{X})\sqrt{\frac{n-1}{\chi^2_{n-1;\gamma}}}$$

für σ durch

$$S(\mathbf{X})\exp\left(\frac{\widehat{\tau}z_\gamma}{2\sqrt{n}}\right)$$

zu ersetzen, wobei

$$\widehat{\tau} := \sqrt{\frac{\sum_{i=1}^n (X_i - \bar{X})^4}{(n-1)S(\mathbf{X})^4} - 1}.$$

Normalverteilungsplots (normal probability plots).   Eine naheliegende Frage ist, ob und wie man die Normalverteilungsannahme überprüfen kann. Einen exakten statistischen Test hierfür werden wir in Kapitel 8 behandeln. Hier beschreiben wir eine graphische Methode, mit deren Hilfe man oftmals Abweichungen von der Normalverteilung erkennt. Unter der Annahme, dass $P = \mathcal{N}(\mu, \sigma^2)$, kann man schreiben $X_i = \mu + \sigma Z_i$ mit unabhängigen, nach $\mathcal{N}(0,1)$ verteilten Zufallsvariablen $Z_i := (X_i - \mu)/\sigma$. Desweiteren kann man schreiben $Z_i = \Phi^{-1}(U_i)$ mit $U_i := \Phi(Z_i)$. Diese Variablen U_i sind *uniform verteilt* auf $[0,1]$, das heißt,

$$\mathbb{P}\{U_i \leq r\} = r \quad \text{für } 0 \leq r \leq 1.$$

Die Transformation $u \mapsto \mu + \sigma\Phi^{-1}(u)$ ist streng monoton wachsend. Aus den Ordnungsstatistiken $U_{(i)}$ der Variablen U_i werden also die Ordnungsstatistiken $X_{(i)}$ der Variablen X_i. Doch aus der Stochastik ist bekannt, dass

$$\mathbb{E}(U_{(i)}) = \frac{i}{n+1} \quad \text{und} \quad \text{Var}(U_{(i)}) = \frac{\mathbb{E}(U_{(i)})(1 - \mathbb{E}(U_{(i)}))}{n+2} \leq \frac{1}{4(n+2)}.$$

Für großes n ist also $U_{(i)} \approx i/(n+1)$ und $X_{(i)} \approx \mu + \sigma\Phi^{-1}(i/(n+1))$. Daher sollten die Punkte

$$\left(\Phi^{-1}\left(\frac{i}{n+1}\right), X_{(i)} \right)$$

in etwa auf einer Geraden mit y-Achsenabschnitt μ und Steigung σ liegen. Die Menge dieser Punkte,

$$\left\{ \left(\Phi^{-1}\left(\frac{i}{n+1}\right), X_{(i)} \right) : i = 1, 2, \ldots, n \right\},$$

ist der *Normalverteilungsplot der Stichprobe* $\mathbf{X}$. Manche Autoren empfehlen

$$\Phi^{-1}\left(\frac{i - 1/3}{n + 1/3}\right)$$

anstelle von $\Phi^{-1}(i/(n+1))$. Man kann auch X_i durch den sogenannten *Z-score* $(X_i - \bar{X})/S(\mathbf{X})$ ersetzen. Auf diese Weise erhält man einen Normalverteilungsplot, der gegenüber affinen Transformationen der Daten invariant ist. Um in spezifischen Fällen ein Gefühl für das typische Aussehen eines Normalverteilungsplots zu bekommen, kann man zu dem gegebenen Stichprobenumfang n mehrere Stichproben aus einer Standardnormalverteilung simulieren und die entsprechenden Normalverteilungsplots mit demjenigen für X vergleichen.

Beispiel (3.2, Forts.)
Abbildung 6.3 zeigt den Normalverteilungsplot für die Michelson-Daten. Man erkennt gewisse Rundungsfehler, aber dennoch liegen die Punkte in etwa auf einer Geraden.

Beispiel (3.1, Forts.)
Wie schon gesagt, sollte man im Zweifelsfalle den Normalverteilungsplot eines Datenvektors $\mathbf{X} \in \mathbb{R}^n$ mit Normalverteilungsplots von simulierten Datenvektoren mit n unabhängigen und standardnormalverteilten Komponenten vergleichen. Abbildung 6.4 zeigt den Normalverteilungsplot der SIDS-Daten ($n = 48$) sowie

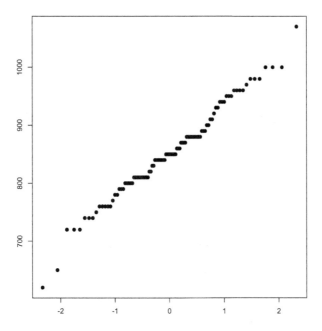

Abbildung 6.3: Normalverteilungsplot für Beispiel 3.2.

die Normalverteilungsplots von 3 simulierten Datenvektoren aus $\mathbb{R}^{48}$. Der Leser sollte vor dem Weiterlesen versuchen, den Plot für die Orginaldaten zu finden.

Die vertikale Achse wurde bewusst nicht beschriftet, so dass man sich nur auf die Form der Normalverteilungsplots konzentriert. Das Original befindet sich rechts oben. Wenn man genau hinschaut, erkennt man auch hier das Original anhand von Rundungsfehlern. Dennoch erscheint hier die Normalitätsannahme recht plausibel.

Q-Q-Plots. Was passiert mit dem Normalverteilungsplot, wenn man den Stichprobenumfang n beliebig groß werden lässt? Seien F und F^{-1} die Verteilungs- und Quantilfunktion der Verteilung P. Für $n \to \infty$ nähert sich der Normalverteilungsplot der Menge

$$\left\{ \left(\Phi^{-1}(u), F^{-1}(u) \right) : u \in \,]0,1[\right\}$$

an. Dies ist der sogenannte *Q-Q-Plot von* $\mathcal{N}(0,1)$ *versus P*. Diese Tatsache kann man damit begründen, dass $\mathbf{X}$ genauso verteilt ist wie $(F^{-1}(U_i))_{i=1}^{n}$, wobei $U_1, U_2, \ldots, U_n$ unabhängige, auf $[0,1]$ uniform verteilte Zufallsvariablen sind.

Um diesen Grenzübergang zu illustrieren zeigen wir in Abbildung 6.5 den Normalverteilungsplot für simulierte Daten mit Verteilung $P = \chi_7^2$ und Stichprobenumfänge $n = 20, 40, 100, 500$. Ein Ausschnitt des entsprechenden Q-Q-Plots von $\mathcal{N}(0,1)$ versus χ_7^2 wird in Abbildung 6.6 gezeigt.

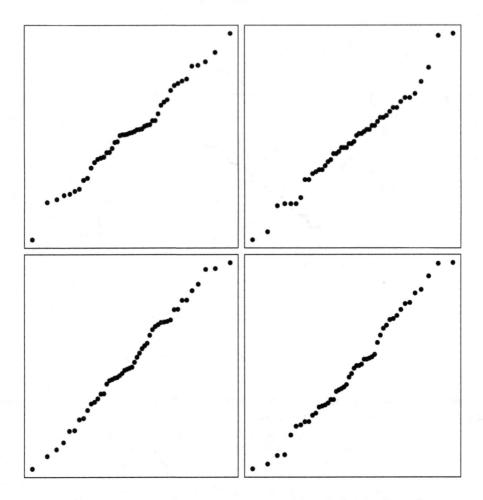

Abbildung 6.4: Normalverteilungsplot der SIDS-Daten, versteckt unter drei simulierten Datensätzen.

6.4 Übungsaufgaben

Aufgabe 6.1
Berechnen Sie für den Datensatz 'SIDS weight.txt' (Geburtsgewichte von SIDS-Kindern in Gramm) ein zweiseitiges 95%–Konfidenzintervall für den Mittelwert μ unter der Voraussetzung, dass die Werte X_i unabhängig und nach $\mathcal{N}(\mu, 800^2)$ verteilt sind. (Der Wert 800 ist die Standardabweichung der Geburtsgewichte aller Neugeborenen.)

Aufgabe 6.2 (Chiquadrat- und Gamma-Verteilungen)
(a) Sei Z eine standardnormalverteilte Zufallsvariable. Zeigen Sie, dass

$$\mathbb{P}\{Z^2/2 \le r\} = \frac{1}{\sqrt{\pi}} \int_0^r y^{-1/2} e^{-y} \, dy$$

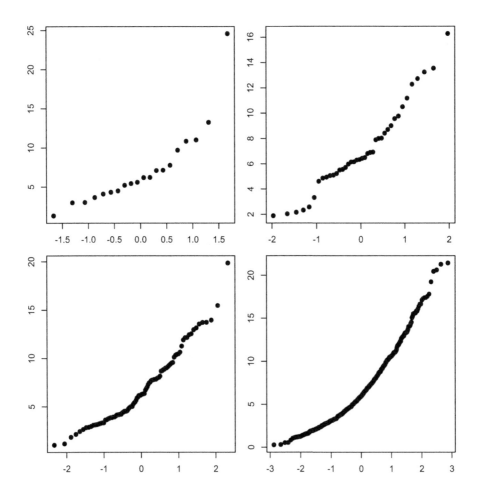

Abbildung 6.5: Normalverteilungsplots von Stichproben aus χ_7^2 für $n = 20$ (links oben), $n = 40$ (rechts oben), $n = 100$ (links unten) und $n = 500$ (rechts unten).

für $r > 0$. Folglich ist $Z^2/2$ Gamma-verteilt mit Parameter $1/2$, und $\Gamma(1/2) = \sqrt{\pi}$; siehe Aufgabe 3.10.

(b) Seien $Z_1, Z_2, \ldots, Z_k$ stochastisch unabhängige, standardnormalverteilte Zufallsvariablen. Zeigen Sie mithilfe von Teil (a) und Aufgabe 3.10, dass

$$\mathbb{P}\left\{\sum_{i=1}^{k} Z_i^2 \le r\right\} = \frac{1}{\Gamma(k/2)} \int_0^{r/2} y^{k/2-1} e^{-y} \, dy.$$

Bestimmen Sie nun einen präzisen Ausdruck für die Dichtefunktion der Chiquadrat-Verteilung mit k Freiheitsgraden, indem Sie die rechte Seite nach r ableiten.

Aufgabe 6.3 (Dichten der Student–Verteilungen)
Die Student-Verteilung t_k beschreibt die Verteilung von $(2Y/k)^{-1/2}Z$ mit unabhängigen Zufallsvariablen $Z \sim \mathcal{N}(0,1)$ und $Y \sim \mathrm{Gamma}(k/2)$. Dabei bezeichnet $\mathrm{Gamma}(k/2)$ die Verteilung mit Dichtefunktion

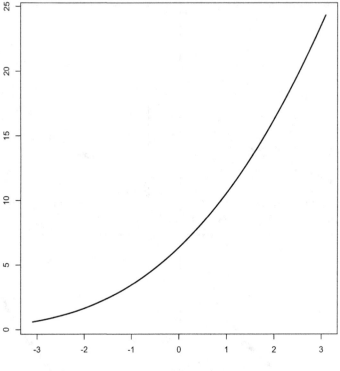

Abbildung 6.6: Q-Q-Plot von $\mathcal{N}(0,1)$ versus χ_7^2.

$y \mapsto \Gamma(k/2)^{-1}y^{k/2-1}e^{-y}$ auf $]0,\infty[$; siehe Aufgabe 3.10. Für die Verteilungsfunktion F_k von t_k ergibt sich daraus die Formel

$$
\begin{aligned}
F_k(r) &= \mathbb{P}\{(2Y/k)^{-1/2}Z \le r\} = \mathbb{P}\{Z \le (2Y/k)^{1/2}r\} \\
&= \Gamma(k/2)^{-1}\int_0^\infty \mathbb{P}\{Z \le (2y/k)^{1/2}r\}y^{k/2-1}e^{-y}\,dy \\
&= \Gamma(k/2)^{-1}\int_0^\infty \Phi((2y/k)^{1/2}r)y^{k/2-1}e^{-y}\,dy.
\end{aligned}
$$

Differenzieren Sie nun die linke und rechte Seite der vorangehenden Gleichung nach r (wobei man hier Integration und Differentiation vertauschen darf), um die Dichtefunktion f_k von t_k zu ermitteln.

Aufgabe 6.4
Berechnen Sie für den Datensatz 'Wax.txt' (Aufgabe 2.3) ein zweiseitiges 95%–Konfidenzintervall für den Mittelwert μ, unter der Annahme normalverteilter Daten. Berechnen Sie ferner ein zweiseitiges 95%–Konfidenzintervall für die Standardabweichung σ. Halten Sie hier die Normalitätsannahme für plausibel?

Aufgabe 6.5
Zeigen Sie, dass die Chiquadratverteilung mit k Freiheitsgraden Mittelwert k und Varianz $2k$ hat. (Hinweis: Aufgabe 3.7.) Stellen Sie die Dichten von χ_k^2 und $\mathcal{N}(k,2k)$ graphisch dar für $k = 5, 20, 50$.

Aufgabe 6.6

Das Intervall $[\bar{X} \pm 1.96\,\sigma n^{-1/2}]$ ist ein Konfidenzbereich mit Konfidenzniveau 0.95 für den Mittelwert μ im Falle von unabhängigen, nach $\mathcal{N}(\mu,\sigma^2)$ verteilten Daten. Bei unbekannter Standardabweichung σ verwenden viele Praktiker das Intervall

$$\left[\bar{X} \pm 2S(\mathbf{X})n^{-1/2}\right].$$

Für welche Werte von n enthält dieses Intervall den Wert μ mit Wahrscheinlichkeit mindestens 0.95?

Hinweis: Verwenden Sie die Tatsache, dass $t_{k;\gamma}$ als Funktion von k monoton fallend ist, wenn $1/2 < \gamma < 1$.

Aufgabe 6.7

Zeigen Sie, dass für die Gaußsche Fehlerfunktion Φ folgende Ungleichung gilt:

$$1 - \Phi(r) \ \leq \ \frac{\exp(-r^2/2)}{2+r} \quad \text{für alle } r \geq 0.$$

Bestimmen Sie die maximale Abweichung beider Seiten.

Aufgabe 6.8

Wie könnte man die Annahme, dass die Komponenten von $\mathbf{X}$ *exponentialverteilt* sind, graphisch überprüfen? Die Annahme bedeutet, dass

$$\mathbb{P}\{X_i \geq r\} \ = \ \exp(-r/\lambda) \quad \text{für } r \geq 0$$

mit einem unbekanntem Parameter $\lambda > 0$.

Hinweis: Ist U uniform verteilt auf $[0,1]$, dann ist $-\lambda \log(1 - U)$ exponentialverteilt mit Parameter λ. Gehen Sie nun genauso wie im Falle der Normalverteilungsplots vor.

Probieren Sie Ihre Methode an simulierten Daten oder dem Datensatz 'CoalMine.txt' aus. Letzterer enthält in der Variable 'interval' die Zeitspannen (in Tagen) zwischen aufeinanderfolgenden Grubenunglücken in England. Ein sehr einfaches Modell führt zu unabhängigen, exponentialverteilten Zeitspannen (gerundet).

7 Dichteschätzung

In diesem Kapitel betrachten wir unabhängige, identisch verteilte Zufallsvariablen $X_1, X_2, \ldots, X_n$ mit Wertebereich $\mathbb{R}$ und Verteilung P, die durch eine unbekannte Dichtefunktion f beschrieben wird. Diese Dichtefunktion möchten wir mit Hilfe der Daten schätzen, also zu jedem $x \in \mathbb{R}$ einen Schätzwert $\widehat{f}(x) = \widehat{f}(x, \mathbf{X})$ für $f(x)$ berechnen.

Die Qualität eines Dichteschätzers an der Stelle x quantifizieren wir durch die Wurzel aus dem mittleren quadratischen Fehler (**r**oot **m**ean **s**quared **e**rror)

$$\mathrm{RMSE}(x) \ := \ \sqrt{\mathbb{E}\left(\left(\widehat{f}(x) - f(x)\right)^2\right)}.$$

Aus der bekannten Formel $\mathbb{E}(Y^2) = \mathbb{E}(Y)^2 + \mathrm{Var}(Y)$ folgt, dass

$$\mathrm{RMSE}(x) \ = \ \sqrt{\mathrm{Bias}(x)^2 + \mathrm{SD}(x)^2}$$

mit

$$
\begin{aligned}
\mathrm{Bias}(x) \ &:= \ \mathbb{E}(\widehat{f}(x)) - f(x) && (\text{Bias/Verzerrung von } \widehat{f}(x)), \\
\mathrm{SD}(x) \ &:= \ \sqrt{\mathrm{Var}(\widehat{f}(x))} && (\text{Standardabweichung von } \widehat{f}(x)).
\end{aligned}
$$

Die empirische Verteilung $\widehat{P}$ ist ein *unverzerrter* Schätzer von P in dem Sinne, dass $\mathbb{E}(\widehat{P}(B)) = P(B)$ für beliebige Mengen B. Für die Dichtefunktion f gibt es definitiv keinen unverzerrten Schätzer, sondern man muss versuchen, die beiden Fehlerquellen Bias^2 und SD^2 zu balancieren. Typischerweise verursacht eine Verringerung des Bias eine Zunahme der Standardabweichung, und umgekehrt.

7.1 Die Präzision von Histogrammdichten

Für einen festen Offset $a \in \mathbb{R}$ und eine Intervalllänge $h > 0$ betrachten wir die Intervalle

$$I_{a,h,z} \ := \ ]a + zh - h, a + zh] \quad (z \in \mathbf{Z})$$

und definieren

$$\widehat{f}(x) = \widehat{f}_{a,h}(x) \ := \ \frac{\widehat{P}(I_{a,h,z})}{h} \quad \text{für } x \in I_{a,h,z}.$$

Über die exakte Verteilung von $T_i(\mathbf{X})$ unter H_o kann man nicht allzuviel sagen. Ein möglicher Ausweg aus diesem Dilemma ist die Durchführung von Monte-Carlo-Tests, wie am Ende dieses Kapitels beschrieben. Alternativ kann man mit Approximationen, die für große Werte von n zuverlässig sind, arbeiten.

J. von Neumanns Test auf Zeitabhängigkeit. Angenommen, man führt in regelmäßigen Zeitabständen eine Messung durch und erhält Messwerte $X_1, X_2, \ldots, X_n$. Bisweilen fragt man sich, ob die erhobenen Daten zeitabhängig sind. Dabei könnte man entweder an einen Trend oder an periodisches Verhalten denken. Möglicherweise sind die Beträge von Differenzen zweier benachbarter Werte X_i, X_{i+1} tendenziell kleiner als die Beträge beliebiger Differenzen $X_j - X_i$.

Nullhypothese H_o. Die Variablen $X_1, X_2, \ldots, X_n$ seien stochastisch unabhängig mit Verteilung $\mathcal{N}(\mu, \sigma^2)$ bei unbekannten Parametern μ und $\sigma > 0$.

Eine Alternativhypothese H_A. Die Variablen $X_1, X_2, \ldots, X_n$ seien identisch verteilt aber *nicht* stochastisch unabhängig.

Teststatistik. Die hier betrachtete Alternativhypothese umfasst eine Vielzahl von möglichen Verteilungen von $\mathbf{X}$. Wir achten aber primär auf Paare zweier aufeinanderfolgender Beobachtungen. Die Summe $\sum_{i=1}^{n-1}(X_{i+1} - X_i)^2$ quantifiziert deren Unterschiede. Ihr Erwartungswert unter H_o ist gleich $2(n-1)\sigma^2$. Um eine geeignete Teststatistik zu erhalten, standardisieren wir noch mit der Stichprobenvarianz $S(\mathbf{X})^2$ und definieren:

$$T(\mathbf{X}) := \frac{\sum_{i=1}^{n-1}(X_{i+1} - X_i)^2}{2(n-1)S(\mathbf{X})^2} = \frac{1}{2(n-1)}\sum_{i=1}^{n-1}(\widehat{Z}_{i+1} - \widehat{Z}_i)^2$$

mit den Z-Scores $\widehat{Z}_i = (X_i - \bar{X})/S(\mathbf{X})$. Wie schon gesagt wurde, hängt die Verteilung von $T(\mathbf{X})$ unter H_o nicht von den Parametern μ und σ ab. Desweiteren kann man zeigen, dass die Testgröße $\sqrt{n-1}(T(\mathbf{X}) - 1)$ unter H_o und für große Stichprobenumfänge n approximativ standardnormalverteilt ist; siehe auch Aufgabe 8.5. Dies ergibt approximative P-Werte

$$\widetilde{\pi}_\ell(\mathbf{X}) := \Phi\big(\sqrt{n-1}(T(\mathbf{X}) - 1)\big) \quad \text{und} \quad \widetilde{\pi}_r(\mathbf{X}) := 1 - \Phi\big(\sqrt{n-1}(T(\mathbf{X}) - 1)\big)$$

sowie $\widetilde{\pi}_z(\mathbf{X}) = 2\Phi\big(-\sqrt{n-1}|T(\mathbf{X}) - 1|\big)$.

Beispiel 8.3
Abbildung 8.4 zeigt für drei simulierte Datenvektoren $\mathbf{X} \in \mathbb{R}^{50}$ jeweils die Paare (i, X_i).

Für den ersten Datenvektor (oben) ist $T(\mathbf{X}) = 1.157$ und $\sqrt{n-1}(T(\mathbf{X}) - 1) = 1.099$. Als zweiseitiger Monte-Carlo-P-Wert ergab sich $\widehat{\pi}_z(\mathbf{X}) = 0.256$ (in 4999 Simulationen), während der approximative zweiseitige P-Wert gleich $\widetilde{\pi}_z(\mathbf{X}) = 2\Phi(-1.099) = 0.272$ ist. Tatsächlich war in dieser Simulation die Nullhypothese erfüllt.

Der zweite Datenvektor (links unten) ergibt $T(\mathbf{X}) = 1.366$ und $\sqrt{n-1}(T(\mathbf{X}) - 1) = 2.563$. Entsprechende P-Werte sind $\widehat{\pi}_z(\mathbf{X}) = 0.004$ und $\widetilde{\pi}_z(\mathbf{X}) = 0.010$. Dies zeigt, dass die Unterschiede zweier aufeinanderfolgender Werte signifikant größer sind als die Gesamtstreuung der n Einzelwerte.

Für diesen Dichteschätzer ist

$$\text{Bias}(x) = \frac{P(I_{a,h,z})}{h} - f(x) = \frac{1}{h} \int_{a+hz-h}^{a+hz} f(y)\,dy - f(x)$$

$$= \frac{1}{h} \int_{a+hz-h}^{a+hz} (f(y) - f(x))\,dy,$$

$$\text{SD}(x)^2 = \frac{\text{Var}(\widehat{P}(I_{a,h,z}))}{h^2} = \frac{P(I_{a,h,z})(1 - P(I_{a,h,z}))}{nh^2}$$

$$= \frac{\mathbb{E}(\widehat{f}(x))\big(1 - h\,\mathbb{E}(\widehat{f}(x))\big)}{nh}.$$

In der Regel ist $\text{Bias}(x)^2$ umso kleiner und $\text{SD}(x)^2$ umso größer, je kleiner die Bandweite h ist.

Beispiel 7.1
Die Abbildungen 7.1 und 7.2 illustrieren den zuletzt beschriebenen Sachverhalt. Dabei betrachten wir jeweils zwei simulierte Datensätze mit $n = 500$ Beobachtungen. Jede Abbildung zeigt für Offset $a = 0$ und eine bestimmte Intervalllänge $h > 0$ auf der linken Seite die entsprechenden Histogramme der beiden Stichproben. Die zugrundeliegende Dichtefunktion f wird durch eine graue Linie angedeutet. Auf der rechten Seite sieht man oben den entsprechenden Erwartungswert, $x \mapsto \mathbb{E}(\widehat{f}(x))$. Rechts unten werden $x \mapsto \text{SD}(x)$ (hellere Teilfläche, Treppenfunktion) sowie $x \mapsto \text{RMSE}(x)$ (Gesamtfläche) dargestellt.

Man sieht deutlich, dass für große Intervalllängen h der Fehler $\text{RMSE}(x)$ in erster Linie durch den systematischen Fehler $\text{Bias}(x)$ verursacht wird. Hingegen kommt er bei kleinen Werten von h vor allem durch die Standardabweichung $\text{SD}(x)$ zustande.

Theoretische Analyse. Der folgende Satz liefert explizite Ungleichungen für $\text{Bias}(x)$, $\text{SD}(x)$ und $\text{RMSE}(x)$ unter gewissen Regularitätsannahmen an f.

Satz 7.1
Sei $\widehat{f}$ die Histogrammdichtefunktion $\widehat{f}_{a,h}$. Angenommen, f ist differenzierbar mit $f \le M_0$ und $|f'| \le M_1$. Dann ist

$$\text{Bias}(x)^2 \le \frac{M_1^2 h^2}{4} \quad \text{und} \quad \text{SD}(x)^2 \le \frac{M_0}{nh}.$$

Im Falle von $h = Cn^{-1/3}$ für eine Konstante $C > 0$ ist insbesondere

$$\text{RMSE}(x) \le \widetilde{C} n^{-1/3}$$

mit $\widetilde{C} := \sqrt{M_1^2 C^2/4 + M_0/C}$.

Für den Schätzfehler $\widehat{f}(x) - f(x)$ ergibt sich also bei geeigneter Intervalllänge h die Größenordnung $O_p(n^{-1/3})$, und unter den genannten Bedingungen kann man tatsächlich nicht mehr erwarten. Grob gesagt bedeutet dies, dass man den Stichprobenumfang n verachtfachen muss, um den Schätzfehler zu halbieren. Für eine Verringerung des Fehlers um den Faktor 10 benötigt man gar $1000n$ anstelle von n Beobachtungen.

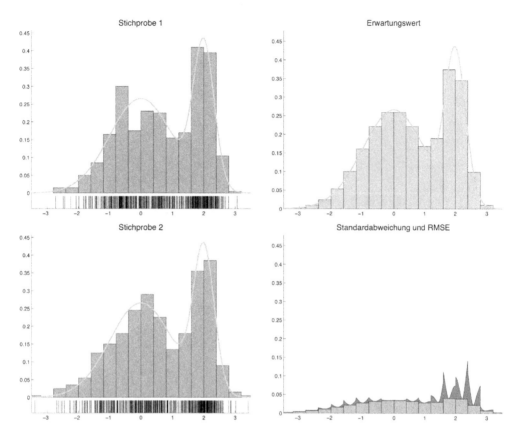

Abbildung 7.1: Zwei Histogramme $\widehat{f}$, $\mathbb{E}(\widehat{f})$, SD und RMSE für $h = 0.4$.

Beweis (Satz 7.1)

Nach dem Mittelwertsatz der Differentialrechnung ist $|f(y) - f(x)| \leq M_1 |x - y|$ für beliebige $x, y \in \mathbb{R}$. Folglich ist

$$\begin{aligned}
|\text{Bias}(x)| &\leq& \frac{1}{h} \int_{a+hz-h}^{a+hz} |f(y) - f(x)| \, dy \\
&\leq& \frac{M_1}{h} \int_{a+hz-h}^{a+hz} |y - x| \, dy \\
&\leq& \frac{M_1}{h} \int_0^h s \, ds \\
&=& \frac{M_1 h}{2}.
\end{aligned}$$

Ferner ist $\mathbb{E}(\widehat{f}(x)) = h^{-1} \int_{a+hz-h}^{a+hz} f(y) \, dy \leq M_0$, also

$$\text{SD}(x)^2 \leq \frac{\mathbb{E}(\widehat{f}(x))}{nh} \leq \frac{M_0}{nh}.$$

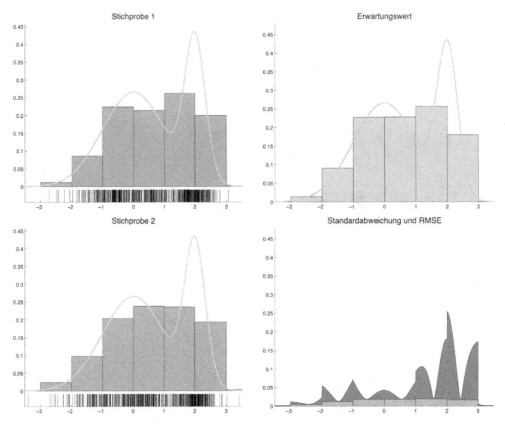

Abbildung 7.2: Zwei Histogramme $\widehat{f}$, $\mathbb{E}(\widehat{f})$, SD und RMSE für $h = 1.0$.

Die Ungleichung für RMSE(x) im Falle von $h = Cn^{-1/3}$ ergibt sich einfach durch Einsetzen dieser Schranken.   □

7.2 Von Histogrammen zu Kernschätzern

Nun leiten wir eine andere Klasse von Dichteschätzern her.

Überlegung 1.   Betrachtet man Beispiele für die Funktion $x \mapsto \text{RMSE}(x)$ im Falle des Histogrammschätzers $\widehat{f} = \widehat{f}_{a,h}$, so fällt auf, dass sie oft an den *Rändern* der Intervalle $I_{a,h,z}$ besonders große Werte annimmt. Möchte man also an einer bestimmten Stelle x den Wert $f(x)$ mithilfe eines Histogramms schätzen, so sollte man dafür sorgen, dass x der *Mittelpunkt* eines entsprechenden Intervalls ist. Diese Überlegung führt zu dem Schätzer

$$\widehat{f}_h(x) \; := \; \widehat{f}_{x-h/2,h}(x).$$

Dies kann man auch wie folgt schreiben:

$$
\begin{aligned}
\widehat{f_h}(x) &= \frac{1}{n}\sum_{i=1}^{n}\frac{1}{h}1\left\{x-\frac{h}{2}<X_i\leq x+\frac{h}{2}\right\}\\
&= \frac{1}{n}\sum_{i=1}^{n}\frac{1}{h}1\left\{-\frac{1}{2}\leq\frac{x-X_i}{h}<\frac{1}{2}\right\}\\
&= \frac{1}{n}\sum_{i=1}^{n}\frac{1}{h}R\left(\frac{x-X_i}{h}\right),
\end{aligned}
$$

wobei

$$
R(y) := 1\{-1/2\leq y<1/2\}.
$$

Daher handelt es sich bei $\widehat{f_h}$ um einen Kerndichteschätzer im Sinne der folgenden Definition.

Definition (Kerndichteschätzer)

Sei $K:\mathbb{R}\to[0,\infty[$ eine Wahrscheinlichkeitsdichtefunktion. Der *Kerndichteschätzer (kernel density estimator) mit Kernfunktion K und Bandweite $h>0$* ist definiert als die Funktion $\widehat{f_h}=\widehat{f_h}(\cdot,\mathbf{X})$ mit

$$
\widehat{f_h}(x)=\widehat{f_h}(x,\mathbf{X}) := \frac{1}{n}\sum_{i=1}^{n}K_h(x-X_i).
$$

Dabei ist K_h eine reskalierte Version der Kernfunktion K, nämlich

$$
K_h(y) := \frac{1}{h}K\left(\frac{y}{h}\right).
$$

Überlegung 2. Bei der Verwendung von Histogrammfunktionen $\widehat{f}_{a,h}$ stellt sich das Problem, geeignete Parameter $a\in\mathbb{R}$ und $h>0$ zu wählen. Wie sollte man bei fester Bandweite h den Offset-Parameter a wählen? In der Tat können unterschiedliche Werte von a zu sehr unterschiedlichen Histogrammfunktionen führen. Ein naheliegender Vorschlag ist, über alle möglichen Werte von a zu mitteln. Also betrachten wir

$$
\widehat{f_h}(x) := \frac{1}{h}\int_{b-h}^{b}\widehat{f}_{a,h}(x)\,da
$$

für eine beliebige reelle Zahl b. Wegen $\widehat{f}_{a\pm h,h}=\widehat{f}_{a,h}$ hat die Auswahl von b keinen Einfluss auf diese Definition. Nun kann man zeigen, dass diese Funktion $\widehat{f_h}$ identisch ist mit dem Kerndichteschätzer basierend auf dem Dreieckskern Δ mit Bandweite h. Diese Tatsache ist Gegenstand von Aufgabe 7.1.

Eigenschaften und Beispiele. Mit K sind auch K_h und $\widehat{f_h}$ für beliebige Bandweiten $h>0$ Wahrscheinlichkeitsdichten. Im Falle einer stetigen Kernfunktion K ist auch $\widehat{f_h}$ eine stetige Funktion. Hier drei Beispiele für die Kernfunktion $K\geq0$:

Rechteckskern R mit

$$
R(y) := 1\{-1/2\leq y<1/2\}.
$$

Dreieckskern Δ mit

$$\Delta(y) := \max(1 - |y|, 0).$$

Gaußkern ϕ mit

$$\phi(y) := \frac{1}{\sqrt{2\pi}} \exp\left(-\frac{y^2}{2}\right).$$

Die Kernschätzer $\widehat{f}_h$ mit dem Gaußkern ϕ haben auch eine physikalische Interpretation: Man stelle sich die reelle Achse als eine unendlich lange und dünne Stange aus wärmeleitfähigem Material vor. Zum Zeitpunkt Null wird jeder Punkt X_i auf eine bestimmte Temperatur aufgeheizt, während die Umgebung vollkommen kalt ist. Nun überlässt man das System sich selbst. Misst man die absolute Temperatur und die Zeit in geeigneten Einheiten, dann gibt $\widehat{f}_h(x)$ die Temperatur an der Stelle x zum Zeitpunkt h an.

7.3 Die Präzision von Kernschätzern

Wie schon im Falle der Histogrammschätzer sind auch hier $\text{Bias}(x)^2$ tendenziell umso kleiner und $\text{SD}(x)^2$ umso größer je kleiner die Bandweite h ist. Da die Zufallsvariablen $X_1, X_2, \ldots, X_n$ identisch verteilt sind, ist $\widehat{f}_h(x)$ das arithmetische Mittel der unabhängigen, identisch verteilten Zufallsvariablen $K_h(x - X_i)$, $1 \le i \le n$. Dies impliziert, dass

$$
\begin{aligned}
\mathbb{E}\,\widehat{f}_h(x) &= \mathbb{E}\,K_h(x - X_1) \\
&= \int_{-\infty}^{\infty} \frac{1}{h} K\left(\frac{x-z}{h}\right) f(z)\, dz \\
&= \int_{-\infty}^{\infty} K(s) f(x - hs)\, ds. \tag{7.1}
\end{aligned}
$$

Dabei verwendeten wir die Transformation $s = s(z) = (x - z)/h$ mit $ds = -dz/h$ und $z = x - hs$. Für den Bias von $\widehat{f} = \widehat{f}_h$ ergibt sich daraus die Formel

$$\text{Bias}(x) = \int_{-\infty}^{\infty} K(s)\big(f(x - hs) - f(x)\big)\, ds. \tag{7.2}$$

Ferner ist

$$
\begin{aligned}
\text{SD}(x)^2 &= \frac{1}{n} \text{Var}\big(K_h(x - X_1)\big) \\
&= \frac{1}{n}\left(\mathbb{E}\big(K_h(x - X_1)^2\big) - \big(\mathbb{E}\,\widehat{f}_h(x)\big)^2 \right) \\
&= \frac{1}{n}\left(\int_{-\infty}^{\infty} K_h(x - z)^2 f(z)\, dz - \big(\mathbb{E}\,\widehat{f}_h(x)\big)^2 \right) \\
&= \frac{1}{n}\left(\int_{-\infty}^{\infty} \frac{1}{h^2} K\left(\frac{x-z}{h}\right)^2 f(z)\, dz - \big(\mathbb{E}\,\widehat{f}_h(x)\big)^2 \right) \\
&= \frac{1}{nh}\left(\int_{-\infty}^{\infty} K(s)^2 f(x - hs)\, ds - h\big(\mathbb{E}\,\widehat{f}_h(x)\big)^2 \right). \tag{7.3}
\end{aligned}
$$

Ausgehend von diesen Formeln kann man nun diverse Ungleichungen und Approximationen für Bias und Standardabweichung von Kernschätzern angeben. Zunächst betrachten wir die Standardabweichung von $\widehat{f}_h(x)$, dann den entsprechenden Bias:

Satz 7.2
Sei $\widehat{f}$ der Kerndichteschätzer $\widehat{f}_h$ mit Kernfunktion K und Bandweite $h > 0$, wobei

$$C_{\mathrm{SD}} := \int_{-\infty}^{\infty} K(y)^2 \, dy < \infty.$$

Die Dichtefunktion f sei stetig und nach oben beschränkt durch eine Konstante M_0. Dann ist

$$\mathrm{SD}(x)^2 \leq \frac{C_{\mathrm{SD}}M_0}{nh} \quad \text{und} \quad \mathrm{SD}(x)^2 = \frac{C_{\mathrm{SD}}f(x) + r(x,h)}{nh},$$

wobei $\lim_{h \downarrow 0} r(x,h) = 0$.

Satz 7.3
Unter den Voraussetzungen von Satz 7.2 sei

$$\int_{-\infty}^{\infty} yK(y) \, dy = 0 \quad \text{und} \quad C_{\mathrm{B}} := 2^{-1} \int_{-\infty}^{\infty} y^2 K(y) \, dy < \infty.$$

Ferner sei die Dichtefunktion f zweimal stetig differenzierbar mit $|f''| \leq M_2$. Dann ist

$$|\mathrm{Bias}(x)| \leq C_{\mathrm{B}}M_2 h^2 \quad \text{und} \quad \mathrm{Bias}(x) = (C_{\mathrm{B}}f''(x) + r(x,h))h^2,$$

wobei $\lim_{h \downarrow 0} r(x,h) = 0$.

Man kann nun Satz 7.2 und 7.3 kombinieren, um den mittleren quadratischen Fehler von $\widehat{f}_h$ abzuschätzen:

Korollar 7.4
Unter den Voraussetzungen von Satz 7.2 und 7.3 sei die Bandweite h gleich $Cn^{-1/5}$ mit einer Konstante $C > 0$. Dann ist

$$\mathrm{RMSE}(x) \leq \widetilde{C}n^{-2/5},$$

wobei $\widetilde{C} := \sqrt{C_{\mathrm{B}}^2 M_2^2 C^4 + C_{\mathrm{SD}}M_0/C}$. $\qquad\square$

Wir erhalten also im Falle einer hinreichend glatten Dichtefunktion f einen Schätzer mit Konvergenzrate $O_{\mathrm{p}}(n^{-2/5})$, was deutlich besser ist als $O_{\mathrm{p}}(n^{-1/3})$.

Beispiel 7.2
Zur Illustration der vorangehenden Überlegungen und zum Vergleich mit den Histogrammschätzern betrachten wir erneut zwei simulierte Datensätze mit jeweils $n = 500$ Beobachtungen. Die Abbildungen 7.3 und 7.4 zeigen jeweils für eine bestimmte Bandweite $h > 0$ folgende Funktionen:
Auf der linken Seite sieht man die Kernschätzer der beiden Stichproben mit Dreieckskern Δ. Auf der rechten Seite sieht man oben den entsprechenden Erwartungswert, $x \mapsto \mathbb{E}(\widehat{f}(x))$. Rechts unten werden $x \mapsto \mathrm{SD}(x)$ (hellere Teilfläche) sowie $x \mapsto \mathrm{RMSE}(x)$ (Gesamtfläche) gezeichnet.

Auch hier zeigt sich, dass der Fehler $\mathrm{RMSE}(x)$ für große Bandweiten h in erster Linie durch den systematischen Fehler $\mathrm{Bias}(x)$ verursacht wird, bei kleinen Werten von h vor allem durch die Standardabweichung

SD(x) zustandekommt. Bemerkenswert ist, dass auch im Falle von $h = 1$ die Schätzer noch korrekt andeuten, dass die zugrundeliegende Dichtefunktion f zwei lokale Maxima hat. Bei Histogrammen mit dieser Intervalllänge wird diese Struktur nicht mehr entdeckt.

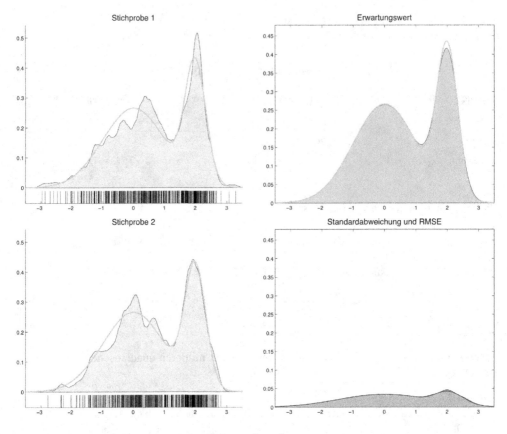

Abbildung 7.3: Zwei Kernschätzer $\widehat{f}$, $\mathbb{E}(\widehat{f})$, SD und RMSE für $h = 0.4$.

Beweis (Satz 7.2)

Offensichtlich ist die rechte Seite der Gleichung (7.3) nicht größer als

$$\frac{1}{nh} \int_{-\infty}^{\infty} K(s)^2 f(x - hs)\, ds \;\leq\; \frac{M_0 C_{\text{SD}}}{nh}$$

und nach (7.1) nicht kleiner als

$$\frac{1}{nh} \left(\int_{-\infty}^{\infty} K(s)^2 f(x - hs)\, ds - h M_0^2 \right).$$

Ferner ist

$$\lim_{h \downarrow 0} \int_{-\infty}^{\infty} K(s)^2 f(x - hs)\, ds \;=\; C_{\text{SD}} f(x)$$

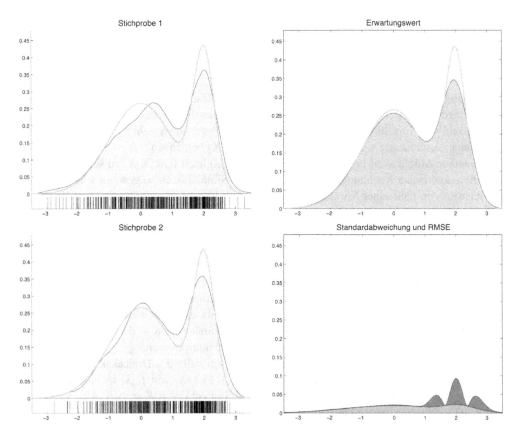

Abbildung 7.4: Zwei Kernschätzer $\widehat{f}$, $\mathbb{E}(\widehat{f})$, SD und RMSE für $h = 1.0$.

nach dem Satz von der majorisierten Konvergenz. Denn der Integrand ist beschränkt durch $K(s)^2 M_0$, und $\lim_{h \downarrow 0} f(x - hs) = f(x)$ für beliebige $s \in \mathbb{R}$. □

Beweis (Satz 7.3)

Den Integranden in der Formel (7.2) für Bias(x) kann man nach der Taylorformel schreiben als

$$f(x - hs) - f(x) = -f'(x)hs + \frac{f''(\xi)}{2} h^2 s^2$$

mit einer geeigneten Zwischenstelle $\xi = \xi(x, hy)$ im Intervall $[x \pm hs]$. Folglich ist

$$\text{Bias}(x) = -f'(x)h \int_{-\infty}^{\infty} K(s)s \, ds + \frac{h^2}{2} \int_{-\infty}^{\infty} K(s)s^2 f''(\xi(x, hs)) \, ds$$

$$= \frac{h^2}{2} \int_{-\infty}^{\infty} K(s)s^2 f''(\xi(x, hs)) \, ds.$$

Insbesondere ist

$$|\text{Bias}(x)| \leq \frac{h^2}{2} \int_{-\infty}^{\infty} K(s)s^2 M_2 \, ds = C_B M_2 h^2,$$

und aus dem Satz von der majorisierten Konvergenz folgt, dass

$$\lim_{h\downarrow 0}\int_{-\infty}^{\infty}K(s)s^2f''(\xi(x,hs))\,ds \,=\, 2C_Bf''(x).$$ □

Anmerkung. Ein Haken an all den vorangegangenen Resultaten ist, dass man in konkreten Anwendungen bei festem n nicht genau weiß, wie man die Bandweite h wählen sollte. Es gibt eine Vielzahl von Vorschlägen für eine datenabhängige Wahl von $h = h(\mathbf{X})$. Desweiteren kann man h sogar ortsabhängig wählen, also $\widehat{f}(x) = \widehat{f}_{h(x,\mathbf{X})}(x,\mathbf{X})$ berechnen.

Eine andere Möglichkeit besteht darin, die Bandweite gleich $\text{IQR}(\mathbf{X})h_n$ zu setzen, wobei h_n mit Hilfe numerischer Rechnungen oder Monte-Carlo-Simulationen so gewählt wird, dass man beispielsweise im Falle einer Normalverteilungsdichte f besonders gute Resultate erhält.

Da jedoch alle diese Vorschläge auf nicht verifizierbaren Annahmen an f beruhen, sollte man die Kernschätzer eher als Werkzeug zur Visualisierung von Daten betrachten und verschiedene Bandweiten einsetzen, um einen Eindruck von der Verteilung der Datenpunkte zu bekommen.

Berechnung/Darstellung von Kernschätzern. Die explizite Berechnung von $\widehat{f}_h$ an einer einzelnen Stelle x ist recht einfach. Schwieriger wird es, wenn man die ganze Funktion $\widehat{f}_h$ berechnen beziehungsweise graphisch darstellen möchte. Hierfür gibt es je nach Kernfunktion K unterschiedliche Optionen. Zum Beispiel ist $\widehat{f}_h$ im Falle des Gaußkernes $K = \phi$ eine glatte Funktion. Man kann sie also an einigen Stützstellen ausrechnen und interpolieren.

Nun beschreiben wir eine spezielle Methode, um $\widehat{f}_h$ im Falle des Dreieckskerns Δ exakt zu berechnen und darzustellen. Jeder Summand $\Delta((x-X_i)/h)/(nh)$ von $\widehat{f}_h(x)$ ist eine stetige und stückweise lineare Funktion von x mit Ecken an den Stellen $X_i - h, X_i, X_i + h$. Also ist $\widehat{f}_h$ eine stetige und stückweise lineare Funktion, deren Eckenmenge in

$$\{X_i - h, X_i, X_i + h : 1 \le i \le n\}$$

enthalten ist. Bezeichnen wir mit $y_1 < y_2 < \ldots < y_m$ die $m \le 3n$ verschiedenen Punkte der letzteren Menge, dann ist $\widehat{f}_h = 0$ auf $]-\infty, y_1] \cup [y_m, \infty[$, und es genügt, $\widehat{f}_h(y_j)$ für $1 < j < m$ zu berechnen. Andere Werte erhält man durch lineare Interpolation.

Für die Berechnung von $(\widehat{f}_h(y_j))_{j=1}^m$ beschreiben wir nun ein Verfahren, welches auf der Ableitung von $\widehat{f}_h$ beruht und bei gegebenem $(y_j)_{j=1}^m$ und $(X_{(i)})_{i=1}^n$ nur $O(n)$ Schritte benötigt. Die linksseitige Ableitung von $\widehat{f}_h$ an der Stelle x ist

$$\begin{aligned}
\lim_{x\uparrow y}\frac{\widehat{f}_h(y) - \widehat{f}_h(x)}{y - x} &= \frac{1}{n}\sum_{i=1}^n \lim_{x\uparrow y}\frac{\Delta_h((y-X_i)/h) - \Delta_h((x-X_i)/h)}{(y-x)h}\\
&= \frac{1}{n}\sum_{i=1}^n \frac{1}{h^2}\Big(1\{X_i - h < y \le X_i\} - 1\{X_i < y \le X_i + h\}\Big)\\
&= \frac{1}{nh^2}\sum_{i=1}^n \Big(1\{X_i - h < y\} - 2\cdot1\{X_i < y\} + 1\{X_i + h < y\}\Big)\\
&= \frac{1}{nh^2}D(y)
\end{aligned}$$

mit

$$D(y) := \#\{i : X_{(i)} - h < y\} - 2\#\{i : X_{(i)} < y\} + \#\{i : X_{(i)} + h < y\}.$$

Also ist

$$\widehat{f}_h(y_1) = 0,$$

$$\widehat{f}_h(y_j) = \widehat{f}_h(y_{j-1}) + (y_j - y_{j-1})\frac{D(y_j)}{nh^2} \quad \text{für } j = 2, 3, \dots, m.$$

Bei gegebenem $(D(y_j))_{j=2}^{m}$ kann man also $(\widehat{f}_h(y_j))_{j=1}^{m}$ in $O(n)$ Schritten berechnen.

Die Vektoren $\widetilde{\mathbf{X}} := (X_{(i)})_{i=1}^{n}$ der Ordnungsstatistiken und $\mathbf{y} := (y_j)_{j=2}^{m}$ kann man in $O(n \log n)$ Schritten anlegen. Ausgehend hiervon kann man $\mathbf{D} := (D(y_j))_{j=2}^{m}$ in $O(n)$ Schritten berechnen. Denn mit $X_{(0)} := -\infty$ und $X_{(n+1)} := \infty$ ist

$$D(y_j) = \ell_{j,1} - 2\ell_{j,2} + \ell_{j,3}$$

mit

$$\ell_{j,1} := \max\Big\{i \in \{0, 1, \dots, n+1\} : X_i + h < y_j\Big\},$$

$$\ell_{j,2} := \max\Big\{i \in \{0, 1, \dots, n+1\} : X_i < y_j\Big\},$$

$$\ell_{j,3} := \max\Big\{i \in \{0, 1, \dots, n+1\} : X_i - h < y_j\Big\}.$$

Tabelle 7.1 enthält entsprechenden Pseudocode. In den WHILE–Anweisungen darf man auf keinen Fall die Bedingung "$X_{(\ell+1)} \pm h < y_j$" durch "$X_{\ell+1} < y_j \mp h$" ersetzen! Denn y_j selbst kann gleich $X_{(\ell+1)} \pm h$ sein, doch Rundungsfehler können dazu führen, dass die Computerapproximation für $(X_{(\ell+1)} \pm h) \mp h$ von $X_{(\ell+1)}$ verschieden ist.

Die hier beschriebene Methode zur Berechnung/Darstellung von $\widehat{f}_h$ in $O(n)$ Schritten kann man auf beliebige Kernfunktionen K ausweiten, welche stetig und stückweise linear sind.

7.4 Übungsaufgaben

Aufgabe 7.1
Sei $\widehat{f}_{a,h}$ der Histogramm-Dichteschätzer mit Offset a und Intervalllänge $h > 0$. Um von den willkürlich wählbaren Parametern a und h wenigstens den erstgenannten loszuwerden, kann man über seine Werte mitteln: Wir definieren also

$$\widehat{f}_h(x) := \frac{1}{h}\int_b^{b+h} \widehat{f}_{a,h}(x)\, da$$

für eine beliebige Zahl $b \in \mathbb{R}$. Wegen $\widehat{f}_{a \pm h, h} = \widehat{f}_{a,h}$ spielt der genaue Wert von b keine Rolle.

Zeigen Sie, dass dieser Schätzer $\widehat{f}_h$ ein Kerndichteschätzer mit dem Dreieckskern $\Delta(y) := \max(1 - |y|, 0)$ ist.

Aufgabe 7.2
Implementieren Sie in einer Programmiersprache Ihrer Wahl den Kerndichteschätzer mit Gaußkern ϕ. Eingabeparameter sollten die Stichprobe $\mathbf{X}$ und die Bandbreite $h > 0$ sein. Verfeinern Sie dann Ihr Programm dahingehend, dass man für einen ganzen Vektor $\mathbf{h}$ von Bandweiten die entsprechenden Kerndichteschätzer gleichzeitig sieht.

```
Algorithmus D ← AbleitungKDS(X̃, h, y)
ℓ₁ ← 0
for j ← 2 TO m do
        while X_(ℓ₁+1) + h < y_j do
                ℓ₁ ← ℓ₁ + 1
        end
        ℓ₂ ← ℓ₁
        while X_(ℓ₂+1) < y_j do
                ℓ₂ ← ℓ₂ + 1
        end
        ℓ₃ ← ℓ₂
        while X_(ℓ₃+1) − h < y_j do
                ℓ₃ ← ℓ₃ + 1
        end
        D_h(y_j) ← ℓ₁ + ℓ₃ − 2ℓ₂
end.
```

Tabelle 7.1: Berechnung des Kerndichteschätzers mit Dreieckskern.

Aufgabe 7.3

Der Datensatz 'SIDS age.txt' enthält das Alter von 78 Kindern mit SIDS. Zeichnen Sie für diesen Datensatz den Box-Whisker-Plot und die empirische Verteilungsfunktion. Bestimmen Sie ein 95%–Konfidenzintervall für den Median der zugrundeliegenden Altersverteilung. Berechnen und zeichnen Sie Kernschätzer für die Dichte dieser Verteilung mit unterschiedlichen Bandweiten und einer Kernfunktion Ihrer Wahl.

8 Statistische Tests

8.1 Statistische Überlegungen zu Beispiel 1.2

Anhand von Beispiel 1.2 illustrieren wir nun ein wichtiges statistisches Verfahren, nämlich *Fishers exakten Test*, und erläutern relevante Grundbegriffe des Testens. Die zugrundeliegenden allgemeinen Konzepte und Beweise werden dann in späteren Abschnitten präsentiert.

Zur Erinnerung: 48 angehende Manager sollten anhand einer fiktiven Personalakte entscheiden, ob die betreffende Person befördert wird oder nicht. Von den 48 Managern beurteilten 24 einen Herrn und 24 eine Dame; diese Gruppeneinteilung war rein zufällig. Von den Herren wurden 21 und von den Damen 14 befördert.

Anders als in Kapitel 5 betrachten wir die 48 Manager *nicht* als Stichprobe aus einer großen Grundgesamtheit. Vielmehr möchten wir entscheiden, ob Mitglieder dieser speziellen Personengruppe voreingenommen sind.

Die Nullhypothese. Wir gehen von dem in Kapitel 1 beschriebenen Argument 2 aus. In der Sprache der Statistik beschreibt dieses Argument eine sogenannte Nullhypothese:

Die 48 Manager urteilten objektiv; 35 von ihnen würden die Kandidatin oder den Kandidaten befördern, und 13 würden sie oder ihn nicht befördern. Die Unterschiede zwischen den Gruppen entstanden rein zufällig.

Die Anzahlen 35 bzw. 13 kennt man erst nach Durchführung und Auswertung des Experiments. Doch unter der Nullhypothese standen sie schon vorher fest.

Angenommen, diese Nullhypothese trifft zu. Dann würde das Experiment eine Vierfeldertafel der folgenden Form liefern:

	$+$	$-$	
Gruppe 1	T	$24 - T$	24
Gruppe 2	$35 - T$	$T - 11$	24
	35	13	48

mit der zufälligen Anzahl T von Beförderungen in Gruppe 1. Die Frage ist, ob der beobachtete Wert von T "verdächtig groß" ist. Genauso gut könnte man beispielsweise darauf achten, ob die Zahl der Beförderungen in Gruppe 2 "verdächtig klein" ist. Unter obiger Nullhypothese legt ein Eintrag der Vierfeldertafel die drei übrigen Einträge bereits fest. Entscheidend ist, dass die Zufallsvariable T unter der Nullhypothese der *hypergeometrischen Verteilung* Hyp$(48, 35, 24)$ folgt, das heißt,

$$\mathbb{P}\{T = k\} = \binom{35}{k}\binom{13}{24-k} \bigg/ \binom{48}{24} = \binom{24}{k}\binom{24}{35-k} \bigg/ \binom{48}{35}$$

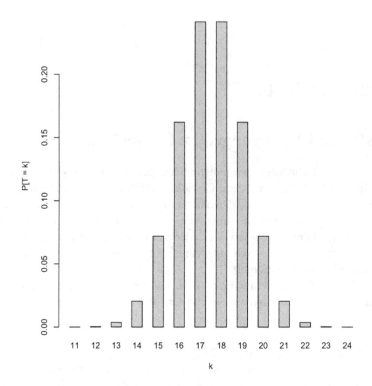

Abbildung 8.1: Die Verteilung von T unter der Nullhypothese für Beispiel 1.2.

für $k = 11, 12, \ldots, 24$. Abbildung 8.1 zeigt ein Stabdiagramm dieser Wahrscheinlichkeiten.

Bevor wir irgendeinen Schluss ziehen, einigen wir uns auf eine bestimmte Schranke für das Risiko, den 48 Managern Unrecht zu tun. Das würde heißen, wir lehnen die Nullhypothese ab, obwohl sie zutrifft. Angenommen, die Wahrscheinlichkeit eines solchen Irrtums soll nicht größer sein als $\alpha = 5\%$. Diese von uns gewählte Schranke α nennt man auch das *Signifikanzniveau*.

Nun werten wir die Daten aus: Beobachtet wurde $T_{\text{obs.}} = 21$. Unter der Nullhypothese wäre die Wahrscheinlichkeit, diesen oder einen noch größeren Wert von T zu erhalten, gleich

$$\mathbb{P}\{T \geq 21\} \ = \ 1 - \mathbb{P}\{T \leq 20\} \ = \ 1 - \text{Hyp}\,\text{cdf}_{48,35,24}(20) \ \approx \ 0.025.$$

Dabei bezeichnen wir allgemein mit $\text{Hyp}\,\text{cdf}_{n,z,s}$ die Verteilungsfunktion von $\text{Hyp}(n,z,s)$. Diese Wahrscheinlichkeit $\mathbb{P}\{T \geq 21\} \approx 0.025$, ein sogenannter *P-Wert*, ist kleiner oder gleich α. Deshalb behaupten wir mit einer Sicherheit von $1 - \alpha = 95\%$, dass die Nullhypothese falsch ist.

Alternativhypothesen. Bisher betrachteten wir nur die Nullhypothese, die wir im obigen Beispiel mit einer Sicherheit von 95% ablehnten. Eine naheliegende Frage ist, wie groß die Chancen sind, mit dem gerade beschriebenen Verfahren die Nullhypothese abzulehnen, wenn sie tatsächlich verletzt ist.

Man kann sich viele Arten von Abweichungen von der Nullhypothese vorstellen. Denkbar wäre zum Beispiel, dass es drei Typen von Managern gibt: Solche, die objektiv befördern würden (Typ $+$), solche die objektiv nicht befördern würden (Typ $-$), und solche die einen Kandidaten befördern würden, eine Kandidatin hingegen nicht (Typ $+/-$). Wenn alle drei Typen unter den 48 Managern vertreten sind, ist T nicht mehr hypergeometrisch verteilt. Vielmehr hätte die Vierfeldertafel die Form

		$+$	$-$	
Gruppe 1		T_1	$24 - T_1$	24
Gruppe 2		T_2	$24 - T_2$	24
		$T_1 + T_2$	$48 - T_1 - T_2$	48

mit Zufallsvariablen T_1 und T_2, deren Summe ebenfalls zufällig ist. Die Güte des Tests, d.h. die Wahrscheinlichkeit, die Nullhypothese abzulehnen, hängt von den Anzahlen n_+, n_- und $n_{+/-}$ der besagten Typen ab und kann nur numerisch berechnet werden.

8.2 Hypothesen und (Fehl-) Schlüsse

In vielen Anwendungen möchte man aufgrund von Daten $D \in \mathscr{D}$ einen bestimmten "Effekt" nachweisen, beispielsweise den Erfolg oder Misserfolg einer neuen medizinischen Behandlung. Man spricht auch von einer *Arbeitshypothese*. Oftmals kann man diese Arbeitshypothese nur indirekt nachweisen. Zu diesem Zweck formuliert man eine *Nullhypothese H_o*: Man betrachtet die Daten D als Zufallsvariable mit Werten in $\mathscr{D}$ und beschreibt mögliche Wahrscheinlichkeitsverteilungen hierfür unter der Annahme, dass es den besagten Effekt *nicht* gibt. Nun muss man anhand der Daten entscheiden, ob man die Nullhypothese ablehnt (und damit an der Arbeitshypothese festhält) oder nicht. Eine solche Entscheidungsregel nennt man einen *statistischen Test*.

Mitunter hat man auch für den Fall, dass der besagte Effekt vorhanden ist, explizite statistische Modelle für die Daten D. Man spricht dann auch von *Alternativhypothesen*. In solchen Situationen bietet es sich oft an, nicht nur einen statistischen Test durchzuführen, sondern den Effekt mithilfe von Konfidenzschranken genauer zu quantifizieren.

Bei der Durchführung eines statistischen Tests riskiert man immer einen der folgenden zwei Fehler:

Fehler der ersten Art: Man lehnt die Nullhypothese ab, obwohl sie zutrifft.

Fehler der zweiten Art: Man lehnt die Nullhypothese nicht ab, obwohl sie falsch ist.

Üblicherweise legt man eine obere Schranke $\alpha \in {]0,1[}$ für die Wahrscheinlichkeit eines Fehlers der ersten Art fest. Diese Schranke ist das sogenannte *Signifikanzniveau*. Gängige Werte für α sind 0.05 und 0.01. Gesucht ist ein statistischer Test derart, dass

$$\mathbb{P}\{H_o \text{ wird verworfen}\} \leq \alpha \quad \text{unter } H_o. \tag{8.1}$$

In einer einzelnen Anwendung kann man nicht sagen, ob und welchen Fehler man begangen hat. Wenn man aber in sehr vielen (unabhängigen) Situationen einen Test mit Signifikanzniveau α anwendet, so begeht man in höchstens 100α Prozent aller Fälle einen Fehler der ersten Art.

Wie konstruiert man nun einen solchen Test? In der Regel wählt man zunächst eine *Teststatistik* $T : \mathscr{D} \to \mathbb{R}$. Bei Vorhandensein des besagten Effektes sollte der Wert $T(D)$ tendenziell höher oder tendenziell niedriger sein als unter der Nullhypothese. Die Teststatistik quantifiziert also den *augenscheinlichen* Effekt. Nun muss man entscheiden, ob der Wert $T(D)$ "verdächtig groß" bzw. "verdächtig klein" ist oder nicht.

8.3 Parametrische Tests

Der Begriff "parametrischer Test" wird zu Beginn des nächsten Abschnitts erklärt. Zunächst erklären wir abstrakt, was P-Werte sind, und betrachten dann eine Reihe von Beispielen.

P-Werte. Die Frage, ob der Wert $T(D)$ verdächtig groß oder verdächtig klein ist, lässt sich einfach beantworten, wenn die Testgröße unter der Nullhypothese eine bestimmte Verteilungsfunktion G_o hat. Das heißt, für beliebige $r \in \mathbb{R}$ gilt unter H_o:

$$\mathbb{P}\{T(D) \leq r\} = G_o(r) \quad \text{und} \quad \mathbb{P}\{T(D) < r\} = G_o(r-) := \lim_{s \uparrow r, s < r} G_o(s).$$

Dies setzen wir nun voraus.

Einseitige Tests (rechtsseitig). Angenommen, uns interessiert nur, ob der Wert $T(D)$ verdächtig groß ist. Dies quantifiziert man durch den *rechtsseitigen P-Wert*

$$\pi_r(D) := 1 - G_o(T(D)-).$$

Je größer der Wert von $T(D)$ ist, desto kleiner ist der P-Wert $\pi_r(D)$. Nun lehnt man die Nullhypothese H_o auf dem Niveau α ab, wenn $\pi_r(D) \leq \alpha$. Die Formulierung "auf dem Niveau α" bringt zum Ausdruck, dass Bedingung (8.1) erfüllt ist; siehe Lemma 8.1. Die Wahrscheinlichkeit eines Fehlers der ersten Art ist also nicht größer als α.

Einseitige Tests (linksseitig). Analog kann man einen Test angeben, der ausschließlich auf kleine Werte von $T(D)$ anspricht. Mit dem *linksseitigen P-Wert*

$$\pi_\ell(D) := G_o(T(D))$$

verwirft man die Nullhypothese H_o auf dem Niveau α, wenn $\pi_\ell(D) \leq \alpha$. Je kleiner der Wert $T(D)$ ist, desto kleiner ist auch der P-Wert $\pi_\ell(D)$.

Zweiseitige Tests. Möchte man einen Test, der sowohl auf kleine als auch auf große Werte von $T(D)$ reagiert, so kann man die beiden einseitigen P-Werte kombinieren. Mit

$$\pi_z(D) := 2\min\big(\pi_\ell(D), \pi_r(D)\big)$$

lehnt man dann die Nullhypothese auf dem Niveau α ab, falls $\pi_z(D) \leq \alpha$.

Graphische Darstellung von P-Werten.   Angenommen, die Verteilungsfunktion G_o ist durch eine Wahrscheinlichkeitsdichte g_o gegeben. Dann ist der rechtsseitige P-Wert $\pi_r(D)$ die Fläche zwischen der x–Achse und dem Graphen von g_o über der Halbgeraden $[T(D), \infty[$; siehe Abbildung 8.2 oben. Außerdem ist $\pi_r(D) = 1 - G_o(T(D))$ wegen der Stetigkeit von G_o. Der linksseitige P-Wert $\pi_\ell(D)$ ist die Fläche über der Halbgeraden $]-\infty, T(D)]$; siehe Abbildung 8.2 unten.

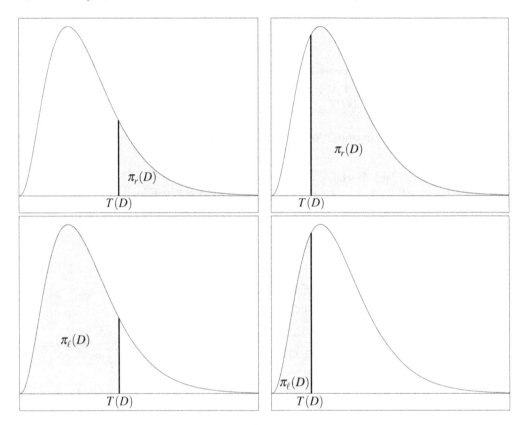

Abbildung 8.2: Rechtsseitige (oben) und linksseitige (unten) P-Werte.

Den zweiseitigen P-Wert kann man einfach veranschaulichen, wenn die Dichte g_o um Null symmetrisch ist. Dann sind nämlich die Flächen über den beiden Halbgeraden $[|T(D)|, \infty[$ und $]-\infty, -|T(D)|]$ identisch und gleich $\pi_z(D)/2$; siehe Abbildung 8.3. Mithilfe der Verteilungsfunktion G_o ist dann $\pi_z(D) = 2G_o(-|T(D)|)$.

Lemma 8.1 (P-Wert-Transformationen)
Sei T_o eine reellwertige Zufallsvariable mit Verteilungsfunktion G_o. Dann ist

$$\mathbb{P}\{G_o(T_o) \le \alpha\} \le \alpha \quad \text{und} \quad \mathbb{P}\{G_o(T_o-) \ge 1-\alpha\} \le \alpha$$

für beliebige $\alpha \in \,]0,1[$. Gleichheit gilt, falls G_o stetig ist.

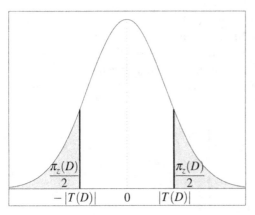 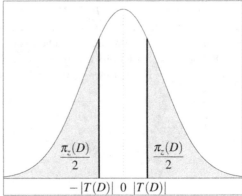

Abbildung 8.3: Zweiseitige P-Werte bei um Null symmetrischer Dichtefunktion g_o.

Korollar 8.2 (Validität der P-Werte)

Sei $\pi(\cdot)$ einer der drei P-Werte $\pi_\ell(\cdot)$, $\pi_r(\cdot)$ oder $\pi_z(\cdot)$. Für beliebige $\alpha \in \,]0,1[$ ist

$$\mathbb{P}\{\pi(D) \leq \alpha\} \leq \alpha \quad \text{unter } H_o.$$

Gleichheit gilt, falls G_o stetig ist.

Beweis (Lemma 8.1.)

Zunächst betrachten wir $G_o(T_o)$ und definieren den "kritischen Wert"

$$c_\alpha := \inf\{r \in \mathbb{R} : G_o(r) > \alpha\}.$$

Dieser Wert c_α hat die Eigenschaften, dass

$$G_o(r) \leq \alpha \text{ falls } r < c_\alpha, \quad G_o(c_\alpha) \geq \alpha, \quad G_o(r) > \alpha \text{ falls } r > c_\alpha.$$

Im Falle von $G_o(c_\alpha) > \alpha$ ist also

$$\mathbb{P}\{G_o(T_o) \leq \alpha\} = \mathbb{P}\{T_o < c_\alpha\} = G_o(c_\alpha-) \leq \alpha.$$

Im Falle von $G_o(c_\alpha) = \alpha$, was zum Beispiel bei Stetigkeit von G_o immer gilt, ist

$$\mathbb{P}\{G_o(T_o) \leq \alpha\} = \mathbb{P}\{T_o \leq c_\alpha\} = G_o(c_\alpha) = \alpha.$$

Analoge Argumente oder eine Symmetrieüberlegung ergeben die Behauptungen über $G_o(T_o-)$. $\qquad \square$

Beweis (Korollar 8.2)

Die Behauptungen über $\pi_\ell(D)$ und $\pi_r(D)$ ergeben sich direkt aus Lemma 8.1. Für den zweiseitigen P-Wert $\pi_z(D)$ folgt nun, dass

$$\begin{aligned}
\mathbb{P}\{\pi_z(D) \leq \alpha\} &= \mathbb{P}\{\pi_\ell(D) \leq \alpha/2 \text{ oder } \pi_r(D) \leq \alpha/2\} \\
&\leq \mathbb{P}\{\pi_\ell(D) \leq \alpha/2\} + \mathbb{P}\{\pi_r(D) \leq \alpha/2\} \\
&\leq \alpha \quad \text{unter } H_o.
\end{aligned}$$

Im Falle einer stetigen Verteilungsfunktion G_o ist stets $\pi_\ell(D) = 1 - \pi_r(D)$, und die zwei vorangehenden Ungleichungen sind Gleichungen. $\qquad \square$

Ein- oder zweiseitige Tests? Die Entscheidung, welchen dieser drei Tests man durchführt, darf nicht datenabhängig erfolgen! Vielmehr muss man *vor* der Berechnung eines P-Wertes überlegen, welche Variante sinnvoll ist. Mitunter hat man einen "begründeten Verdacht" über den vermuteten Effekt, welcher sich nicht auf die Daten D sondern andere Informationen stützt. Im Zweifelsfalle ist man mit dem zweiseitigen P-Wert $\pi_z(D)$ auf der sicheren Seite. Manche Softwarepakete liefern deshalb grundsätzlich den zweiseitigen P-Wert, und nur "Eingeweihte" wissen, wie man bei Bedarf zu einem einseitigen P-Wert kommt.

Eine Fehlinterpretation von P-Werten. Viele Anwender interpretieren einen P-Wert als "Wahrscheinlichkeit, dass die Nullhypothese zutrifft". Dies ist in unserem Kontext Unsinn, denn die Nullhypothese ist schlichtweg richtig oder falsch. Der P-Wert ist eine spezielle Kenngröße der Daten, mit deren Hilfe man die Nullhypothese auf einem beliebigen Niveau testen kann. Insbesondere impliziert ein P-Wert nahe an Eins *nicht*, dass die Nullhypothese besonders plausibel ist.

Z- und t-Tests. Sei $\mathbf{X} = (X_i)_{i=1}^{n}$ ein Beobachtungsvektor mit unabhängigen, identisch verteilten Komponenten $X_i \in \mathbb{R}$, wobei $\mathbb{E}(X_i) = \mu$ und $\mathrm{Var}(X_i) = \sigma^2 > 0$. Nun betrachten wir die Nullhypothese, dass μ einen bestimmten Wert μ_o hat.

Z-Tests. Unter der Nullhypothese H_o seien die Komponenten X_i normalverteilt mit Mittelwert μ_o und einer bestimmten Standardabweichung $\sigma_o > 0$.
   Eine mögliche Alternativhypothese ist, dass $\mu < \mu_o$. In diesem Fall könnte man als Teststatistik $\bar{X}$ oder die standardisierte Form

$$T(\mathbf{X}) := \frac{\bar{X} - \mu_o}{\sigma_o / \sqrt{n}}$$

verwenden und darauf achten, ob $T(\mathbf{X})$ verdächtig klein ist. Unter der Nullhypothese ist $T(\mathbf{X})$ standardnormalverteilt. Wir verwerfen also die Nullhypothese auf dem Niveau α, falls

$$\pi_\ell(\mathbf{X}) = \Phi(T(\mathbf{X}))$$

kleiner oder gleich α ist.

Beispiel 8.1
Ein Pharmaunternehmen behauptet, dass ein neues Schmerzmittel leichte Schmerzen unter Standardbedingungen für 3 Stunden mildert, mit einer Standardabweichung von einer Stunde. Um diese Aussage zu überprüfen, wurde das Medikament an 16 Personen unter identischen Bedingungen getestet. Die Arbeitshypothese war, dass die Firma übertreibt und die mittlere Milderungszeit weniger als drei Stunden beträgt. Aus den einzelnen Milderungszeiten X_i ergab sich ein Stichprobenmittelwert von $\bar{X} = 2.5$ (in Stunden).
   Nun testen wir die Nullhypothese, dass die Milderungszeiten X_i unabhängig und nach $\mathcal{N}(3,1)$ verteilt sind, auf dem Niveau $\alpha = 0.05$. Die Nullhypothese spiegelt also die Behauptung der Firma wider. Aufgrund unserer Arbeitshypothese achten wir auf verdächtig kleine Werte von $\bar{X}$ und verwenden den linksseitigen P-Wert $\pi_\ell(\mathbf{X})$. Mit $n = 16$ ergibt sich

$$T(\mathbf{X}) = -2 \quad \text{und} \quad \pi_\ell(\mathbf{X}) = \Phi(-2) \approx 0.023.$$

Also verwerfen wir die Nullhypothese auf dem Niveau von fünf Prozent. Mit anderen Worten, mit einer Sicherheit von 95 % behaupten wir, dass die tatsächliche mittlere Milderungszeit des Medikaments geringer als drei Stunden ist.

Wenn man den Verdacht, dass $\mu > \mu_o$, nachweisen will, sollte man den rechtsseitigen P-Wert $\pi_r(\mathbf{X}) = 1 - \Phi(T(\mathbf{X}))$ verwenden. Hat man keine Vermutung über das Vorzeichen von $\mu - \mu_o$ und ist an beliebigen Abweichungen interessiert, so sollte man den zweiseitigen P-Wert $\pi_z(\mathbf{X}) = 2\Phi(-|T(\mathbf{X})|)$ verwenden.

Student-Tests (t-Tests). Unter der Nullhypothese H_o seien die Komponenten X_i normalverteilt mit einem bestimmten Mittelwert μ_o und *unbekannter* Standardabweichung $\sigma > 0$. Letztere schätzen wir durch die Stichprobenstandardabweichung $S(\mathbf{X})$ und verwenden die Student-Teststatistik

$$T(\mathbf{X}) := \frac{\bar{X} - \mu_o}{S(\mathbf{X})/\sqrt{n}}.$$

Hier ist $G_o = \mathrm{tcdf}_{n-1}$, die Verteilungsfunktion von t_{n-1}; siehe Satz 6.1. Dies führt zu den P-Werten

$$\begin{aligned}
\pi_\ell(\mathbf{X}) &= \mathrm{tcdf}_{n-1}(T(\mathbf{X})), \\
\pi_r(\mathbf{X}) &= 1 - \mathrm{tcdf}_{n-1}(T(\mathbf{X})) = \mathrm{tcdf}_{n-1}(-T(\mathbf{X})), \\
\pi_z(\mathbf{X}) &= 2\,\mathrm{tcdf}_{n-1}\big(-|T(\mathbf{X})|\big)
\end{aligned}$$

mit der Verteilungsfunktion tcdf_{n-1} der Student-Verteilung t_{n-1}.

t-Tests für verbundene Stichproben. Seien $\mathbf{X}, \mathbf{Y} \in \mathbb{R}^n$ zwei Spalten einer Datenmatrix. Nun gehen wir der Frage nach, ob die $\mathbf{X}$–Werte tendenziell größer sind als die $\mathbf{Y}$–Werte.

Beispielsweise könnte X_i ein physiologischer Messwert vor und Y_i der analoge Wert nach einer bestimmten Behandlung bei der i–ten Versuchsperson sein. Ein zweites Beispiel für solche *verbundenen Stichproben* sind Studien, bei denen n Zwillingspaare untersucht werden, von denen jeweils eine Person raucht und die andere nicht. Schließlich gibt es Experimente, bei denen $2n$ Versuchspersonen in n Paare aufgeteilt werden, so dass zwei Personen eines Paares "möglichst ähnlich" sind in Bezug auf Kovariablen wie das Alter. Dann wird rein zufällig je eine Person des i-ten Paares Behandlung A und die andere Person Behandlung B unterzogen.

Nullhypothese H_o. Wir nehmen an, dass die n Differenzen $X_i - Y_i$ stochastisch unabhängig und nach $\mathcal{N}(0, \sigma^2)$ verteilt sind, wobei $\sigma > 0$ unbekannt ist.

Teststatistik und P-Wert. Den Unterschied zwischen den $\mathbf{X}$– und den $\mathbf{Y}$–Werten quantifizieren wir durch die t-Statistik

$$T(\mathbf{X}, \mathbf{Y}) := \frac{\sqrt{n}(\bar{X} - \bar{Y})}{S(\mathbf{X} - \mathbf{Y})}.$$

Unter H_o ist diese Testgröße student-verteilt mit $n-1$ Freiheitsgraden; siehe Satz 6.1. Dies führt beispielsweise zu dem rechtsseitigen P-Wert

$$\pi(\mathbf{X}, \mathbf{Y}) := 1 - \mathrm{tcdf}_{n-1}(T(\mathbf{X}, \mathbf{Y})) = \mathrm{tcdf}_{n-1}(-T(\mathbf{X}, \mathbf{Y})).$$

Wir wenden also einfach einen t-Test des vorigen Abschnitts auf den Differenzenvektor $\mathbf{X} - \mathbf{Y}$ an.

Beispiel 8.2 (Vorlesungen als Sedativum)
Der Datensatz 'MStatH1998.txt' enthält Daten von $n = 18$ Vorlesungsteilnehmenden, die zu Beginn und am Ende einer Vorlesung aufgefordert wurden, ihre Pulsfrequenz (in Schlägen/Minute) zu bestimmen. Für die i-te Person seien X_i und Y_i ihre Pulsfrequenzen zu Beginn bzw. am Ende der Vorlesung. Unsere Arbeitshypothese lautet, dass Vorlesungen "beruhigend" wirken, das heißt, dass die X–Werte tendenziell größer als die Y–Werte sind. Im konkreten Datenbeispiel ist

$$\bar{X} - \bar{Y} = 3.444, \quad S(\mathbf{X} - \mathbf{Y}) = 6.428 \quad \text{und} \quad T(\mathbf{X}, \mathbf{Y}) = 2.273,$$

also

$$\pi_\ell(\mathbf{X}, \mathbf{Y}) = \text{tcdf}_{17}(-2.273) = 0.018.$$

Daher verwerfen wir die Nullhypothese auf dem Niveau von fünf Prozent.

Tests auf Normalität. Am Ende von Kapitel 6 wurden die Normalverteilungsplots eingeführt, um die Normalitätsannnahme graphisch zu überprüfen. Man kann für diese Annahme auch statistische Tests angeben.

Nullhypothese H_o. Die Variablen $X_1, X_2, \ldots, X_n$ seien stochastisch unabhängig mit Verteilung $\mathcal{N}(\mu, \sigma^2)$ bei unbekannten Parametern μ und $\sigma > 0$.

Eine Alternativhypothese H_A. Die Variablen $X_1, X_2, \ldots, X_n$ seien stochastisch unabhängig und identisch verteilt, aber nicht normalverteilt.

Teststatistiken. Bei der Konstruktion von geeigneten Teststatistiken T muss man im Auge behalten, dass die Verteilung von $T(\mathbf{X})$ unter H_o nicht von μ oder σ abhängen sollte. Dies kann man erreichen, indem man ausschließlich mit den Z-Scores

$$\widehat{Z}_i := \frac{X_i - \bar{X}}{S(\mathbf{X})}$$

arbeitet. Denn die Verteilung von $(\widehat{Z}_i)_{i=1}^n$ unter H_o hängt nicht von den Parametern μ und σ ab. Ansonsten sind der Phantasie keine Grenzen gesetzt. Hier sind drei Teststatistiken, die in der Literatur vorgeschlagen wurden:

$$T_1(\mathbf{X}) := \frac{\sum_{i=1}^n (X_i - \bar{X})^3}{nS(\mathbf{X})^3} = \frac{1}{n}\sum_{i=1}^n \widehat{Z}_i^3,$$

$$T_2(\mathbf{X}) := \max_{i=1,2,\ldots,n} \left| \Phi(\widehat{Z}_{(i)}) - \frac{i}{n+1} \right|,$$

$$T_3(\mathbf{X}) := \sum_{i=1}^n \left(\widehat{Z}_{(i)} - \Phi\left(\frac{i}{n+1}\right) \right)^2.$$

Die Statistik T_1 reagiert im Wesentlichen auf Unsymmetrie in der Verteilung der Variablen X_i.

Für den dritten Datenvektor (rechts unten) ergibt sich $T(\mathbf{X}) = 0.626$ und $\sqrt{n-1}(T(\mathbf{X}) - 1) = -2.621$, was zu den P-Werten $\hat{\pi}_z(\mathbf{X}) = 0.006$ und $\tilde{\pi}_z(\mathbf{X}) = 0.009$ führt. Salopp gesprochen verläuft die Kurve $i \mapsto (i, X_i)$ "zu glatt".

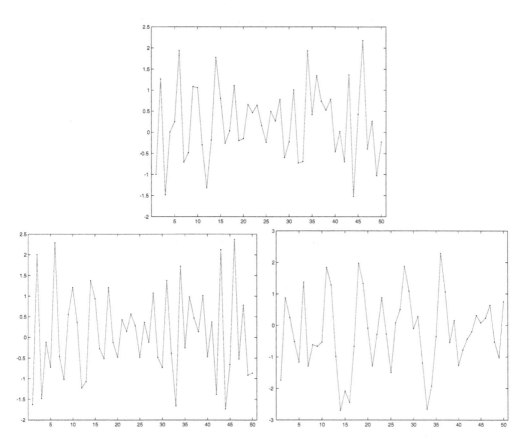

Abbildung 8.4: Beispiele zu von Neumanns Test.

8.4 Nichtparametrische Tests

Zunächst eine Erläuterung von Begriffen: Im vorangegangenen Abschnitt betrachteten wir Nullhypothesen, die man durch einen Parameter $\theta \in \mathbb{R}^d$ beschreiben kann. Man spricht deshalb von "parametrischen" Nullhypothesen und Tests. In unseren Beispielen war $\theta = (\mu, \sigma)$ oder $\theta = \sigma$, also die Parameterdimension d gleich Zwei oder Eins.

Ein berechtigter Einwand gegen die bisher betrachteten Tests ist, dass die jeweilige Nullhypothese sehr speziell ist. Im vorliegenden Abschnitt beschäftigen wir uns mit einer Klasse von Tests, die unter weitaus schwächeren Modellannahmen zuverlässig sind. Da sich die jeweilige Nullhypothese nicht mehr durch einen endlichdimensionalen Parameter beschreiben lässt, spricht man von "nichtparametrischen" Nullhypothesen.

Allgemeine Vorzeichentests für verbundene Stichproben.   Wir betrachten wieder zwei Datenvektoren $\mathbf{X}, \mathbf{Y} \in \mathbb{R}^n$, wobei eine natürliche Zuordnung zwischen den $\mathbf{X}$– und $\mathbf{Y}$–Werten besteht. Die Frage ist, ob es signifikante Unterschiede zwischen $\mathbf{X}$ und $\mathbf{Y}$ gibt.

Die in Abschnitt 8.3 getroffene Annahme, dass die Pulsdifferenzen in Beispiel 8.2 normalverteilt sind mit identischer Standardabweichung, ist ziemlich gewagt. Zum einen sind die Pulsmessungen ganzzahlig, zum anderen ist durchaus denkbar, dass die Standardabweichung der Pulsschwankungen von Person zu Person sehr unterschiedlich ist. Dies ist vor allem dann von Bedeutung, wenn man die n Personen nicht als Stichprobe aus einer großen Population betrachtet.

Nullhypothese H_o.   Der Differenzenvektor $\mathbf{Z} = (Z_i)_{i=1}^n := \mathbf{X} - \mathbf{Y}$ ist *(in Verteilung) vorzeichensymmetrisch*. Das heißt, für beliebige feste $\xi \in \{-1,1\}^n$ ist der Zufallsvektor

$$\xi \mathbf{Z} := (\xi_1 Z_1, \xi_2 Z_2, \ldots, \xi_n Z_n)^\top$$

genauso verteilt wie $\mathbf{Z}$. Grob gesagt, bedeutet dies: Anstelle des tatsächlich beobachteten Vektors $\mathbf{Z}$ hätte man mit der gleichen Wahrscheinlichkeit $\xi \mathbf{Z}$ beobachten können.

Hier ist noch eine äquivalente Formulierung dieser Nullhypothese: Sei $\mathbf{V} = (V_i)_{i=1}^n$ ein rein zufällig und unabhängig von $\mathbf{Z}$ gewählter Vorzeichenvektor aus $\{-1,1\}^n$. Unter H_o ist $\mathbf{Z}$ genauso verteilt wie $\mathbf{VZ}$ bzw. $(V_i |Z_i|)_{i=1}^n$.

Ein Spezialfall von H_o ist die Situation, dass die Zufallsvariablen Z_i unabhängig und identisch nach $\mathcal{N}(0, \sigma^2)$ verteilt sind. Andererseits ist H_o auch geeignet für die Analyse von Beispiel 8.2, wenn man die n Personen als fest vorgegeben betrachtet.

Beispiel (8.2, Forts.)
Bevor wir formale Tests einführen, illustrieren wir die Bedeutung von H_o anhand unseres Datenbeispiels. Abbildung 8.5 zeigt den Vektor $\mathbf{Z} = \mathbf{X} - \mathbf{Y}$ der Pulsdifferenzen, wobei die Komponenten von $\mathbf{Z}$ so angeordnet wurden, dass $|Z_1| \leq |Z_2| \leq \cdots \leq |Z_n|$. Zusätzlich zum Originalvektor $\mathbf{Z}$ wurde 19 mal rein zufällig ein Vorzeichenvektor $\mathbf{V} \in \{-1,1\}^n$ erzeugt und $\mathbf{VZ}$ dargestellt. Die Leserin oder der Leser sollte nun versuchen, den Originalvektor zu erkennen.

Das Original befindet sich in Zeile 3 und Spalte 3. Wer dies erkannt hat, kann jetzt mit einer Sicherheit von $19/20 = 95\%$ behaupten, die Nullhypothese sei falsch. Denn unter der Nullhypothese erkennt man das Original nur mit einer Wahrscheinlichkeit von $1/20 = 5\%$.

Um nun H_o zu testen, berechnen wir für eine gegebene Teststatistik T auf $\mathbb{R}^n$ einen der drei folgenden P-Werte:

$$\pi_\ell(\mathbf{Z}) := \#\{\xi \in \{-1,1\}^n : T(\xi \mathbf{Z}) \leq T(\mathbf{Z})\}/2^n = \mathbb{P}(T(\mathbf{VZ}) \leq T(\mathbf{Z}) \,|\, \mathbf{Z}),$$
$$\pi_r(\mathbf{Z}) := \#\{\xi \in \{-1,1\}^n : T(\xi \mathbf{Z}) \geq T(\mathbf{Z})\}/2^n = \mathbb{P}(T(\mathbf{VZ}) \geq T(\mathbf{Z}) \,|\, \mathbf{Z})$$

oder $\pi_z(\mathbf{Z}) = 2 \min(\pi_\ell(\mathbf{Z}), \pi_r(\mathbf{Z}))$. Dabei bezeichnet $\mathbb{P}(\cdot \,|\, \mathbf{Z})$ Wahrscheinlichkeiten, die nur bezüglich $\mathbf{V}$ berechnet werden; man betrachtet also $\mathbf{Z}$ vorübergehend als festen Vektor. Nun wird

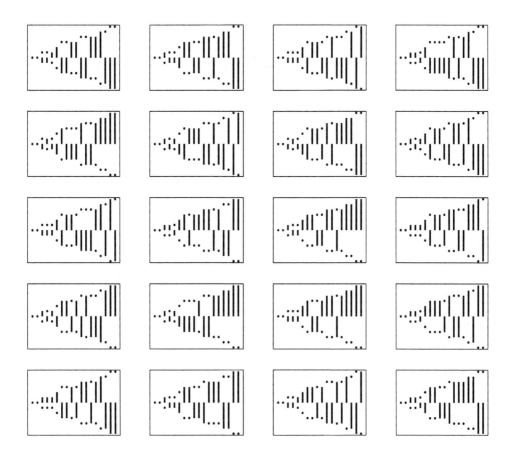

Abbildung 8.5: Illustration von H_o (Vorzeichensymmetrie) in Beispiel 8.2.

die Nullhypothese H_o auf dem Niveau α verworfen, wenn der vorab gewählte P-Wert kleiner oder gleich α ist. Dieser *(allgemeine) Vorzeichentest* hält das vorgegebene Niveau α ein:

Lemma 8.3
Sei $\pi(\mathbf{Z})$ einer der oben beschriebenen P-Werte. Unter der Nullhypothese der Vorzeichensymmetrie von $\mathbf{Z}$ gilt für beliebige $\alpha \in\,]0, 1[$:
$$\mathbb{P}\{\pi(\mathbf{Z}) \leq \alpha\} \leq \alpha.$$

Diese Tatsache ergibt sich aus einem allgemeinen Resultat am Ende dieses Abschnitts.

Nun betrachten wir spezifische Beispiele für T und die resultierenden Tests.

Einfacher Vorzeichentest. Im einfachsten Fall betrachtet man nur die Vorzeichen der Z_i und definiert
$$T(\mathbf{Z}) := \sum_{i=1}^{n} \text{sign}(Z_i).$$

Sei

$$N = N(\mathbf{Z}) := \#\{i : Z_i \neq 0\},$$

die Zahl der von Null verschiedenen Komponenten von $\mathbf{Z}$. Dann lässt sich die Vorzeichenstatistik $T(\mathbf{Z})$ auch schreiben als $2T_o(\mathbf{Z}) - N$, wobei

$$T_o(\mathbf{Z}) := \#\{i \leq n : Z_i > 0\}.$$

Da $N(\xi\mathbf{Z}) = N(\mathbf{Z})$ für alle $\xi \in \{-1,1\}^n$, ergeben sich die P-Werte

$$
\begin{aligned}
\pi_\ell(\mathbf{Z}) &= \mathbb{P}\big(T_o(\mathbf{V}\mathbf{Z}) \leq T_o(\mathbf{Z}) \,\big|\, \mathbf{Z}\big) = \mathrm{Bin\,cdf}_{N,1/2}(T_o(\mathbf{Z})), \\
\pi_r(\mathbf{Z}) &= \mathbb{P}\big(T_o(\mathbf{V}\mathbf{Z}) \leq T_o(\mathbf{Z}) \,\big|\, \mathbf{Z}\big) = 1 - \mathrm{Bin\,cdf}_{N,1/2}(T_o(\mathbf{Z}) - 1).
\end{aligned}
$$

Denn bei gegebenem Vektor $\mathbf{Z}$ ist $T_o(\mathbf{V}\mathbf{Z}) = \sum_{i=1}^n 1\{V_iZ_i > 0\}$ genauso verteilt wie die Zufallsvariable $\sum_{i=1}^N 1\{V_i > 0\} \sim \mathrm{Bin}(N, 1/2)$.

Vorzeichen-t-Test.   Mit $T(\mathbf{Z}) := \sum_{i=1}^n Z_i$ erhält man einen Test, der schwieriger zu berechnen ist als der einfache Vorzeichentest. Andererseits erkennt er Abweichungen von H_o im Wesentlichen genauso gut wie der entsprechende parametrische t-Test. Und das, obwohl die hier aufgestellte Nullhypothese wesentlich allgemeiner ist als die dem t-Test zugrundeliegende.

Wilcoxons Signed-Rank-Test.   Im Gegensatz zum einfachen Vorzeichentest berücksichtigt der Vorzeichen-t-Test vor allem Differenzen Z_i mit relativ großem Absolutbetrag. Ein Nachteil ist die aufwändigere Berechnung der P-Werte. Man kann die Sache etwas vereinfachen, indem man die Absolutbeträge $|Z_i|$ durch ihre *Ränge* ersetzt.

Für einen Vektor $\mathbf{x} = (x_i)_{i=1}^n \in \mathbb{R}^n$ mit paarweise verschiedenen Komponenten definiert man den Rang der Komponente x_j als die Zahl

$$\#\{i : x_i \leq x_j\}.$$

Die größte Komponente erhält dann den Rang n, die zweitgrößte den Rang $n-1$, und so weiter; die kleinste Komponente hat Rang Eins. Für einen beliebigen Vektor $\mathbf{x} \in \mathbb{R}^n$ wird der Rang der Komponente x_j definiert als

$$\#\{i : x_i < x_j\} + (1 + \#\{i : x_i = x_j\})/2.$$

Für Wilcoxons Signed-Rank-Test betrachtet man nur die $N = N(\mathbf{Z})$ von Null verschiedenen Komponenten von $\mathbf{Z}$ und definiert

$$R_i = R_i(\mathbf{Z}) := \#\{j : 0 < |Z_j| < |Z_i|\} + \big(1 + \#\{j : 0 < |Z_j| = |Z_i|\}\big)/2.$$

Wilcoxons Signed-Rank-Statistik ist dann definiert als

$$T(\mathbf{Z}) := \sum_{i=1}^n \mathrm{sign}(Z_i)R_i.$$

Sind die Werte $|Z_i|$ paarweise und von Null verschieden, so ist der Rangvektor $(R_1, R_2, \ldots, R_n)$ eine Permutation von $(1, 2, \ldots, n)$. Die einseitigen P-Werte lassen sich dann schreiben als

$$\pi_\ell(\mathbf{Z}) = \mathbb{P}\Big(\sum_{i=1}^n V_i i \le T(\mathbf{Z}) \,\Big|\, \mathbf{Z}\Big) \quad \text{und} \quad \pi_r(\mathbf{Z}) = \mathbb{P}\Big(\sum_{i=1}^n V_i i \ge T(\mathbf{Z}) \,\Big|\, \mathbf{Z}\Big).$$

Man hat also für jeden Stichprobenumfang n nur eine Referenzverteilung. Weitere Vorteile von Rangtransformationen werden in Kapitel 9 erläutert.

Nun zeigen wir, wie man für den allgemeinen Fall exakte P-Werte mithilfe eines Algorithmus mit Laufzeit $O(n^3)$ und Speicherbedarf $O(n^2)$ berechnen kann. Zu diesem Zweck betrachten wir $T_o(\mathbf{Z}) := \sum_{i=1}^n 1\{Z_i > 0\} 2R_i$ anstelle von $T(\mathbf{Z})$. Zwischen diesen Testgrößen besteht folgender Zusammenhang:

$$T(\mathbf{Z}) = T_o(\mathbf{Z}) - \sum_{i=1}^n R_i = T_o(\mathbf{Z}) - N(N+1)/2.$$

Der Wert $T_o(\mathbf{Z})$ liegt in der Menge $\{0, 1, 2, \ldots, N(N+1)\}$. Die Zufallsvariablen $S_i := 1\{V_i > 0\}$ sind stochastisch unabhängig mit $\mathbb{P}\{S_i = 1\} = \mathbb{P}\{S_i = 0\} = 1/2$. Mit den von Null verschiedenen und der Größe nach geordneten Komponenten $M_1 \le M_2 \le \cdots \le M_N$ von $(2R_i)_{i=1}^n$ kann man schreiben

$$\pi_\ell(\mathbf{Z}) = F_N(T_o(\mathbf{Z})) \quad \text{und} \quad \pi_r(\mathbf{Z}) = 1 - F_N(T_o(\mathbf{Z}) - 1),$$

wobei

$$F_j(x) := \mathbb{P}\Big(\sum_{i=1}^j S_i M_i \le x \,\Big|\, \mathbf{Z}\Big)$$

für $1 \le j \le N$. Nun ist aber

$$
\begin{aligned}
F_j(x) &= \mathbb{P}\Big(S_j = 0 \text{ und } \sum_{i=1}^{j-1} S_i M_i \le x \,\Big|\, \mathbf{Z}\Big) + \mathbb{P}\Big(S_j = 1 \text{ und } \sum_{i=1}^{j-1} S_i M_i + M_j \le x \,\Big|\, \mathbf{Z}\Big) \\
&= \big(F_{j-1}(x) + F_{j-1}(x - M_j)\big)/2,
\end{aligned}
$$

wobei $F_0(x) := 1\{x \ge 0\}$. Diese Induktionsformel kann man verwenden, um den Vektor $\mathbf{F} = (F_N(x))_{x=0}^{N(N+1)}$ als Funktion von N und $\mathbf{M} = (M_i)_{i=1}^N$ zu berechnen; siehe Tabelle 8.1.

Approximative P-Werte. Alle drei Beispiele für $T(\mathbf{Z})$ sind von der Form

$$T(\mathbf{Z}) = \sum_{i=1}^n \text{sign}(Z_i) B_i$$

mit einem Vektor $\mathbf{B} = (B_i)_{i=1}^n \in \mathbb{R}^n$, der nur von $(|Z_i|)_{i=1}^n$ abhängt. Konkret ist

$$
\begin{aligned}
B_i &= 1 && \text{für den einfachen Vorzeichen-Test,} \\
B_i &= |Z_i| && \text{für den Vorzeichen-t-Test,} \\
B_i &= R_i && \text{für den Wilcoxon-Signed-Rank-Test.}
\end{aligned}
$$

```
Algorithmus F ← WilcoxonSRCDF(N, M):
F ← (1)_{x=0}^{N(N+1)}
m ← 0
for j ← 1 to N do
        m ← m + M_j
        for x ← M_j to m do
                F(x) ← (F(x) + F(x − M_j))/2
        end
        for x ← 0 to M_j − 1 do
                F(x) ← F(x)/2
        end
end.
```

Tabelle 8.1: Berechnung der Verteilungsfunktion F für Wilcoxons Signed-Rank-Test.

Also kann man schreiben

$$\pi_\ell(\mathbf{Z}) \;=\; \mathbb{P}\Big(\sum_{i=1}^{n} V_i B_i \leq T(\mathbf{Z})\,\Big|\,\mathbf{Z}\Big) \quad\text{und}\quad \pi_r(\mathbf{Z}) \;=\; \mathbb{P}\Big(\sum_{i=1}^{n} V_i B_i \geq T(\mathbf{Z})\,\Big|\,\mathbf{Z}\Big)$$

mit dem von $\mathbf{Z}$ unabhängigen, rein zufälligen Vorzeichenvektor $\mathbf{V} \in \{-1, 1\}^n$. Nun ist zu beachten, dass

$$\mathbb{E}\Big(\sum_{i=1}^{n} V_i B_i\,\Big|\,\mathbf{Z}\Big) \;=\; 0 \quad\text{und}\quad \operatorname{Var}\Big(\sum_{i=1}^{n} V_i B_i\,\Big|\,\mathbf{Z}\Big) \;=\; \sum_{i=1}^{n} B_i^2 \;=\; \|\mathbf{B}\|^2$$

mit der Euklidischen Norm $\|\mathbf{B}\|$ von $\mathbf{B}$. Also gibt die Z-Statistik

$$\widetilde{T}(\mathbf{Z}) \;:=\; \frac{T(\mathbf{Z})}{\|\mathbf{B}\|}$$

einen ersten Anhaltspunkt dafür, ob $T(\mathbf{Z})$ verdächtig groß oder klein ist. Man erhält approximative P-Werte, indem man die Z-Statistik $\widetilde{T}(\mathbf{Z})$ so behandelt, als wäre sie unter der Nullhypothese standardnormalverteilt:

$$\widetilde{\pi}_\ell(\mathbf{Z}) \;:=\; \Phi(\widetilde{T}(\mathbf{Z})), \quad \widetilde{\pi}_r(\mathbf{Z}) \;:=\; \Phi(-\widetilde{T}(\mathbf{Z}))$$

und $\widetilde{\pi}_z(\mathbf{Z}) := 2\Phi\big(-|\widetilde{T}(\mathbf{Z})|\big)$. Mithilfe des Zentralen Grenzwertsatzes kann man zeigen, dass in der Tat

$$\big|\pi(\mathbf{Z}) - \widetilde{\pi}(\mathbf{Z})\big| \;\to\; 0 \quad\text{falls}\quad \max_{i=1,2,\dots,n} \frac{|B_i|}{\|\mathbf{B}\|} \;\to\; 0.$$

Beispiel (8.2, Forts.)
Wir berechnen für diesen Datensatz Wilcoxons Signed-Rank-Test. Tabelle 8.2 zeigt die Komponenten von $\mathbf{X}$, $\mathbf{Y}$ und $\mathbf{Z} = \mathbf{X} - \mathbf{Y}$, nachdem sie so angeordnet wurden, dass $|Z_1| \leq |Z_2| \leq \cdots \leq |Z_n|$. Dies erleichtert die Bestimmung der Ränge R_i. Hier ist $T(\mathbf{Z}) = 81$ und $\|\mathbf{R}\| = 38.51$. Dies führt zu den P-Werten

$$\pi_z(\mathbf{Z}) \;\approx\; 0.0343 \quad\text{und}\quad \widetilde{\pi}_z(\mathbf{Z}) \;=\; 2\Phi(-2.103) \;\approx\; 0.035.$$

X_i	Y_i	Z_i	R_i	$\text{sign}(Z_i)$
66	66	0	0	0
78	78	0	0	0
54	56	-2	2	-1
76	78	-2	2	-1
80	78	2	2	$+1$
94	90	4	4	$+1$
68	74	-6	6.5	-1
64	70	-6	6.5	-1
76	70	6	6.5	$+1$
80	74	6	6.5	$+1$
64	72	-8	10.5	-1
66	58	8	10.5	$+1$
70	62	8	10.5	$+1$
80	72	8	10.5	$+1$
82	72	10	13.5	$+1$
102	92	10	13.5	$+1$
74	62	12	15.5	$+1$
90	78	12	15.5	$+1$

Tabelle 8.2: Datenaufbereitung für Beispiel 8.2.

Permutationstests. Sei $\mathbf{X}$ ein Datenvektor mit Werten in $\mathscr{X}^n$. Wie bei von Neumanns Test auf Zeitabhängigkeit betrachten wir den Index i einer Beobachtung X_i als Zeitparameter. Nun beschreiben wir eine nichtparametrische Nullhypothese für dieses Testproblem, die uns auch in späteren Kapiteln begegnen wird:

Nullhypothese H_o. Der Vektor $\mathbf{X}$ ist *(in Verteilung) austauschbar*. Das heißt, für beliebige feste Permutationen σ von $\{1, 2, \ldots, n\}$ ist der Zufallsvektor

$$\sigma \mathbf{X} := \big(X_{\sigma(1)}, X_{\sigma(2)}, \ldots, X_{\sigma(n)}\big)$$

genauso verteilt wie $\mathbf{X}$.

Mit anderen Worten, wählt man rein zufällig und unabhängig von $\mathbf{X}$ eine Permutation Π von $\{1, 2, \ldots, n\}$, dann ist $\mathbf{X}$ unter H_o genauso verteilt wie $\Pi\mathbf{X}$.

Jeder Zufallsvektor $\mathbf{X}$ mit stochastisch unabhängigen und identisch verteilten Komponenten ist austauschbar. Von daher ist H_o eine Erweiterung der parametrischen Nullhypothese für von Neumanns Test.

Die Nullhypothese der Austauschbarkeit von $\mathbf{X}$ kann man mithilfe von *Permutationstests* überprüfen. Für eine Teststatistik $T : \mathscr{X}^n \to \mathbb{R}$ wählen wir einen der folgenden P-Werte:

$$\pi_\ell(\mathbf{X}) := \#\big\{\sigma \in \mathscr{S}_n : T(\sigma\mathbf{X}) \le T(\mathbf{X})\big\}/n! = \mathbb{P}\big(T(\Pi\mathbf{X}) \le T(\mathbf{X}) \,\big|\, \mathbf{X}\big),$$
$$\pi_r(\mathbf{X}) := \#\big\{\sigma \in \mathscr{S}_n : T(\sigma\mathbf{X}) \ge T(\mathbf{X})\big\}/n! = \mathbb{P}\big(T(\Pi\mathbf{X}) \ge T(\mathbf{X}) \,\big|\, \mathbf{X}\big)$$

bzw. $\pi_z(\mathbf{X}) = 2\min\bigl(\pi_\ell(\mathbf{X}), \pi_r(\mathbf{X})\bigr)$. Dabei bezeichnet $\mathscr{S}_n$ die Menge aller Permutationen von $\{1, 2, \ldots, n\}$. Dann verwirft man die Nullhypothese auf dem Niveau α, wenn der P-Wert kleiner oder gleich α ist. Auch dieser Permutationstest hält das vorgegebene Niveau α ein:

> **Lemma 8.4**
>
> Sei $\pi(\mathbf{X})$ einer der eben beschriebenen P-Werte. Unter der Nullhypothese der Austauschbarkeit von $\mathbf{X}$ gilt für beliebige $\alpha \in \,]0, 1[$:
> $$\mathbb{P}\{\pi(\mathbf{X}) \leq \alpha\} \leq \alpha.$$

Berechnet man für die drei Zeitreihen in Beispiel 8.3 die hier beschriebenen nichtparametrischen P-Werte, dann sind diese sehr ähnlich zu den dort angegebenen.

Das abstrakte Prinzip: Invarianz. Sowohl die Vorzeichen- als auch die Permutationstests sind Spezialfälle eines allgemeinen Verfahrens. Wir betrachten wieder eine beliebige Zufallsvariable D mit Werten in einer Menge $\mathscr{D}$. Nun betrachten wir eine endliche Menge $\mathscr{G}$ von Abbildungen $g : \mathscr{D} \to \mathscr{D}$ und möchten folgende Nullhypothese testen:

Nullhypothese H_o. Die Zufallsvariable D ist *(in Verteilung) $\mathscr{G}$–invariant*. Das heißt, für jedes $g \in \mathscr{G}$ ist die Zufallsvariable $g(D)$ genauso verteilt wie D.

Beispiel: Vorzeichentests. Wir betrachteten einen Zufallsvektor $\mathbf{Z} = \mathbf{X} - \mathbf{Y}$ mit $\mathbf{X}, \mathbf{Y} \in \mathbb{R}^n$ und die Abbildungen
$$\mathbf{z} \;\mapsto\; \xi(\mathbf{z}) := (\xi_1 v_1, \xi_2 v_2, \ldots, \xi_n v_n)$$
von $\mathbb{R}^n$ nach $\mathbb{R}^n$ für beliebige Vorzeichenvektoren $\xi \in \{-1, 1\}^n$. Wir identifizieren also $\xi \in \{-1, 1\}^n$ mit einer Transformation $\xi(\cdot)$ des $\mathbb{R}^n$, und die Nullhypothese, dass $\mathbf{Z}$ in Verteilung vorzeichensymmetrisch ist, ist ein Spezialfall von H_o mit $\mathscr{G} = \{-1, 1\}^n$.

Beispiel: Permutationstests. Wir betrachteten einen Zufallsvektor $\mathbf{X} \in \mathscr{X}^n$ und die Abbildungen
$$\mathbf{x} \;\mapsto\; \sigma(\mathbf{x}) := (x_{\sigma(1)}, x_{\sigma(2)}, \ldots, x_{\sigma(n)})$$
von $\mathscr{X}^n$ nach $\mathscr{X}^n$ für beliebige Permutationen σ von $\{1, 2, \ldots, n\}$. Wir identifizieren also $\sigma \in \mathscr{S}_n$ mit einer Transformation $\sigma(\cdot)$ von $\mathscr{X}^n$, und die Nullhypothese, dass $\mathbf{X}$ in Verteilung austauschbar ist, ist ein Spezialfall von H_o mit $\mathscr{G} = \mathscr{S}_n$.

Voraussetzung an $\mathscr{G}$. Eine wesentliche Vorraussetzung an $\mathscr{G}$ ist, dass es sich um eine *endliche Gruppe* bezüglich der Verkettung von Abbildungen handelt. Das heißt, für zwei beliebige Abbildungen $g, h \in \mathscr{G}$ ist auch
$$d \;\mapsto\; g \circ h(d) := g(h(d))$$
ein Element von $\mathscr{G}$. Desweiteren ist jede Abbildung $g \in \mathscr{G}$ bijektiv, und ihre Umkehrabbildung g^{-1} gehört ebenfalls zu $\mathscr{G}$.

Man kann sich leicht davon überzeugen, dass diese Voraussetzung im Falle der Vorzeichentests und der Permutationstests erfüllt ist. Mit ihr lässt sich die Nullhypothese H_o auch wie folgt beschreiben: Sei G uniform verteilt auf $\mathscr{G}$ und stochastisch unabhängig von D. Dann ist D unter H_o genauso verteilt wie $G(D)$. Testen kann man sie mit einem der folgenden P-Werte: Für eine beliebige Teststatistik $T : \mathscr{D} \to \mathbb{R}$ seien

$$\pi_\ell(D) := \#\{g \in \mathscr{G} : T(g(D)) \le T(D)\}/\#\mathscr{G} = \mathbb{P}\big(T(G(D)) \le T(D)\,\big|\,D\big),$$
$$\pi_r(D) := \#\{g \in \mathscr{G} : T(g(D)) \ge T(D)\}/\#\mathscr{G} = \mathbb{P}\big(T(G(D)) \ge T(D)\,\big|\,D\big)$$

sowie $\pi_z(D) := 2\min\big(\pi_\ell(D), \pi_r(D)\big)$. Sowohl Lemma 8.3 als auch Lemma 8.4 sind Spezialfälle des folgenden Sachverhalts:

Satz 8.5
Sei $\pi(D)$ einer der drei soeben definierten P-Werte. Unter der Nullhypothese der $\mathscr{G}$–Invarianz von D gilt für beliebige $\alpha \in \,]0,1[$:

$$\mathbb{P}\{\pi(D) \le \alpha\} \le \alpha.$$

Der Beweis von Satz 8.5 beruht im Wesentlichen auf zwei Tatsachen, deren Beweis wir den Lesern als Übungsaufgabe überlassen:

Lemma 8.6
Sei $(\mathscr{G}, *)$ eine Gruppe. Für beliebige $h \in \mathscr{G}$ stellen $g \mapsto h*g$ und $g \mapsto g*h$ bijektive Abbildungen von $\mathscr{G}$ nach $\mathscr{G}$ dar.

Lemma 8.7
Seien $t_1, t_2, \ldots, t_d$ endlich viele reelle Zahlen. Mit $\pi_j := \#\{i : t_i \le t_j\}/d$ ist

$$\#\{j : \pi_j \le \alpha\} \le \lfloor \alpha d \rfloor \quad \text{für alle } \alpha \in [0,1].$$

Beweis (Satz 8.5)
Wir betrachten ausschließlich den linksseitigen P-Wert $\pi_\ell(D)$. Wegen der $\mathscr{G}$–Invarianz der Verteilung von D ist $\mathbb{P}\{\pi_\ell(D) \le \alpha\}$ gleich

$$\frac{1}{\#\mathscr{G}} \sum_{g \in \mathscr{G}} \mathbb{P}\{\pi_\ell(g(D)) \le \alpha\} = \mathbb{E}\Big(\#\{g \in \mathscr{G} : \pi_r(g(D)) \le \alpha\}/\#\mathscr{G}\Big).$$

Doch für beliebige Punkte $d \in \mathscr{D}$ ist

$$
\begin{aligned}
\#\big\{g \in \mathscr{G} : \pi_r(g(d)) \le \alpha\big\} &= \#\Big\{g \in \mathscr{G} : \#\{h \in \mathscr{G} : T(h \circ g(d)) \le T(g(d))\}/\#\mathscr{G} \le \alpha\Big\} \\
&= \#\Big\{g \in \mathscr{G} : \#\{h \in \mathscr{G} : T(h(d)) \le T(g(d))\}/\#\mathscr{G} \le \alpha\Big\} \\
&\le \alpha\#\mathscr{G}
\end{aligned}
$$

nach Lemma 8.6 bzw. Lemma 8.7. Also ist $\mathbb{P}\{\pi_\ell(D) \le \alpha\} \le \mathbb{E}(\alpha) = \alpha$. $\qquad\square$

8.5 Monte-Carlo-Tests

Mitunter ist die exakte Berechnung der P-Werte zu aufwändig. Ein möglicher Ausweg ist die Berechnung von *Monte-Carlo-P-Werten*.

Parametrische Monte-Carlo-Tests. Angenommen, wir können stochastisch unabhängige Zufallsvariablen $T_1, T_2, T_3, \ldots$ mit Verteilungsfunktion G_o simulieren. Mit $T_0 := T(D)$ betrachten wir für eine natürliche Zahl m die Werte $T_0, T_1, \ldots, T_m$. Unter der Nullhypothese sind dies $m+1$ stochastisch unabhängige Zufallsvariablen mit Verteilungsfunktion G_o. (Die Tatsache, dass die m simulierten Werte auf *Pseudo*-Zufallszahlen beruhen, vernachlässigen wir hier.) Nun definiert man Monte-Carlo-P-Werte

$$\widehat{\pi}(D) = \widehat{\pi}(D, T_1, T_2, \ldots, T_m)$$

wie folgt:

$$\widehat{\pi}_\ell(D) \; := \; \frac{\#\{i \in \{1, 2, \ldots, m\} : T_i \leq T(D)\} + 1}{m+1} \; = \; \frac{\#\{i \in \{0, 1, \ldots, m\} : T_i \leq T_0\}}{m+1},$$

$$\widehat{\pi}_r(D) \; := \; \frac{\#\{i \in \{1, 2, \ldots, m\} : T_i \geq T(D)\} + 1}{m+1} \; = \; \frac{\#\{i \in \{0, 1, \ldots, m\} : T_i \geq T_0\}}{m+1}$$

sowie $\widehat{\pi}_z(D) := 2\min(\widehat{\pi}_\ell(D), \widehat{\pi}_r(D))$. Allgemein gilt für beliebige $\alpha \in \,]0, 1[$ die Ungleichung

$$\mathbb{P}\{\widehat{\pi}(D) \leq \alpha\} \; \leq \; \frac{\lfloor (m+1)\alpha \rfloor}{m+1} \quad \text{unter } H_o. \tag{8.2}$$

Sei zum Beispiel $m = 19$. Dann ist $\widehat{\pi}_r(D) = 0.05$ genau dann, wenn der beobachtete Wert $T(D)$ strikt größer ist als alle simulierten Werte T_i. Bei $m = 39$ Simulationen ergibt sich ein zweiseitiger P-Wert von 0.05 genau dann, wenn $T(D)$ strikt größer oder strikt kleiner als alle T_i ist. Allerdings sollte man unbedingt größere Werte m wählen. Dafür spricht die Tatsache, dass der Monte-Carlo-P-Wert sowohl von den zufälligen Daten als auch von den zufälligen Simulationen abhängt, der Test also eigentlich *nicht reproduzierbar* ist. Doch für große Werte von m unterscheidet sich der Monte-Carlo-P-Wert $\widehat{\pi}(D)$ nur unwesentlich von dem entsprechenden exakten P-Wert $\pi(D)$. Denn für einen festen Datensatz $d \in \mathscr{D}$ ist

$$\mathbb{E}(\widehat{\pi}(d)) \; = \; \frac{m\pi(d) + 1}{m+1} \; = \; \pi(d) + \frac{1 - \pi(d)}{m+1}$$

und

$$\text{Var}(\widehat{\pi}(d)) \; = \; \frac{\pi(d)(1 - \pi(d))}{(m+1)^2}.$$

Nichtparametrische MC-Tests. Angenommen, wir können stochastisch unabhängige Zufallsvariablen $G_1, G_2, G_3, \ldots$ mit uniformer Verteilung auf der Gruppe $\mathscr{G}$ simulieren. Nun betrachten wir für eine vorgegebene Zahl $m \in \mathbb{N}$ die Werte $T_0 := T(D)$ sowie $T_i := T(G_i(D))$ für $1 \leq i \leq m$ und definieren Monte-Carlo-P-Werte wie oben. Auch hier gilt die Ungleichung (8.2).

8.6 Übungsaufgaben

Aufgabe 8.1 (Ein biologisches Experiment)
In einem Experiment sollte geklärt werden, ob eine zentralamerikanische Ameisenart, welche sich in Akazienbäumen einnistet, bei der Standortsuche wählerisch ist.

In einem bestimmten Gebiet wurden alle bis auf 28 Akazienbäume entfernt. Von diesen 28 Bäumen gehörten 15 einer Art A und 13 einer Art B an, und etwaige Ameisenbewohner wurden entfernt. Dann wurden insgesamt 16 Ameisenstämme, die andernorts Bäume der Art A besiedelt hatten, an einer Stelle ausgesetzt, die von allen 28 Bäumen in etwa gleich weit entfernt war. Nach einer gewissen Zeit hatte jeder Ameisenstamm ein neues Zuhause gefunden:

	befallen	nicht bef.	
Art A	13	2	15
Art B	3	10	13
	16	12	28

Formulieren Sie eine geeignete Arbeits– und Nullhypothese, und testen Sie Ihre Nullhypothese auf dem Niveau $\alpha = 0.01$, analog wie in Abschnitt 8.1.

Aufgabe 8.2
Schreiben Sie ein Programm, welches die Güte von Fishers exaktem Test unter den am Ende von Abschnitt 8.1 beschriebenen Alternativhypothesen numerisch bestimmt. Eingabeparameter sollten sein: Die Anzahlen n_+, n_- und $n_{+/-}$, das Signifikanzniveau α sowie die Gruppengrößen m_1 und m_2. (Im konkreten Beispiel ist $n_+ + n_- + n_{+/-} = 48$ und $m_1 = m_2 = 24$.)

Aufgabe 8.3 (Charles Darwins Pflanzenexperiment)
Der Datensatz 'Fertil.txt' enthält die Wuchshöhe mehrerer Paare von Pflanzen. Charles Darwin ließ jeweils zwei Sämlinge gleicher Größe, von denen einer durch Kreuzbefruchtung und der andere durch Selbstbefruchtung entstand, unter identischen Bedingungen wachsen. Die Frage war, ob man anhand dieser Daten nachweisen kann, dass Kreuzbefruchtung zu kräftigeren Pflanzen führt.

Aufgabe 8.4
Der Datensatz 'SIDS twins.txt' enthält die Geburtsgewichte von 22 zweieiigen und 19 eineiigen Zwillingspaaren, wobei jeweils bei einem Zwilling SIDS auftrat. Mit diesem Datensatz wollte man untersuchen, ob SIDS durch geringes Geburtsgewicht *verursacht* oder zumindest begünstigt wird. Man könnte beispielsweise auch annehmen, dass SIDS genetisch bedingt ist und die entsprechenden Gene auch zu geringerem Geburtsgewicht führen (confounding). Wie könnte man die Daten unter diesem Aspekt auswerten?

Aufgabe 8.5
(a) Beweisen Sie folgende Gleichung für von Neumanns Teststatistik:

$$T(\mathbf{X}) := \frac{\sum_{i=1}^{n-1}(X_{i+1} - X_i)^2}{2(n-1)S(\mathbf{X})^2} = 1 - \frac{\sum_{i=1}^{n-1} X_i X_{i+1}}{(n-1)S(\mathbf{X})^2} + R(\mathbf{X}),$$

wobei

$$R(\mathbf{X}) := \frac{n\bar{X}^2 - X_1^2/2 - X_n^2/2}{(n-1)S(\mathbf{X})^2}.$$

(b) Im Falle unabhängiger, nach $\mathcal{N}(\mu, \sigma^2)$ verteilter Komponenten X_i hängt die Verteilung von $T(\mathbf{X})$ nicht von (μ, σ) ab. Daher nehmen wir nun ohne Einschränkung an, dass die Komponenten von $\mathbf{X}$ standardnormalverteilt sind. Zeigen Sie, dass dann

$$\mathbb{E}\left(\sum_{i=1}^{n-1} X_i X_{i+1}\right) = 0 \quad \text{und} \quad \text{Var}\left(\sum_{i=1}^{n-1} X_i X_{i+1}\right) = n - 1.$$

(Vorsicht, die Summanden $X_i X_{i+1}$ sind nicht unabhängig!) Anmerkung: Man kann hier zeigen, dass

$$\sqrt{n-1}(T(\mathbf{X}) - 1) = -\frac{1}{\sqrt{n-1}} \sum_{i=1}^{n-1} X_i X_{i+1} + O_{\mathrm{p}}(n^{-1/2}).$$

Mit einer geeigneten Variante des Zentralen Grenzwertsatzes kann man nun nachweisen, dass diese Zufallsgröße approximativ standardnormalverteilt ist, wenn $n \to \infty$.

Aufgabe 8.6
Beweisen Sie Lemma 8.6.

Aufgabe 8.7
Beweisen Sie Lemma 8.7.

Aufgabe 8.8
Beweisen Sie Ungleichung (8.2): Überzeugen Sie sich zunächst davon, dass sowohl im parametrischen als auch im nichtparametrischen Fall das Tupel $(T_0, T_1, \ldots, T_m)$ unter der Nullhypothese austauschbar ist. Insbesondere bleibt die Verteilung von $\widehat{\pi}(D)$ unverändert, wenn man T_0 mit einer der Zufallsvariablen $T_1, T_2, \ldots, T_m$ vertauscht. Gehen Sie nun ähnlich wie im Beweis von Satz 8.5 vor.

Aufgabe 8.9
Schreiben Sie ein Programm zur Berechnung von Monte-Carlo-P-Werten für einen von Ihnen gewählten Test auf Normalität; siehe Abschnitt 8.3. Erzeugen Sie nun entsprechende Monte-Carlo-P-Werte sowie Normalverteilungsplots für die Datenvektoren in 'SIDS weight.txt' und 'SIDS age.txt'.

9 Vergleich zweier Stichproben

In diesem Kapitel geht es um den Vergleich zweier Datenvektoren $\mathbf{X} = (X_i)_{i=1}^m$ und $\mathbf{Y} = (Y_j)_{j=1}^n$ mit Komponenten $X_i, Y_j \in \mathscr{X}$. Die Frage ist, ob zwischen diesen Vektoren signifikante Unterschiede bestehen. Wir beschreiben zunächst drei Situationen, in denen diese Fragestellung auftaucht.

Situation 1 (randomisierte Studien) Man unterteilt eine Gruppe von $m + n$ Versuchseinheiten (z.B. Versuchstiere, Personen) rein zufällig in zwei Teilgruppen der Größe m bzw. n. Die erste Teilgruppe wird einer Behandlung A und die zweite Teilgruppe einer Behandlung B unterzogen (beispielsweise zwei verschiedene Medikamente, oder Medikament und Placebo). Danach ermittelt man für jede Versuchseinheit einen Messwert. Dies liefert die Werte $X_1, \ldots, X_m$ in der ersten und die Werte $Y_1, \ldots, Y_n$ in der zweiten Teilgruppe. Bei der Modellierung dieser Daten gibt es zwei mögliche Standpunkte:

Situation 1a. Man betrachtet die $m + n$ Versuchseinheiten als zufällige Stichprobe aus einer Grundgesamtheit. In diesem Falle betrachten wir die $m + n$ Messwerte als stochastisch unabhängige Zufallsvariablen, wobei $\mathbb{P}\{X_i \in B\} = P(B)$ und $\mathbb{P}\{Y_j \in B\} = Q(B)$ für $B \subset \mathscr{X}$ mit zwei unbekannten Verteilungen P, Q auf $\mathscr{X}$. Diese Verteilungen P und Q beschreiben, wie eine aus der Grundgesamtheit zufällig herausgegriffene Versuchseinheit auf Behandlung A bzw. B reagiert.

Situation 1b. In manchen Studien ist es fraglich, ob und für welche Population die $m + n$ Versuchspersonen repräsentativ sind. Wenn beispielsweise Probanden für eine Studie per Aushang und Anzeige gesucht werden, woraufhin sich überwiegend junge Leute melden, dann sollte man mit Verallgemeinerungen auf die Gesamtbevölkerung vorsichtig sein. In dieser Situation kann man die in diesem Kapitel behandelten statistischen Tests verwenden, um Aussagen nur über die $m + n$ Studienteilnehmer zu machen. Verallgemeinerungen auf bestimmte Grundgesamtheiten bleiben den Betrachtern anheimgestellt. Zur Modellierung der Daten: Nach Nummerierung der Studienteilnehmer gibt es unter der Nullhypothese, dass zwischen den Behandlungen A und B keinerlei Unterschiede bestehen, für Person k einen bestimmten Messwert $W_k \in \mathscr{X}$, unabhängig davon, in welcher Behandlungsgruppe sie landete. Seien $I(1) < I(2) < \cdots < I(m)$ und $J(1) < J(2) < \ldots < J(n)$ die zufällig gewählten Nummern der Personen für Gruppe 1 bzw. 2. Dann erhält man die Daten $X_i := W_{I(i)}$ und $Y_j := W_{J(j)}$.

Anmerkung (Blindstudien) Bei randomisierten Studien sollten die Versuchspersonen nach Möglichkeit erst nachträglich erfahren, welche Behandlung angewandt wurde. In diesem Falle spricht man von *Blindstudien.* Anderenfalls besteht immer die Möglichkeit von *Placebo-Effekten*, wie das nachfolgende Beispiel verdeutlicht. Wenn möglich, sollte sogar der betreuende Arzt zur Laufzeit noch nicht wissen, welche Person welcher Behandlung unterzogen wurde. Man spricht dann von *Doppelblindstudien.*

Beispiel 9.1

Viele Menschen sind überzeugt davon, dass Vitamin C Erkältungen vorbeugt und sie heilt. Um dies zu überprüfen, führten Thomas Chalmers (Harvard) und Mitarbeiter eine randomisierte Studie durch, bei der 311 Personen zufällig in vier Gruppen eingeteilt wurden. Es sollte sowohl die vorbeugende als auch die heilende Wirkung von Vitamin C untersucht werden. Dazu erhielten alle Personen täglich sechs Kapseln mit Vitamin C bzw. einem Placebo. Wenn eine Person sich eine Erkältung zuzog, erhielt sie sechs zusätzliche Kapseln mit Vitamin C bzw. Placebo.

Gruppe	Prävention	Therapie
1	Placebo	Placebo
2	Vitamin C	Placebo
3	Placebo	Vitamin C
4	Vitamin C	Vitamin C

Ein auffallend hoher Prozentsatz der Versuchspersonen beendete vorzeitig die Teilnahme am Experiment, besonders in den Gruppen 1-3. Nachforschungen ergaben, dass viele Personen die Kapseln versehentlich oder absichtlich aufbrachen und am Geschmack der Substanz merkten, wenn es sich um das Placebo handelte (Vitamin C ist sauer, das Placebo war geschmacksneutral).

Daraufhin wurden die Personen, die bis zum Ende durchhielten, nochmals aufgeteilt in die "Unwissenden", die ihre Gruppenzugehörigkeit nicht herausfanden, und die "Wissenden". Unter den "Unwissenden" hatte Vitamin C keinen merkbaren Effekt, weder zur Prävention noch zur Therapie. Bei den "Wissenden" gab es in den Gruppen 2 und 4 die wenigsten Erkältungen, und in den Gruppen 3 und 4 die kürzesten Erkältungen!

Situation 2 (Studien mit 'historischer Kontrolle')   Man vergleicht die Ergebnisse zweier Studien, in denen m bzw. n Versuchseinheiten einer Behandlung A bzw. B unterzogen wurden. Die Daten kann man wie in Situation 1a modellieren.

Anmerkung.   Vor Studien mit historischer Kontrolle muss man eindringlich warnen! Signifikante Unterschiede in den Datenvektoren können sowohl durch die Behandlungen als auch durch die Zusammensetzung der Versuchsgruppe erklärt werden, und letztere Ursache kann man mit statistischen Methoden *nicht* ausschließen.

Beispiel 9.2

Um die Problematik von Studien mit historischer Kontrolle zu demonstrieren, sammelten Thomas Chalmers und Mitarbeiter Studien über bestimmte medizinische Behandlungen und klassifizierten diese nach der Art der Durchführung. Speziell verglichen sie randomisierte Studien und Studien mit historischer Kontrolle. Die folgende Tabelle enthält Resultate von Studien über fünf verschiedene medizinische Behandlungen. In den Spalten mit "+" und "−" wird angegeben, wieviele Studien die Behandlung empfehlen bzw. ablehnen.

Therapie	randomisiert +	randomisiert −	hist. Kontrolle +	hist. Kontrolle −
Bypass-Operation	1	7	16	5
Anticoagulantia	1	9	5	1
5-CU	0	5	2	0
BCG	2	2	4	0
DES	0	3	5	0

(Anticoagulantia wurden zur Prävention von Herzanfällen verabreicht; 5-CU bezeichnet eine Substanz zur Chemotherapie von Darmkrebs, BCG eine Substanz zur Chemotherapie von Hautkrebs; DiEthylStibestrol, ein künstliches Hormon, wurde zur Vermeidung spontaner Fehlgeburten verabreicht, versursacht aber bei manchen Töchtern nach circa 20 Jahren eine seltene Art von Vaginalkrebs.)

Offensichtlich favorisieren die meisten Studien mit historischer Kontrolle die Behandlung, wohingegen die randomisierten Studien die Behandlung eher ablehnen. Man muss hier auch an den "Publikations-Bias" denken. Studien mit negativem Ergebnis werden oftmals nur publiziert, wenn sie früheren Studien oder landläufigen Meinungen widersprechen.

Situation 3 (Vergleich zweier (Teil-) Populationen)

Situation 3a. Man vergleicht zwei Gruppen von Versuchseinheiten, die aus unterschiedlichen Grundgesamtheiten stammen (z.B. Personen gleichen Alters und Geschlechts aus zwei verschiedenen Regionen), hinsichtlich eines Merkmals mit Werten in $\mathcal{X}$. Dabei sind die Gruppengrößen m und n fest vorgegeben. In diesem Fall kann man die Beobachtungen $X_1, X_2, \ldots, X_m$ in Gruppe 1 und $Y_1, Y_2, \ldots, Y_n$ in Gruppe 2 wie in Situation 1a modellieren. Hier beschreiben P und Q die Verteilung des Merkmals in der jeweiligen Grundgesamtheit.

Situation 3b. Man betrachtet eine Gruppe von N Versuchseinheiten. Nun erhebt man die Werte $G_1, G_2, \ldots, G_N$ einer kategoriellen Variable mit zwei möglichen Ausprägungen sowie die Werte $W_1, W_2, \ldots, W_N$ einer $\mathcal{X}$-wertigen Variable. Anhand der Werte G_k werden die Versuchseinheiten in zwei Gruppen der Größen m und n unterteilt. Dann enthält $\mathbf{X}$ die Werte W_k für Gruppe 1 und $\mathbf{Y}$ diejenigen für Gruppe 2. In dieser Situation sind auch die Gruppengrößen m und n zufällig. Doch man bedingt auf ihre konkreten Werte und macht bei der statistischen Auswertung keinen Unterschied zwischen Situation 3a und 3b.

Anmerkung (Confounding) Ein konkretes Beispiel für Situation 3a oder 3b sind Studien, bei denen Raucher mit Nichtrauchern verglichen werden. Auch hier besteht die Gefahr einer Fehlinterpretation der Ergebnisse! Wenn die Beobachtungen in beiden Gruppen signifikant unterschiedlich sind, beweist dies nicht, dass das Rauchen diesen Effekt *verursacht*. Es könnte sein, dass die Gesamtheiten der Raucher und Nichtraucher auch im Hinblick auf andere Merkmale (z.B. Alter, Familienstand, sportliche Aktivitäten) unterschiedlich sind, und dass diese anderen Merkmale (confounder) die eigentliche Ursache für den besagten Effekt sind; siehe auch Kapitel 5.

9.1 Nichtparametrische Tests

Die Annahme, dass zwischen den Stichproben **X** und **Y** kein wesentlicher Unterschied besteht, kann man wie folgt beschreiben:

Nullhypothese H_o. Fasst man die Datenvektoren **X** und **Y** zu einer *Gesamtstichprobe (pooled sample)*

$$\mathbf{Z} := (X_1, X_2, \ldots, X_m, Y_1, Y_2, \ldots, Y_n)^\top \in \mathscr{X}^{m+n}$$

zusammen, dann ist letztere in Verteilung austauschbar; siehe Abschnitt 8.4.

Diese Nullhypothese ist für alle drei anfangs beschriebenen Situationen adäquat. Insbesondere kann man sie in Situation 1b anwenden. Testen kann man sie mit einem Permutationstest wie in Abschnitt 8.4 beschreiben. Wir wählen also eine Teststatistik $T : \mathscr{X}^m \times \mathscr{X}^n \to \mathbb{R}$ bzw. $T : \mathscr{X}^{m+n} \to \mathbb{R}$, die augenscheinliche Unterschiede zwischen **X** und **Y** quantifiziert, und berechnen

$$\pi_\ell(\mathbf{X}, \mathbf{Y}) \quad := \quad \#\big\{\sigma \in \mathscr{S}_{m+n} : T(\sigma \mathbf{Z}) \leq T(\mathbf{X}, \mathbf{Y})\big\} / (m+n)!,$$
$$\pi_r(\mathbf{X}, \mathbf{Y}) \quad := \quad \#\big\{\sigma \in \mathscr{S}_{m+n} : T(\sigma \mathbf{Z}) \geq T(\mathbf{X}, \mathbf{Y})\big\} / (m+n)!$$

oder $\pi_z(\mathbf{X}, \mathbf{Y}) := 2\min\big(\pi_\ell(\mathbf{X}, \mathbf{Y}), \pi_r(\mathbf{X}, \mathbf{Y})\big)$.

Fishers exakter Test. Im einfachsten Fall ist $\mathscr{X} = \{0, 1\}$. Beispielsweise steht "1" für den Erfolg und "0" für den Misserfolg einer medizinischen Behandlung. Man spricht dann von *binären* oder *dichotomen* Daten. Eine naheliegende Testgröße, die Unterschiede in den beiden Stichproben **X** und **Y** quantifiziert, ist

$$T(\mathbf{X}, \mathbf{Y}) := \bar{X} - \bar{Y} = \frac{X_+}{m} - \frac{Y_+}{n},$$

wobei $v_+ := \sum_{i=1}^k v_i$ für einen beliebigen Vektor $(v_i)_{i=1}^k$. Der Permutationstest mit dieser Teststatistik ist *Fishers exakter Test*. Anstelle von $\bar{X} - \bar{Y}$ kann man auch die einfachere Testgröße $T(\mathbf{X}, \mathbf{Y}) := X_+$ verwenden. Denn

$$\bar{X} - \bar{Y} = \frac{m+n}{mn} X_+ - \frac{1}{n} Z_+,$$

und $Z_+ = \sum_{k=1}^{m+n} Z_k$ bleibt unverändert, wenn man die Komponenten von **Z** permutiert.

Die resultierenden P-Werte kann man mithilfe der hypergeometrischen Verteilung explizit berechnen: Da **Z** ein Vektor mit $Z_+ = X_+ + Y_+$ Einsen und $m + n - Z_+$ Nullen ist, ist

$$\pi_\ell(\mathbf{X}, \mathbf{Y}) = \#\Big\{\sigma \in \mathscr{S}_{m+n} : \sum_{i=1}^m Z_{\sigma(i)} \leq X_+\Big\} / (m+n)!$$

$$= \#\Big\{\mathscr{M} \subset \{1, 2, \ldots, m+n\} : \#\mathscr{M} = m, \#(\mathscr{M} \cap \{k : Z_k = 1\}) \leq X_+\Big\} / \binom{m+n}{m}$$

$$= \sum_{s \leq X_+} \binom{Z_+}{s} \binom{m+n-Z_+}{m-s} / \binom{m+n}{m},$$

wobei $\mathscr{M}$ der Menge $\{\sigma(1), \sigma(2), \ldots, \sigma(m)\}$ entspricht. Für $\pi_r(\mathbf{X}, \mathbf{Y})$ muss man nur "$\leq X_+$" durch "$\geq X_+$" ersetzen. Alles in allem ergibt sich

$$\pi_\ell(\mathbf{X}, \mathbf{Y}) = \mathrm{Hypcdf}_{m+n, Z_+, m}(X_+) \quad \text{und} \quad \pi_r(\mathbf{X}, \mathbf{Y}) = 1 - \mathrm{Hypcdf}_{m+n, Z_+, m}(X_+ - 1).$$

Beispiel (5.1, Forts.)
In diesem Beispiel ging es um die Wirksamkeit eines oral verabreichten Medikaments zur Heilung eines bestimmten Hautausschlags. In einer randomisierten Studie mit 30 Probanden bekamen $m = 15$ Personen das Medikament und $n = 15$ Personen ein Placebo. In Gruppe 1 gab es $X_+ = 12$ Heilungserfolge, in Gruppe 2 nur $Y_+ = 5$. Der rechtsseitige P-Wert ist

$$\pi_r(\mathbf{X}, \mathbf{Y}) = 1 - \mathrm{Hypcdf}_{30, 17, 15}(11) = 0.0127,$$

und der zweiseitige P-Wert beträgt $\pi_z(\mathbf{X}, \mathbf{Y}) = 0.0254$. Man kann also mit einer Sicherheit von 95 % behaupten, dass das Medikament die Heilungschancen erhöht(e).

Anmerkung. Bei genauer Betrachtung sieht man, dass Fishers Test in engem Zusammenhang mit den Konfidenzschranken in Kapitel 5 steht. Wertet man nämlich die Vierfeldertafel

	Wert 1	Wert 0	
Gruppe 1	X_+	$m - X_+$	m
Gruppe 2	Y_+	$n - Y_+$	n
	Z_+	$m+n-Z_+$	$m+n$

wie dort beschrieben aus, dann ist der zweiseitige P-Wert nach Fishers exaktem Test strikt kleiner als α genau dann, wenn das zweiseitige Konfidenzintervall für den (?) Chancenquotienten den Wert Eins nicht enthält. Dass wir dennoch Fishers exakten Test hier behandeln, liegt an der Tatsache, dass die in Kapitel 5 beschriebenen Verfahren in Situation 1b nicht greifen.

Wilcoxons Rangsummentest und der Mann-Whitney-U-Test.   Nun betrachten wir Stichproben mit beliebigen reellen Werten X_i und Y_j. Dies beinhaltet natürlich den Fall binärer Daten. Wir denken aber auch an physiologische Messwerte wie beispielsweise Cholesterinspiegel oder Blutdruck.

Auch hier kann man einen Permutationstest von H_o mit Teststatistik $T(\mathbf{X}, \mathbf{Y}) := \bar{X} - \bar{Y}$ oder $T(\mathbf{X}, \mathbf{Y}) = X_+$ durchführen. Eine zweite Möglichkeit besteht darin, die Rohdaten in binäre Daten umzuwandeln, beispielsweise

$$\widetilde{Z}_k := 1\{Z_k > \mathrm{Med}(\mathbf{Z})\} \quad \text{für } 1 \leq k \leq m+n,$$

und dann Fishers exakten Test anzuwenden.

Ränge.   Sowohl bei Wilcoxons Signed-Rank-Test in Kapitel 8 als auch bei Wilcoxons Rangsummentest, den wir gleich beschreiben, ersetzt man die Stichprobenwerte einer numerischen Variable durch Ränge. Das heißt, für $\mathbf{Z} = (Z_i)_{i=1}^N \in \mathbb{R}^N$ ersetzt man die Zahl Z_i durch ihren Rang R_i innerhalb von $\mathbf{Z}$:

$$R_i = R_i(\mathbf{Z}) := \#\{j : Z_j < Z_i\} + \#\{j : Z_j = Z_i\}/2 + 1/2.$$

Für diese Vorgehensweise gibt es mehrere gute Gründe:

• Die statistischen Ergebnisse werden *invariant* unter monoton wachsenden Transformationen der Rohdaten. Wenn beispielsweise alle Werte nichtnegativ sind und man sie logarithmiert oder durch ihre Quadratwurzel ersetzt, dann ändert dies nichts an ihren Rängen.

• Die Ergebnisse werden *robuster* gegenüber Ausreißern. Wenn beispielsweise ein einzelner Wert stark abgefälscht wird, vielleicht durch versehentliches Weglassen eines Dezimalkommas, dann wirkt sich dies auf Summen von Rängen in der Regel schwächer aus als auf Summen von Rohwerten.

• Man kann auch für *ordinale* Variablen Ränge berechnen.

• Durch die Verwendung von Rängen anstelle von Rohwerten vereinfacht sich in vielen Fällen die Berechnung von exakten P-Werten. Dies wurde bereits im Zusammenhang mit dem Wilcoxon-Signed-Rank-Test demonstriert.

Wilcoxons Rangsummentest.   Nun betrachten wir den Rang R_k von Z_k in Bezug auf die Gesamtstichprobe $\mathbf{Z}$. Die *Wilcoxon-Rangsummenstatistik* ist definiert als

$$T_W(\mathbf{X}, \mathbf{Y}) := \sum_{k=1}^{m} R_k.$$

Man summiert also alle Ränge des Vektors $\mathbf{X}$ bezüglich der Gesamtstichprobe. Falls alle Komponenten von $\mathbf{Z}$ verschieden sind, ist der Rangvektor $(R_1, R_2, \ldots, R_{m+n})$ eine Permutation von $(1, 2, \ldots, m+n)$, und $\pi_{\ell\,(\text{bzw.}\,r)}(\mathbf{X}, \mathbf{Y})$ lässt sich schreiben als

$$\#\Big\{ \mathcal{M} \subset \{1, 2, \ldots, m+n\} : \#\mathcal{M} = m, \sum_{z \in \mathcal{M}} z \leq (\text{bzw.} \geq) T_W(\mathbf{X}, \mathbf{Y}) \Big\} \Big/ \binom{m+n}{m}.$$

Die P-Werte hängen dann nur noch von den drei Größen m, n und $T_W(\mathbf{X}, \mathbf{Y})$ ab.

Approximative P-Werte.   Sei Π eine rein zufällige Permutation von $\{1, 2, \ldots, m+n\}$ und stochastisch unabhängig von $(\mathbf{X}, \mathbf{Y})$. Dann ist

$$\pi_{\ell\,(\text{bzw.}\,r)}(\mathbf{X}, \mathbf{Y}) = \mathbb{P}\big(T_W(\Pi\mathbf{Z}) \leq (\text{bzw.} \geq) T_W(\mathbf{X}, \mathbf{Y}) \,\big|\, \mathbf{Z}\big).$$

Aus einem allgemeineren Resultat am Ende dieses Abschnitts folgt, dass

$$\mathbb{E}\big(T_W(\Pi\mathbf{Z}) \,\big|\, \mathbf{Z}\big) = \mu_W(m,n) := \frac{m(m+n+1)}{2},$$

$$\mathrm{Var}\big(T_W(\Pi\mathbf{Z}) \,\big|\, \mathbf{Z}\big) = \frac{mn\big(\sum_{k=1}^{m+n} R_k^2 - (m+n)(m+n+1)^2/4\big)}{(m+n)(m+n-1)}$$

$$\leq \sigma_W(m,n)^2 := \frac{mn(m+n+1)}{12}$$

mit Gleichheit, falls alle Komponenten von $\mathbf{Z}$ verschieden sind. Dies liefert die standardisierte Testgröße (Z-Statistik)

$$\widetilde{T}_W(\mathbf{X}, \mathbf{Y}) := \frac{T_W(\mathbf{X}, \mathbf{Y}) - \mu_W(m,n)}{\sigma_W(m,n)}$$

Laufalter	Rang	Beh.gruppe	
9.00	1	Train.	
9.50	2.5	Train.	
9.50	2.5	Train.	
9.75	4	Train.	
10.00	5	Train.	
11.50	6.5	Kontr.	6.5
11.50	6.5	Kontr.	+ 6.5
12.00	8	Kontr.	+ 8.0
13.00	9	Train.	
13.25	10	Kontr.	+ 10.0
13.50	11	Kontr.	+ 11.0
			$T_W(\mathbf{X}, \mathbf{Y}) = 42$

Tabelle 9.1: Berechnung von $T_W(\mathbf{X}, \mathbf{Y})$ für Beispiel 1.3.

sowie die approximativen P-Werte

$$\widetilde{\pi}_\ell(\mathbf{X}, \mathbf{Y}) := \Phi\big(\widetilde{T}_W(\mathbf{X}, \mathbf{Y})\big) \quad \text{und} \quad \widetilde{\pi}_r(\mathbf{X}, \mathbf{Y}) := \Phi\big(-\widetilde{T}_W(\mathbf{X}, \mathbf{Y})\big).$$

Diese geben einen ersten Anhaltspunkt für die Plausibilität von H_o. Für große Werte von m und n arbeiten Softwarepakete mit solchen approximativen P-Werten.

Beispiel (1.3, Forts.)
Wir vergleichen die Laufalter der Kontrollgruppe ($\mathbf{X}$) mit den Laufaltern in der Trainingsgruppe ($\mathbf{Y}$). Unsere Arbeitshypothese ist, dass die Werte X_i tendenziell größer sind als die Werte Y_j. Zur Berechnung der Ränge R_k ordnen wir die 11 Laufalter der gepoolten Stichprobe $\mathbf{Z}$ der Größe nach. Für die anschließende Berechnung von $T_W(\mathbf{X}, \mathbf{Y})$ merken wir uns in der zusätzlichen Variable "Behandlungsgruppe", aus welcher Teilstichprobe die einzelnen Werte $Z_{(i)}$ stammen; siehe Tabelle 9.1.

Es ist $\mu_W(5,6) = 5 \times 12/2 = 30$ und $\sigma_W(5,6)^2 = 5 \times 6 \times 12/12 = 30$, also $\sigma_W(6,5) \approx 5.5$. Dies ergibt die Z-Statistik

$$\widetilde{T}_W(\mathbf{X}, \mathbf{Y}) = 2.191 \quad \text{und} \quad \widetilde{\pi}_r(\mathbf{X}, \mathbf{Y}) = 0.0142.$$

Auch der exakte rechtsseitige P-Wert ist kleiner als fünf Prozent: $\pi_r(\mathbf{X}, \mathbf{Y}) = 0.0139$. Man kann also mit einer Sicherheit von 95 Prozent behaupten, dass das Trainieren des Schreitreflexes das Laufalter reduziert(e).

Beispiel 9.3
Bei 18 Personen mit Verdacht auf starke Verengung von Herzarterien wurde ein Belastbarkeitstest durchgeführt. Gemessen wurde die Zeit (in s), die sie auf einem Laufband, dessen Neigung und Geschwindigkeit nach einem bestimmten Zeitplan zunahmen, problemlos mithalten konnten. Desweiteren wurden die Herzarterien untersucht. Tabelle 9.2 enthält die Zeitwerte für Personen mit normalem Befund ("normal") und für Personen, bei denen die drei Hauptherzarterien um mehr als 70 Prozent verengt waren (3VD, three vessel disease). Die Frage war, ob ein hoher Zeitwert auf einen normalen Befund schließen lässt.

Dabei symbolisieren $\mathbf{X} \in \mathbb{R}^8$ und $\mathbf{Y} \in \mathbb{R}^{10}$ die Durchhaltezeiten von Personen mit normalem Befund bzw. Befund 3VD. Hier ist $\mu_W(8,10) = 8 \times 19/2 = 76$ und $\sigma_W(8,10)^2 = 8 \times 10 \times 19/12 = 126.6\bar{6}$, also $\sigma_W(8,10) \approx 11.255$. Dies ergibt

$$\widetilde{T}_W(\mathbf{X}, \mathbf{Y}) = 2.221 \quad \text{und} \quad \widetilde{\pi}_r(\mathbf{X}, \mathbf{Y}) = 0.0132.$$

Zeit	Rang	Befund	
594	1	3VD	
600	2	3VD	
636	3	3VD	
638	4	3VD	
684	5	normal	5
708	6	3VD	
750	7.5	3VD	
750	7.5	3VD	
786	9	3VD	
810	10	normal	+ 10
840	11	normal	+ 11
864	12	3VD	
978	13	normal	+ 13
990	14	normal	+ 14
1002	15	normal	+ 15
1014	16	normal	+ 16
1111	17	normal	+ 17
1320	18	3VD	
			$T_W(\mathbf{X}, \mathbf{Y}) = 101$

Tabelle 9.2: Berechnung von $T_W(\mathbf{X}, \mathbf{Y})$ für Beispiel 9.3.

Auch der exakte rechtsseitige P-Wert ist kleiner als fünf Prozent. Mit einer Sicherheit von 95 Prozent kann man also behaupten, dass die Zeitwerte von Personen mit normalem Befund höher sind als die von Personen mit Befund 3VD.

Mann-Whitney-U-Test. Nun beschreiben wir einen anderen Zugang zum Vergleich von $\mathbf{X}$ und $\mathbf{Y}$, der überraschenderweise zum gleichen Test führt. Angenommen, die $m + n$ Zufallsvariablen $X_1, \ldots, X_m, Y_1, \ldots, Y_n$ sind stochastisch unabhängig, wobei die X_i eine unbekannte Verteilung P und die Y_j eine unbekannte Verteilung Q haben. Dieses Modell passt zu den anfangs beschriebenen Situationen 1a und 3. Unsere Nullhypothese, dass die gepoolte Stichprobe $\mathbf{Z}$ austauschbar ist, entspricht hier der Annahme, dass $P = Q$. Eine theoretische Kenngröße, die den Unterschied zwischen P und Q quantifiziert, ist

$$u(P, Q) := \mathbb{P}\{X_1 > Y_1\} + \mathbb{P}\{X_1 = Y_1\}/2.$$

Im Falle von $P = Q$ ist aus Symmetriegründen $u(P, Q) = 1/2$. Wenn dagegen P tendenziell auf größeren Werten als Q konzentriert ist, dann ist $u(P, Q)$ größer als $1/2$ und im Extremfall gleich Eins. Ein Schätzer für die unbekannte Kenngröße $u(P, Q)$ ist $U(\mathbf{X}, \mathbf{Y})/(mn)$ mit der *Mann-Whitney-U-Statistik*

$$U(\mathbf{X}, \mathbf{Y}) := \sum_{i=1}^{m} \sum_{j=1}^{n} \left(1\{X_i > Y_j\} + 1\{X_i = Y_j\}/2 \right).$$

Man vergleicht also jede Komponente von $\mathbf{X}$ mit jeder Komponente von $\mathbf{Y}$. Der Erwartungswert von $U(\mathbf{X},\mathbf{Y})/(mn)$ ist gleich $u(P,Q)$. Von daher bietet sich ein Permutationstest basierend auf der Testgröße $U(\mathbf{X},\mathbf{Y})$ an. Dies liefert aber erneut den Wilcoxon-Rangsummentest, denn gemäß Aufgabe 9.3 ist

$$U(\mathbf{X},\mathbf{Y}) \;=\; T_W(\mathbf{X},\mathbf{Y}) \;-\; \frac{m(m+1)}{2}.$$

Momente und Verteilungen von Permutationsstatistiken. Sei Π Laplace-verteilt auf der Menge $\mathscr{S}_N$ aller Permutationen von $\{1,2,\ldots,N\}$. Nun betrachten wir die Zufallsvariable

$$T \;:=\; \sum_{i=1}^{N} a_i b_{\Pi(i)}$$

mit festen Vektoren $\mathbf{a} = (a_i)_{i=1}^{N}, \mathbf{b} = (b_i)_{i=1}^{N}$ aus $\mathbb{R}^N$. Solche Permutationsstatistiken tauchen beispielsweise beim Wilcoxon-Rangsummentest auf. Dort ist

$$N = m+n, \quad a_i \;=\; 1\{i \le m\}, \quad b_i \;=\; i, \tag{9.1}$$

wenn die Werte der Gesamtstichprobe $\mathbf{Z}$ paarweise verschieden sind.

Lemma 9.1

$$\mathbb{E}(T) \;=\; N\bar{a}\bar{b} \quad \text{und} \quad \mathrm{Var}(T) \;=\; \frac{\left(\|\mathbf{a}\|^2 - N\bar{a}^2\right)\left(\|\mathbf{b}\|^2 - N\bar{b}^2\right)}{N-1},$$

wobei $\|\mathbf{v}\| := \left(\sum_{i=1}^{N} v_i^2\right)^{1/2}$ und $\bar{v} := v_+/N$ für beliebige Vektoren $\mathbf{v} = (v_i)_{i=1}^{N}$ aus $\mathbb{R}^N$.

Für den Spezialfall (9.1) ergeben sich folgende Formeln: $\bar{a} = m/N$ und $\bar{b} = (N+1)/2$, also

$$\mu_W(m,n) := \mathbb{E}(T) \;=\; \frac{m(N+1)}{2}.$$

Ferner ist $\|\mathbf{a}\|^2 = m$ und $\|\mathbf{a}\|^2 - N\bar{a}^2 = mn/N$, sowie $\|\mathbf{b}\|^2 = N(N+1)(2N+1)/6$ und $\|\mathbf{b}\|^2 - N\bar{b}^2 = N(N+1)(N-1)/12$. Folglich ist

$$\sigma_W(m,n)^2 := \mathrm{Var}(T) \;=\; \frac{mn(N+1)(N-1)/12}{N-1} \;=\; \frac{mn(N+1)}{12}.$$

Beweis (Lemma 9.1)
Für beliebige $i,j,k,\ell \in \{1,2,\ldots,N\}$ mit $i \ne j$ ist

$$\mathbb{P}\{\Pi(i) = k\} \;=\; \frac{1}{N} \quad \text{und} \quad \mathbb{P}\{\Pi(i) = k, \Pi(j) = \ell\} \;=\; \frac{1\{k \ne \ell\}}{N(N-1)}.$$

Folglich ist $\mathbb{E}(b_{\Pi(i)}) = \bar{b}$ und

$$\mathbb{E}(T) \;=\; \sum_{i=1}^{N} a_i\,\mathbb{E}(b_{\Pi(i)}) \;=\; \sum_{i=1}^{N} a_i\,\bar{b} \;=\; N\bar{a}\bar{b}.$$

Für die Berechnung der Varianz von T können wir ohne Einschränkung annehmen, dass $a_+ = b_+ = 0$. Denn man kann schreiben

$$T - \mathbb{E}(T) = \sum_{i=1}^{N} a_i(b_{\Pi(i)} - \bar{b}) = \sum_{i=1}^{N} (a_i - \bar{a})(b_{\Pi(i)} - \bar{b}),$$

und für jeden Vektor $\mathbf{v} = (v_i)_{i=1}^{N}$ ist $\sum_{i=1}^{N}(v_i - \bar{v})^2 = \|\mathbf{v}\|^2 - N\bar{v}^2$. Im Falle von $a_+ = b_+ = 0$ ist

$$\begin{aligned}
\mathrm{Var}(T) &= \mathbb{E}\left(\left(\sum_{i=1}^{N} a_i b_{\Pi(i)}\right)^2\right) \\
&= \sum_{i=1}^{N} a_i^2\, \mathbb{E}(b_{\Pi(i)}^2) + \sum_{i,j=1}^{N} 1\{i \neq j\} a_i a_j\, \mathbb{E}(b_{\Pi(i)} b_{\Pi(j)}) \\
&= \sum_{i=1}^{N} a_i^2 \frac{1}{N} \sum_{k=1}^{N} b_k^2 + \sum_{i,j=1}^{N} 1\{i \neq j\} a_i a_j \frac{1}{N(N-1)} \sum_{k,\ell=1}^{N} 1\{k \neq \ell\} b_k b_\ell \\
&= \frac{\|\mathbf{a}\|^2 \|\mathbf{b}\|^2}{N} + \frac{\|\mathbf{a}\|^2 \|\mathbf{b}\|^2}{N(N-1)} \\
&= \frac{\|\mathbf{a}\|^2 \|\mathbf{b}\|^2}{N-1}.
\end{aligned}$$

Denn für einen Vektor $\mathbf{v}$ mit $v_+ = 0$ ist $\sum_{i,j=1}^{N} 1\{i \neq j\} v_i v_j = v_+^2 - \|\mathbf{v}\|^2 = -\|\mathbf{v}\|^2$. $\qquad\square$

9.2 Vergleich zweier Mittelwerte

Nun beschreiben wir zwei klassische, auf Normalitätsannahmen beruhende Student-Verfahren. Die Komponenten von $\mathbf{X}$ und $\mathbf{Y}$ seien unabhängige Zufallsvariablen mit

$$X_i \sim \mathcal{N}(\mu, \sigma^2) \quad \text{bzw.} \quad Y_j \sim \mathcal{N}(\nu, \tau^2).$$

Dabei seien sowohl die Erwartungswerte $\mu, \nu \in \mathbb{R}$ als auch die Standardabweichungen $\sigma, \tau > 0$ unbekannt. Angenommen, man möchte über die Differenz $\mu - \nu$ etwas herausfinden. Naheliegende Schätzer für die unbekannten Parameter sind die Stichprobenmittelwerte $\hat{\mu} = \bar{X}$, $\hat{\nu} = \bar{Y}$ sowie die Stichprobenstandardabweichungen $\hat{\sigma} = S(\mathbf{X})$, $\hat{\tau} = S(\mathbf{Y})$.

Der Fall gleicher Standardabweichungen.   Angenommen, wir wissen bzw. unterstellen, dass $\sigma = \tau$. Dann kann man die Schätzer $S(\mathbf{X})$ und $S(\mathbf{Y})$ zu einem Schätzer $S(\mathbf{X}, \mathbf{Y})$ für σ zusammenfassen:

$$S(\mathbf{X}, \mathbf{Y})^2 := \frac{(m-1)S(\mathbf{X})^2 + (n-1)S(\mathbf{Y})^2}{m+n-2} = \frac{\sum_{i=1}^{m}(X_i - \bar{X})^2 + \sum_{j=1}^{n}(Y_j - \bar{Y})^2}{m+n-2}.$$

Nach Satz 6.1 sind die drei Schätzer $\bar{X}$, $\bar{Y}$ und $S(\mathbf{X}, \mathbf{Y})$ stochastisch unabhängig, wobei

$$\bar{X} \sim \mathcal{N}(\mu, \sigma^2/m), \quad \bar{Y} \sim \mathcal{N}(\nu, \sigma^2/n)$$

und

$$(m+n-2)S(\mathbf{X}, \mathbf{Y})^2 \sigma^2 \sim \chi^2_{m+n-2}.$$

Insbesondere ist $\bar{X} - \bar{Y}$ normalverteilt mit Mittelwert $\mu - \nu$ und Varianz $\sigma^2/m + \sigma^2/n = \sigma^2(m+n)/(mn)$. Daraus ergibt sich, dass die Zufallsgröße

$$\sqrt{\frac{mn}{m+n}} \frac{\bar{X} - \bar{Y} - (\mu - \nu)}{S(\mathbf{X}, \mathbf{Y})}$$

student-verteilt ist mit $m + n - 2$ Freiheitsgraden. Dies liefert die untere $(1 - \alpha)$-Vertrauensschranke

$$\bar{X} - \bar{Y} - t_{m+n-2;1-\alpha}\sqrt{\frac{m+n}{mn}} S(\mathbf{X}, \mathbf{Y}),$$

die obere $(1 - \alpha)$-Vertrauensschranke

$$\bar{X} - \bar{Y} + t_{m+n-2;1-\alpha}\sqrt{\frac{m+n}{mn}} S(\mathbf{X}, \mathbf{Y})$$

bzw. das $(1 - \alpha)$-Vertrauensintervall

$$\left[\bar{X} - \bar{Y} \pm t_{m+n-2;1-\alpha/2}\sqrt{\frac{m+n}{mn}} S(\mathbf{X}, \mathbf{Y})\right]$$

für $\mu - \nu$.

Der allgemeine Fall: Welchs Methode. Der Fall, dass die Standardabweichungen σ und τ verschieden sein können ist überraschend schwierig und unter dem Begriff *Behrens-Fisher-Problem* bekannt. Hier gibt es keine exakten Vertrauensbereiche für $\mu - \nu$, aber ein von Welch vorgeschlagenes approximatives Verfahren ist schon bei moderaten Stichprobenumfängen m und n erstaunlich zuverlässig: Zunächst halten wir fest, dass

$$\bar{X} - \bar{Y} \sim \mathcal{N}(\mu - \nu, \gamma^2) \quad \text{mit } \gamma := \left(\sigma^2/m + \tau^2/n\right)^{1/2}.$$

Mit $\widehat{\gamma} := \left(\widehat{\sigma}^2/m + \widehat{\tau}^2/n\right)^{1/2}$ kann man zeigen, dass die Zufallsvariable

$$\frac{\bar{X} - \bar{Y} - (\mu - \nu)}{\widehat{\gamma}}$$

approximativ student-verteilt ist mit

$$k := \left\lfloor \frac{\gamma^4}{\sigma^4/(m^2(m-1)) + \tau^4/(n^2(n-1))} \right\rfloor$$

Freiheitsgraden, wenn $m, n \to \infty$. Ersetzt man nun die unbekannten Größen γ, σ und τ durch die entsprechenden Schätzer $\widehat{\gamma}$, $\widehat{\sigma}$ und $\widehat{\tau}$, dann erhält man eine geschätzte Anzahl $\widehat{k}$ von Freiheitsgraden und die folgenden approximativen $(1 - \alpha)$-Vertrauensbereiche für $\mu - \nu$: Die untere Vertrauensschranke

$$\bar{X} - \bar{Y} - t_{\widehat{k};1-\alpha}\widehat{\gamma},$$

die obere Vertrauensschranke

$$\bar{X} - \bar{Y} + t_{\widehat{k};1-\alpha}\widehat{\gamma}$$

bzw. das Vertrauensintervall

$$\left[\bar{X} - \bar{Y} \pm t_{\widehat{k};1-\alpha/2}\widehat{\gamma}\right].$$

Approximative Validität. Falls die Beobachtungen X_i und Y_j zwar die angegebenen Erwartungswerte und Standardabweichungen haben, aber nicht normalverteilt sind, halten die obigen Vertrauensbereiche zumindest approximativ das vorgegebene Niveau, wenn $m, n \to \infty$.

9.3 Vergleich zweier Poisson-Parameter

In diesem Abschnitt beschreiben wir noch ein exaktes Verfahren, um den Quotienten zweier Poisson-Parameter abzuschätzen. Dieses Verfahren kommt in verschiedenen Experimenten mit Zellkulturen, die beispielsweise in der Biologie oder Onkologie durchgeführt werden, zum Einsatz. Mathematisch gesprochen, beobachtet man zwei stochastisch unabhängige Zufallsvariablen X und Y mit Verteilung $\mathrm{Poiss}(\lambda)$ bzw. $\mathrm{Poiss}(\mu)$. Dabei sind die Parameter $\lambda, \mu > 0$ unbekannt, und man möchte Aussagen über den Quotienten λ/μ machen. Im Grunde genommen vergleichen wir also zwei Stichproben vom Umfang $m = n = 1$! Die Verteilungsannahme bedeutet, dass

$$\mathrm{IP}\{X = k, Y = \ell\} \;=\; e^{-\lambda}\frac{\lambda^k}{k!}\, e^{-\mu}\frac{\mu^\ell}{\ell!} \quad \text{für } k, \ell \in \mathbb{N}_0.$$

Nun betrachten wir die bedingte Verteilung von X, gegeben die Summe $X + Y$ habe einen bestimmten Wert s. Bekanntlich ist $X + Y$ nach $\mathrm{Poiss}(\lambda + \mu)$ verteilt. Daher ist

$$
\begin{aligned}
\mathrm{IP}(X = k \,|\, X + Y = s) \;&=\; \frac{\mathrm{IP}\{X = k, Y = s - k\}}{\mathrm{IP}\{X + Y = s\}} \\[2mm]
&=\; \frac{\mathrm{IP}\{X = k\}\,\mathrm{IP}\{Y = s - k\}}{\mathrm{IP}\{X + Y = s\}} \\[2mm]
&=\; \frac{e^{-\lambda}(\lambda^k/k!)\,e^{-\mu}(\mu^{s-k}/(s-k)!)}{e^{-(\lambda+\mu)}(\lambda + \mu)^s/s!} \\[2mm]
&=\; \binom{s}{k}\Big(\frac{\lambda}{\lambda + \mu}\Big)^k \Big(\frac{\mu}{\lambda + \mu}\Big)^{s-k} \\[2mm]
&=\; \binom{s}{k}\rho^k(1 - \rho)^{s-k},
\end{aligned}
$$

wobei

$$\rho = \rho(\lambda/\mu) \;:=\; \frac{\lambda/\mu}{1 + \lambda/\mu}.$$

Die bedingte Verteilung von X, gegeben $X + Y = s$, ist also eine Binomialverteilung mit Parametern s und ρ. Nun betrachten wir Konfidenzschranken für ρ wie in Kapitel 4: Für $s \in \mathbb{N}$, $k \in \{0, 1, \ldots, s\}$ und $\alpha \in\,]0, 1[$ seien $a_\alpha(k, s), b_\alpha(k, s) \in [0, 1]$ derart, dass für beliebige Parameter $\rho \in [0, 1]$ und $H \sim \mathrm{Bin}(s, \rho)$ gilt:

$$\left.\begin{aligned}
\mathrm{IP}\{\rho \geq a_\alpha(H, s)\} \\
\mathrm{IP}\{\rho \leq b_\alpha(H, s)\}
\end{aligned}\right\} \;\geq\; 1 - \alpha.$$

Dann ist auch

$$\left.\begin{aligned}
\mathrm{IP}\{\rho \geq a_\alpha(X, X + Y)\} \\
\mathrm{IP}\{\rho \leq b_\alpha(X, X + Y)\}
\end{aligned}\right\} \;\geq\; 1 - \alpha.$$

Denn $\mathbb{P}\{\rho \geq a_\alpha(X, X + Y)\}$ ist gleich

$$\sum_{s=0}^{\infty} \mathbb{P}\{X + Y = s\} \, \mathbb{P}\big(\rho \geq a_\alpha(X, s) \,\big|\, X + Y = s\big) \;\geq\; \sum_{s=0}^{\infty} \mathbb{P}\{X + Y = s\} (1 - \alpha) \;=\; 1 - \alpha,$$

und analog behandelt man die obere Schranke $b_\alpha(X, X + Y)$ für ρ. Diese Schranken kann man nun in Schranken für λ/μ umrechnen. Denn für $x \in [0, \infty]$ und $y \in [0, 1]$ ist $x/(1 + x) = y$ genau dann, wenn $x = y/(1 - y)$. Auf diese Weise erhalten wir also die untere und obere Konfidenzschranke

$$\frac{a_\alpha(X, X + Y)}{1 - a_\alpha(X, X + Y)} \quad \text{bzw.} \quad \frac{b_\alpha(X, X + Y)}{1 - b_\alpha(X, X + Y)}$$

oder das zweiseitige Konfidenzintervall

$$\left[\frac{a_{\alpha/2}(X, X + Y)}{1 - a_{\alpha/2}(X, X + Y)}, \frac{b_{\alpha/2}(X, X + Y)}{1 - b_{\alpha/2}(X, X + Y)} \right]$$

für λ/μ. Das Konfidenzniveau ist jeweils $1 - \alpha$.

Beispiel 9.4

Zwei Kulturen mit Tumorzellen und identischer Anfangskonzentration c werden mit Chemotherapeutika A bzw. B versetzt. Nach einer gewissen Zeit misst man in einer Zählkammer für die erste Zellkultur $X = 24$ Zellen und die zweite Kultur $Y = 7$ Zellen. Die ermittelten Zellzahlen kann man als Poisson-verteilt mit unbekannten Parametern λ und μ betrachten. Diese Parameter sind proportional zu den Zellkonzentrationen der beiden Zellkulturen nach der Behandlung, und der Quotient λ/μ quantifiziert, wieviel wirksamer Substanz B im Vergleich zu Substanz A ist. Für $\alpha = 0.01$ ergibt sich

$$a_{0.005}(24, 31) = 0.533 \quad \text{und} \quad b_{0.005}(24, 31) = 0.930.$$

Wir können also mit einer Sicherheit von 99 Prozent davon ausgehen, dass

$$\frac{\lambda}{\mu} \in \left[\frac{0.533}{1 - 0.533}, \frac{0.930}{1 - 0.930} \right] = [1.141, 13.210].$$

Insbesondere ist Substanz B signifikant wirksamer als Substanz A, wenngleich die untere Schranke recht nahe an Eins ist.

Hätte man doppelt so große Zellzahlen ermittelt, also $X = 48$ und $Y = 14$, dann wäre das zweiseitige 0.99–Konfidenzintervall für λ/μ gleich $[1.573, 8.384]$.

9.4 Übungsaufgaben

Aufgabe 9.1
Wenden Sie Fishers exakten Test auf die zwei folgenden Datenbeispiele an. Beschreiben Sie jeweils Nullhypothese und Alternative.

(a) In einer Studie über Herzinfarkt wurde bei 45 Patienten nach einem akuten Herzinfarkt die relative Blutmenge, die von der linken Herzkammer in einer Phase ausgestoßen wird, bestimmt (EF = ejection fraction). Ein niedriger EF-Wert deutet auf einen beschädigten Herzmuskel hin. In der Folgezeit verstarben vier Patienten. Die folgende Tabelle stellt die Überlebensdaten dar, wobei die Patienten nach dem EF-Wert in zwei Gruppen unterteilt wurden.

EF	verstorben	lebend
< 35%	4	9
≥ 35%	0	32

(b) In einer Studie über Chemotherapie von Ovarialkarzinomen wurden die Überlebenszeiten von 33 Frauen verglichen. Manche Personen wurden ein- bis viermal behandelt, andere mindestens zehnmal. Die folgende Tabelle gibt an, wieviele Personen nach fünf Jahren noch am Leben waren.

Anz. Chemoth.	verstorben	lebend
1 − 4	21	2
≥ 10	2	8

Aufgabe 9.2
Um die Beziehung zwischen Kochsalz-Konsum und hohem Blutdruck zu untersuchen, wurden zwei Gruppen von Versuchspersonen ausgewählt, von denen die eine Gruppe aus zehn Personen mit hohem Blutdruck, die andere aus zwölf Personen mit normalem Blutdruck bestand. Sie wurden für eine Woche isoliert, und es wurde ihre tägliche Na^+-Aufnahme gemessen. Dabei ergaben sich folgende Messwerte:

normal			hoch		
10.2	45.8	43.1	92.8	34.7	84.5
2.2	63.6	0.0	54.8	62.2	250.8
0.0	1.8	0.0	51.6	11.0	
2.6	0.0	3.7	61.7	39.1	

Formulieren und testen Sie eine Nullhypothese mithilfe des Wilcoxon-Tests. Welchen Wert hat hier die Mann-Whitney-Statistik $U(\mathbf{X}, \mathbf{Y})$?

Aufgabe 9.3 (Wilcoxon- und Mann-Whitney-U-Statistik)
Zeigen Sie, dass zwischen der Wilcoxon-Statistik $T_W(\mathbf{X}, \mathbf{Y})$ und der Mann-Whitney-U-Statistik $U(\mathbf{X}, \mathbf{Y})$ folgender Zusammenhang besteht:

$$T_W(\mathbf{X}, \mathbf{Y}) = \frac{m(m+1)}{2} + U(\mathbf{X}, \mathbf{Y}).$$

Aufgabe 9.4
Betrachten Sie nochmals Beispiel 9.4. Angenommen man hätte $X = 30$ und $Y = 4$ Zellen gefunden. Wie sähe dann ein zweiseitiges 0.99–Konfidenzintervall für λ/μ aus?

10 Multiple Vergleiche und Tests auf Assoziation

In Kapitel 9 behandelten wir den Vergleich zweier Datenvektoren. Eine naheliegende Verallgemeinerung ist der Vergleich von $K \geq 2$ Datenvektoren $\mathbf{Y}_i = (Y_{i,j})_{j=1}^{n(i)}$, $1 \leq i \leq K$, mit Komponenten $Y_{i,j}$ in einer Menge $\mathscr{Y}$. Die Frage ist, ob zwischen diesen Vektoren signifikante Unterschiede bestehen. Eine einfache, aber oftmals erfolgreiche Methode basiert auf sogenannten multiplen Vergleichen und Adjustierungen, die wir in Abschnitt 10.1 behandeln. Dabei wendet man Vertrauensbereiche oder Tests für den Vergleich zweier Stichproben mehrfach an, berücksichtigt aber, dass mehrere solche Verfahren kombiniert werden.

Oftmals handelt es sich bei solchen Vektoren $\mathbf{Y}_i$ um Teile eines großen Datenvektors $\mathbf{Y}$, die sich aus dem Wert einer weiteren, kategoriellen Variable X ergeben. Wenn nicht, kann man eine solche Datenmatrix mit Spalten $\mathbf{X}$ und $\mathbf{Y}$ wie folgt definieren:

$$\mathbf{Y} := \begin{pmatrix} Y_{1,1}, & \dots, & Y_{1,n(1)}, & Y_{2,1}, & \dots, & Y_{2,n(2)}, & \dots, & Y_{K,1}, & \dots, & Y_{K,n(K)} \end{pmatrix}^{\top} \in \mathscr{Y}^n,$$
$$\mathbf{X} := \begin{pmatrix} 1, & \dots, & 1, & 2, & \dots, & 2, & \dots, & K, & \dots, & K \end{pmatrix}^{\top} \in \mathscr{X}^n,$$

wobei $n = n(1) + \dots + n(K)$ und $\mathscr{X} := \{1, 2, \dots, K\}$. Die ursprüngliche Frage, ob zwischen den K Vektoren $\mathbf{Y}_i$ signifikante Unterschiede bestehen, entspricht nun der zunächst vage formulierten Frage, ob zwischen $X-$ und $Y-$Werten ein Zusammenhang besteht. Diese Frage werden wir im allgemeinen Fall einer Stichprobe von n Fällen behandeln, wobei für Fall Nummer i die Werte $X_i \in \mathscr{X}$ und $Y_i \in \mathscr{Y}$ zweier Variablen vorliegen.

10.1 Bonferroni- und Holm-Adjustierungen

Dieser Unterabschnitt widmet sich einem allgemeinen Problem, das nicht nur beim Vergleich mehrerer Stichproben auftritt: In vielen Studien berechnet man nicht einen, sondern mehrere Tests oder Konfidenzbereiche. Verwendet man jeweils eine obere Schranke α für das Risiko, eine falsche Aussage zu treffen, dann ist in der Regel das Risiko, *irgendeinen* Fehler zu begehen, höher als α. Mitunter möchte man aber sicherstellen, dass alle Teilaussagen *simultan* mit einer gewissen Sicherheit von $1 - \alpha$ korrekt sind!

Bonferroni-Adjustierung. Eine simultane Sicherheit von $1 - \alpha$ für alle Teilaussagen kann man erreichen, indem man bei jeder Teilauswertung die Risikoschranke α durch α/m ersetzt, wenn m die Gesamtzahl aller Teilauswertungen ist.

Etwas formaler: Sei A_i das Ereignis, dass man bei der i–ten Teilauswertung einen Fehler begeht. Wenn es sich um einen Konfidenzbereich für einen unbekannten Parameter θ_i handelt, dann ist A_i das Ereignis, dass θ_i außerhalb des besagten Konfidenzbereiches liegt. Geht es um den Test einer Nullhypothese H_i, dann ist A_i das Ereignis, dass diese zu Unrecht abgelehnt wird. Wenn

$\mathbb{P}(A_i) \leq \alpha/m$ für alle i, dann ist die Wahrscheinlichkeit, *irgendeinen* Fehler zu begehen, gleich

$$\mathbb{P}\left(\bigcup_{i=1}^{m} A_i\right) \leq \sum_{i=1}^{m} \mathbb{P}(A_i) \leq \alpha.$$

Diese Adjustierungsmethode ist zwar recht grob, aber zuverlässig und führt in vielen Fällen zu brauchbaren Ergebnissen.

Holm-Adjustierung.   Falls es sich bei allen Teilauswertungen um Tests handelt, gibt es eine auf S. Holm (1970) zurückgehende Verfeinerung der Bonferroni-Adjustierung. Seien H_1, H_2, ..., H_m die fraglichen Nullhypothesen und π_1, π_2, ..., π_m entsprechende P-Werte, $\pi_i = \pi_i(\text{Daten})$. Das heißt, für beliebige $\alpha \in\,]0,1[$ und $i = 1,\ldots,m$ ist

$$\mathbb{P}\{\pi_i \leq \alpha\} \leq \alpha \quad \text{sofern } H_i \text{ zutrifft.}$$

Die Bonferroni-Adjustierung lässt sich auch mit den *adjustierten P-Werten*

$$\pi_i^{(B)} := m\pi_i \quad \text{oder} \quad \pi_i^{(B)} := \min(m\pi_i, 1)$$

beschreiben. (Das Abschneiden bei Eins hat nur ästhetische Gründe.) Mit einer Sicherheit von $1 - \alpha$ kann man behaupten, dass *alle* Nullhypothesen H_i mit $\pi_i^{(B)} \leq \alpha$ nicht zutreffen.

Für die Holm-Adjustierung ordnet man die Nullhypothesen vorübergehend um: Seien

$$\begin{array}{ccccccc}
\pi_{(1)} & \leq & \pi_{(2)} & \leq & \cdots & \leq & \pi_{(m)} \\
H_{(1)} & , & H_{(2)} & , & \cdots & , & H_{(m)}
\end{array}$$

die der Größe nach sortierten P-Werte und die entsprechenden Nullhypothesen. Dann definieren wir die adjustierten P-Werte

$$\pi_{(j)}^{(H)} := \max_{i=1,2,\ldots,j} (m+1-i)\pi_{(i)} \quad \text{oder} \quad \pi_{(j)}^{(H)} := \min\left(\max_{i=1,2,\ldots,j} (m+1-i)\pi_{(i)},\, 1\right).$$

Man kann sich leicht davon überzeugen, dass $\pi_{(i)}^{(H)} \leq \pi_{(i)}^{(B)}$ für alle $i = 1,2,\ldots,m$. Auch jetzt kann man mit einer Sicherheit von $1 - \alpha$ behaupten, dass *alle* Nullhypothesen $H_{(i)}$ mit $\pi_{(i)}^{(H)} \leq \alpha$ nicht zutreffen.

Beweis (Validität von Holms Methode)

Angenommen, $\ell \geq 1$ der m Nullhypothesen sind korrekt. Durch entsprechende Nummerierung können wir annehmen, dass es sich um $H_1,\ldots H_\ell$ handelt. Deren Holm-adjustierte P-Werte sind nicht kleiner als

$$\ell \min\{\pi_1,\ldots,\pi_\ell\}.$$

Denn in der sortierten Liste $\pi_{(1)}, \pi_{(2)},\ldots,\pi_{(m)}$ seien $\pi_{(J_1)},\ldots,\pi_{(J_\ell)}$ die P-Werte der zutreffenden Nullhypothesen, wobei $J_1 < \cdots < J_\ell$. Für beliebige $k \in \{1,2,\ldots,\ell\}$ ist dann

$$\pi_{(J_k)}^{(H)} \geq \pi_{(J_1)}^{(H)} \geq (m+1-J_1)\pi_{(J_1)} \geq \ell\pi_{(J_1)} = \ell \min\{\pi_1,\ldots,\pi_\ell\}$$

nach Definition der Holm-adjustierten P-Werte und wegen $J_1 \leq m + 1 - \ell$. Folglich ist

$$\mathbb{P}\big(\text{eine der Hypothesen } H_1, \ldots, H_\ell \text{ wird abgelehnt}\big)$$

$$\leq \ \mathbb{P}\big(\min(\pi_1, \ldots, \pi_\ell) \leq \alpha/\ell\big) \ \leq \ \sum_{k=1}^{\ell} \mathbb{P}\big(\pi_k \leq \alpha/\ell\big) \ \leq \ \sum_{k=1}^{m} \alpha/m \ = \ \alpha. \qquad \square$$

Beispiel 10.1
Wir betrachten den Datensatz 'StatWiSo2003.txt' und die Variable 'ZufZiffer' mit Werten in $\{0, 1, \ldots, 9\}$. Nun betrachten wir diesen Datensatz als zufällige Stichprobe aus der Grundgesamtheit aller Studierenden 2003 im Kanton Bern und definieren für $j = 1, 2, \ldots, 10$ den Parameter

$$p_j := \mathbb{P}\big(\text{eine zufällig ausgewählte Person wählt Ziffer } j - 1\big).$$

Die in der Stichprobe beobachtete Häufigkeit N_j der Ziffer $j - 1$ modellieren wir also als Zufallsvariable mit Verteilung $\mathrm{Bin}(n, p_j)$, $n = 262$. Nun berechnen wir simultane 95%-Konfidenzbereiche für diese $m = 10$ Parameter p_j. Das heißt, für jedes p_j berechnen wir ein Konfidenzintervall $[a_j, b_j] = \big[a_j(N_j), b_j(N_j)\big]$ mit Vertrauensniveau $1 - 0.05/10 = 0.995$. Dann können wir mit einer Sicherheit von 95% davon ausgehen, dass *alle* 10 Intervalle $[a_j, b_j]$ den entsprechenden Parameter p_j enthalten. Tabelle 10.1 enthält die Daten N_j, die Punktschätzer $\hat{p}_j = N_j/n$ und die Vertrauensschranken a_j, b_j. Insbesondere kann man mit einer Sicherheit von 95% behaupten, dass die Ziffern 0, 1 und 2 seltener und die Ziffer 7 deutlich häufiger als bei rein zufälliger Auswahl ($p_j = 0.1$) auftreten.

$j-1$	N_j	$\hat{p}_j$	a_j	b_j
0	8	0.0305	0.0088	**0.0736**
1	6	0.0229	0.0051	**0.0625**
2	12	0.0458	0.0175	**0.0945**
3	32	0.1221	0.0720	0.1890
4	25	0.0954	0.0516	0.1572
5	23	0.0878	0.0460	0.1479
6	28	0.1069	0.0602	0.1709
7	70	0.2672	**0.1942**	0.3503
8	41	0.1565	0.0995	0.2286
9	17	0.0649	0.0298	0.1194

Tabelle 10.1: Simultane 95%-Vertrauensintervalle für p_j in Beispiel 10.1.

Angenommen, uns interessiert ausschließlich, welche Parameter p_j in welche Richtung von 0.1 abweichen. Zu diesem Zweck testen wir simultan die 20 Nullhypothesen

$$H_j : p_j \geq 0.1 \quad (1 \leq j \leq 10)$$

und

$$H_{10+j} : p_j \leq 0.1 \quad (1 \leq j \leq 10)$$

auf dem Niveau von 5%. Entsprechende P-Werte sind gegeben durch

$$\pi_j := \mathrm{Bincdf}_{n,0.1}(N_j) \quad (1 \leq j \leq 10)$$

und

$$\pi_{10+j} := 1 - \text{Bincdf}_{n,0.1}(N_j - 1) \quad (1 \le j \le 10).$$

Tabelle 10.2 enthält diese P-Werte und die entsprechenden Holm-adjustierten P-Werte $\pi_i^{(H)}$. Wir können jetzt also mit einer Sicherheit von 95% behaupten, dass die Ziffern 0, 1 und 2 zu selten, die Ziffern 7 und 8 zu häufig gewählt werden. Im Vergleich mit den simultanen Konfidenzintervallen $[a_j, b_j]$ verlieren wir zwar Informationen darüber, wie stark die allfälligen Abweichungen der p_j von 0.1 sind. Dafür zeigt sich aber, dass auch die beobachtete Häufigkeit der Ziffer 8 signifikant zu hoch ist, obwohl 0.1 im entsprechenden Vertrauensintervall liegt.

$j-1$	N_j	π_j	π_{10+j}	$\pi_j^{(H)}$	$\pi_{10+j}^{(H)}$
0	8	$1.6149 \cdot 10^{-5}$	1.0000	$\mathbf{2.9068 \cdot 10^{-4}}$	1.0000
1	6	$1.0263 \cdot 10^{-6}$	1.0000	$\mathbf{1.9499 \cdot 10^{-5}}$	1.0000
2	12	$1.0367 \cdot 10^{-3}$	0.9996	$\mathbf{0.0176}$	1.0000
3	32	0.9000	0.1383	1.0000	1.0000
4	25	0.4534	0.6276	1.0000	1.0000
5	23	0.2957	0.7735	1.0000	1.0000
6	28	0.6896	0.3847	1.0000	1.0000
7	70	1.0000	$1.4433 \cdot 10^{-14}$	1.0000	$\mathbf{2.8866 \cdot 10^{-13}}$
8	41	0.9984	$2.7580 \cdot 10^{-3}$	1.0000	$\mathbf{0.0441}$
9	17	0.0311	0.9821	0.4659	1.0000

Tabelle 10.2: Einzelne und Holm-adjustierte P-Werte für Beispiel 10.1.

Um die P-Werte $\pi_i^{(H)}$ "zu Fuß" zu bestimmen, muss man die 20 P-Werte der Größe nach sortieren, dann $\pi_{(i)}$ mit $21 - i$ multiplizieren (und bei Eins abschneiden) und schließlich das kumulative Maximum bestimmen. Speziell mit R ist dies unnötig, denn mit der Prozedur p.adjust kann man einen Vektor oder eine Matrix von P-Werten nach Bonferronis oder Holms Methode adjustieren.

Beispiel 10.2 (Schnarchen und Herzkrankheiten)
In einer Studie wurden 2484 Männer untersucht. Zum einen wurde festgestellt, ob eine Erkrankung des Herzens vorliegt ($Y = 1$) oder nicht ($Y = 2$). Desweiteren wurden sie anhand von Aussagen der Lebenspartner in vier Kategorien bezüglich ihres Schnarchens unterteilt, nämlich 'nie' ($X = 1$), 'manchmal' ($X = 2$), 'oft, mindestens jede zweite Nacht' ($X = 3$) oder 'jede Nacht' ($X = 4$). Die Frage war, ob und in welcher Richtung ein Zusammenhang zwischen dem Schnarchen (X) und dem Vorliegen einer Herzkrankheit (Y) besteht. Die folgende *Kontingenztafel* enthält die Anzahl der Fälle für alle acht Kombinationen von X und Y:

Herzkrank?	Schnarchen?			
	nie	manchm.	oft	jede N.
ja	24	35	21	30
nein	1355	603	192	224

Nun möchten wir für jedes Paar (x_1, x_2) von ganzen Zahlen $1 \le x_1 < x_2 \le 4$ ein Konfidenzintervall für den Chancenquotienten

$$\rho_{x_1, x_2} := \frac{\mathbb{P}\{X = x_1, Y = 1\}\, \mathbb{P}\{X = x_2, Y = 2\}}{\mathbb{P}\{X = x_1, Y = 2\}\, \mathbb{P}\{X = x_2, Y = 1\}}$$

angeben; siehe auch Kapitel 5. Dabei ist ρ_{x_1,x_2} kleiner als Eins genau dann, wenn die relative Häufigkeit von Herzerkrankungen innerhalb der Teilpopulation $[X = x_1]$ kleiner ist als diejenige innerhalb von $[X = x_2]$. Tabelle 10.3 zeigt in der dritten Spalte Schätzwerte für diese sechs Chancenquotienten. Dass alle Schätzer kleiner als Eins sind, ist ein Indiz dafür, dass es die Häufigkeit von Herzerkrankungen mit dem Wert von X zunimmt. In der vierten und fünften Spalte von Tabelle 10.3 sieht man die Grenzen von 95%–Konfidenzintervallen $[a_{x_1,x_2}, b_{x_1,x_2}]$ für ρ_{x_1,x_2}. Dass in fünf von sechs Fällen die obere Schranke kleiner als Eins ist, bietet ein noch stärkeres Indiz für den besagten Zusammenhang. Möchte man aber eine Aussage simultan über alle sechs Chancenquotienten treffen, dann sollten die Konfidenzintervalle jeweils Konfidenzniveau $1 - 0.05/6$ haben. Die entsprechenden Schranken $a_{x_1,x_2}^{(B)}$ und $b_{x_1,x_2}^{(B)}$ sieht man in der sechsten und siebten Spalte. Nun kann man mit einer Sicherheit von 95% behaupten, dass $\rho_{1,2}$, $\rho_{1,3}$, $\rho_{1,4}$ und $\rho_{2,4}$ strikt kleiner als Eins sind.

x_1	x_2	$\widehat{\rho}_{x_1,x_2}$	a_{x_1,x_2}	b_{x_1,x_2}	$a_{x_1,x_2}^{(B)}$	$b_{x_1,x_2}^{(B)}$
nie	manchm.	0.3053	0.1721	0.5334	0.1417	**0.6382**
nie	oft	0.1622	0.0847	0.3129	0.0685	**0.3890**
nie	jede N.	0.1325	0.0726	0.2393	0.0594	**0.2897**
manchm.	oft	0.5311	0.2925	0.9849	0.2420	1.2142
manchm.	jede N.	0.4338	0.2520	0.7504	0.2111	**0.9001**
oft	jede N.	0.8170	0.4293	1.5303	0.3460	1.8707

Tabelle 10.3: Einfache und simultane 95% Konfidenzschranken in Beispiel 10.2.

Angenommen uns interessiert primär, ob und gegebenenfalls welche Chancenquotienten ρ_{x_1,x_2} von Eins abweichen, inklusive der Richtung. Das heißt, wir testen für jedes Paar (x_1, x_2) von ganzen Zahlen $1 \leq x_1 < x_2 \leq 4$ die Nullhypothesen $H_{\ell,x_1,x_2} : \rho_{x_1,x_2} \geq 1$ und $H_{r,x_1,x_2} : \rho_{x_1,x_2} \leq 1$. Dazu berechnen wir die entsprechenden P-Werte π_{ℓ,x_1,x_2} und π_{r,x_1,x_2} mit Fishers exaktem Test; siehe dritte und vierte Spalte von Tabelle 10.4. Diese adjustieren wir dann nach Holms Methode. Dabei ergeben sich die P-Werte in der fünften und sechsten Spalte von Tabelle 10.4. Wir können also auch nach dieser Auswertung mit einer Sicherheit von 95% behaupten, dass *alle* Chancenquotienten $\rho_{1,2}$, $\rho_{1,3}$, $\rho_{1,4}$ und $\rho_{2,4}$ kleiner als Eins sind. Nur über $\rho_{2,3}$ und $\rho_{3,4}$ können wir nach wie vor nicht viel sagen. Dies ist durchaus plausibel, denn man kann sich gut vorstellen, dass für einige Befragte die Unterscheidung zwischen 'manchmal' und 'oft' bzw. zwischen 'oft' und 'jede Nacht' schwierig war.

x_1	x_2	π_{ℓ,x_1,x_2}	π_{r,x_1,x_2}	$\pi_{\ell,x_1,x_2}^{(H)}$	$\pi_{r,x_1,x_2}^{(H)}$
nie	manchm.	$7.8634 \cdot 10^{-6}$	1.0	$\mathbf{7.8634 \cdot 10^{-5}}$	1.0
nie	oft	$3.5406 \cdot 10^{-8}$	1.0	$\mathbf{3.8946 \cdot 10^{-7}}$	1.0
nie	jede N.	$5.2724 \cdot 10^{-12}$	1.0	$\mathbf{6.3268 \cdot 10^{-11}}$	1.0
manchm.	oft	0.0222	0.9894	0.1777	1.0
manchm.	jede N.	$1.2388 \cdot 10^{-3}$	0.9995	**0.0111**	1.0
oft	jede N.	0.3010	0.7942	1.0	1.0

Tabelle 10.4: Einfache und Holm-adjustierte P-Werte in Beispiel 10.2.

Anmerkung zu ein- bzw. zweiseitigen Tests. Die in Kapitel 8 eingeführten zweiseitigen P-Werte $\pi_z(D) = 2\min\big(\pi_\ell(D), \pi_r(D)\big)$ kann man als Spezialfall der Bonferroni-Adjustierung auffassen. Man kombiniert eigentlich zwei einseitige Tests mit P-Werten $\pi_\ell(D)$ bzw. $\pi_r(D)$, jeweils mit einer einseitigen Arbeitshypothese, zu einem multiplen Test. Dies ist übrigens auch der Grund, warum wir uns im Falle von $\pi_z(D) \leq \alpha$ oft aus dem Fenster lehnen und eine Aussage über die Richtung des "Effekts" wagen.

Bei Verwendung der Holm-Adjustierung sollte man stets mit einseitigen P-Werten wie in den vorangehenden Beispielen arbeiten. Anderenfalls würde man zwei Adjustierungsmethoden vermischen, und Aussagen über die Richtung von "Effekten" wären streng genommen unzulässig.

10.2 Tests auf Assoziation

Je nach Anwendung betrachtet man den Vektor $\mathbf{X}$ als zufällig oder als fest. Wenn man beispielsweise eine Stichprobe von n Personen aus einer bestimmten Population betrachtet und für die i–te Person ihre Körpergröße X_i und ihren Intelligenzquotienten Y_i ermittelt, dann kann man die Paare (X_i, Y_i) als stochastisch unabhängige, identisch verteilte Zufallsvariablen betrachten. Andererseits denke man beispielsweise an ein Experiment, in welchem die Auswirkung einer bestimmten Substanz auf das Wachstum einer Zellkultur untersucht wird. Von n Zellkulturen mit identischer Anfangskonzentration wird die i–te Kultur mit der besagten Substanz in der Konzentration X_i versetzt, und nach einer bestimmten Zeit ermittelt man die Zellkonzentration Y_i. Bei den X–Werten handelt es sich hier um willkürlich gewählte Einstellgrößen, während die Y–Werte zufällig sind.

In beiden Fällen kann man die Annahme, dass zwischen X- und Y-Werten kein Zusammenhang besteht, wie folgt *nichtparametrisch* beschreiben:

Nullhypothese H_o. Der Vektor $\mathbf{Y}$ ist *gegenüber* $\mathbf{X}$ *austauschbar*. Das heißt, das Paar $(\mathbf{X}, \mathbf{Y})$ ist eine $\mathscr{X}^n \times \mathscr{Y}^n$–wertige Zufallsvariable, und für beliebige Permutationen $\sigma \in \mathscr{S}_n$ ist $(\mathbf{X}, \sigma\mathbf{Y})$ genauso verteilt wie $(\mathbf{X}, \mathbf{Y})$. Dabei bezeichnet $\sigma\mathbf{Y}$ den Vektor $(Y_{\sigma(i)})_{i=1}^n$.

Hier ist eine andere Formulierung dieser Nullhypothese: Sei Π eine rein zufällige Permutation von $\{1, 2, \ldots, n\}$, die von den Datenvektoren $\mathbf{X}$, $\mathbf{Y}$ stochastisch unabhängig ist. Dann ist $(\mathbf{X}, \mathbf{Y})$ genauso verteilt wie $(\mathbf{X}, \Pi\mathbf{Y})$.

Die Nullhypothese H_o lässt sich ähnlich wie in Kapitel 8 mithilfe von Permutationstests überprüfen: Für eine gegebene Teststatistik $T : \mathscr{X}^n \times \mathscr{Y}^n \to \mathbb{R}$ verwendet man den links-, rechts- oder zweiseitigen P-Wert

$$\pi_\ell(\mathbf{X}, \mathbf{Y}) \;:=\; \frac{\#\{\sigma \in \mathscr{S}_n : T(\mathbf{X}, \sigma\mathbf{Y}) \leq T(\mathbf{X}, \mathbf{Y})\}}{n!} \;=\; \mathbb{P}\big(T(\mathbf{X}, \Pi\mathbf{Y}) \leq T(\mathbf{X}, \mathbf{Y}) \,\big|\, \mathbf{X}, \mathbf{Y}\big),$$

$$\pi_r(\mathbf{X}, \mathbf{Y}) \;:=\; \frac{\#\{\sigma \in \mathscr{S}_n : T(\mathbf{X}, \sigma\mathbf{Y}) \geq T(\mathbf{X}, \mathbf{Y})\}}{n!} \;=\; \mathbb{P}\big(T(\mathbf{X}, \Pi\mathbf{Y}) \geq T(\mathbf{X}, \mathbf{Y}) \,\big|\, \mathbf{X}, \mathbf{Y}\big)$$

bzw. $\pi_z(\mathbf{X}, \mathbf{Y}) := 2\min\big(\pi_\ell(\mathbf{X}, \mathbf{Y}), \pi_r(\mathbf{X}, \mathbf{Y})\big)$, je nach Fragestellung.

Kontingenztafeln.   Angenommen beide Variablen sind kategoriell, sagen wir, mit Werten $X_i \in \mathscr{X} = \{1, 2, \ldots, K\}$ und $Y_i \in \mathscr{Y} = \{1, 2, \ldots, L\}$. In diesem Falle kann man die Daten auf die KL Kenngrößen

$$N_{x,y} = N_{x,y}(\mathbf{X}, \mathbf{Y}) := \#\{i : X_i = x, Y_i = y\} \quad (x \in \mathscr{X}, y \in \mathscr{Y})$$

reduzieren und in Form einer *Kontingenztafel* darstellen:

x	1	$\begin{matrix}y\\2\end{matrix}$	$\cdots$	L	
1	$N_{1,1}$	$N_{1,2}$	$\cdots$	$N_{1,L}$	$N_{1,+}$
2	$N_{2,1}$	$N_{2,2}$	$\cdots$	$N_{2,L}$	$N_{2,+}$
$\vdots$	$\vdots$	$\vdots$		$\vdots$	$\vdots$
K	$N_{K,1}$	$N_{K,2}$	$\cdots$	$N_{K,L}$	$N_{K,+}$
	$N_{+,1}$	$N_{+,2}$	$\cdots$	$N_{+,L}$	n

Dabei wurden noch Zeilen- und Spaltensummen hinzugefügt:

$$N_{x,+} := \sum_{y=1}^{L} N_{x,y} = \#\{i : X_i = x\} \quad \text{bzw.} \quad N_{+,y} := \sum_{x=1}^{K} N_{x,y} = \#\{i : Y_i = y\}.$$

Beispiel (10.2, Forts.)
Die vollständige Kontingenztafel für dieses Datenbeispiel sieht wie folgt aus:

Schnarchen?	herzkrank? ja	nein	
nie	24	1355	1379
manchm.	35	603	638
oft	21	192	213
jede N.	30	224	254
	110	2374	2484

Statistische Analyse.   Die Frage ist nun, wie man eine solche Kontingenztafel bewertet im Hinblick auf mögliche Assoziation zwischen den beiden Variablen. Aus Lemma 9.1, angewandt auf $a_i := 1\{X_i = x\}$ und $b_i := 1\{Y_i = y\}$, folgt, dass

$$\overline{N}_{x,y} := \mathbb{E}\big(N_{x,y}(\mathbf{X}, \Pi\mathbf{Y}) \,\big|\, \mathbf{X}, \mathbf{Y}\big) = \frac{N_{x,+} N_{+,y}}{n}, \tag{10.1}$$

$$S_{x,y} := \sqrt{\mathrm{Var}\big(N_{x,y}(\mathbf{X}, \Pi\mathbf{Y}) \,\big|\, \mathbf{X}, \mathbf{Y}\big)} = \sqrt{\frac{N_{x,+}(n - N_{x,+})N_{+,y}(n - N_{+,y})}{n^2(n-1)}}. \tag{10.2}$$

In der Tat ist die Zufallsvariable $N_{x,y}(\mathbf{X}, \Pi\mathbf{Y})$ bei gegebenen Datenvektoren $\mathbf{X}$ und $\mathbf{Y}$ hypergeometrisch verteilt mit Parametern n, $N_{x,+}$ und $N_{+,y}$. Daher geben die standardisierten Werte (Z-Statistiken)

$$Z_{x,y} := \frac{N_{x,y} - \overline{N}_{x,y}}{S_{x,y}}$$

einen ersten Anhaltspunkt dafür, ob ein Tabellenwert $N_{x,y}$ verdächtig groß oder klein ist.

Einzel-P-Werte und Bonferroni-Adjustierung. Eine Möglichkeit besteht darin, für jedes Paar (x,y) in der Menge $\mathcal{X} \times \mathcal{Y}$ einen Permutationstest basierend auf der Teststatistik $N_{x,y}(\mathbf{X},\mathbf{Y})$ durchzuführen. Dies ist jeweils Fishers exakter Test und liefert den zweiseitigen P-Wert

$$\pi_{x,y}(\mathbf{X},\mathbf{Y}) := 2\min\left\{\operatorname{Hypcdf}_{n,N_{x,+},N_{+,y}}(N_{x,y}), 1 - \operatorname{Hypcdf}_{n,N_{x,+},N_{+,y}}(N_{x,y}-1)\right\}.$$

Für große Werte von $N_{x,+}, n - N_{x,+}, N_{+,y}, n - N_{+,y}$ ist dies in etwa identisch mit dem approximativen P-Wert $\tilde{\pi}_{x,y} := 2\Phi(-|Z_{x,y}|)$.

Man muss allerdings berücksichtigen, dass wir insgesamt KL verschiedene P-Werte betrachten. Bei der Bonferroni-Adjustierung betrachtet man daher

$$\pi_{xy}^{(B)}(\mathbf{X},\mathbf{Y}) := m\,\pi_{xy}(\mathbf{X},\mathbf{Y}) \quad\text{bzw.}\quad \pi_{xy}^{(B)}(\mathbf{X},\mathbf{Y}) := \min\left(m\,\pi_{xy}(\mathbf{X},\mathbf{Y}), 1\right)$$

anstelle von $\pi_{xy}(\mathbf{X},\mathbf{Y})$, wobei

$$m := \begin{cases} KL & \text{falls } K,L > 2, \\ K & \text{falls } K > L = 2, \\ L & \text{falls } L > K = 2, \\ 1 & \text{falls } K = L = 2. \end{cases}$$

Der Korrekturfaktor m anstelle von KL kommt dadurch zustande, dass

$$\begin{aligned} \pi_{1,y}(\mathbf{X},\mathbf{Y}) &= \pi_{2,y}(\mathbf{X},\mathbf{Y}) \quad \text{falls } K = 2, \\ \pi_{x,1}(\mathbf{X},\mathbf{Y}) &= \pi_{x,2}(\mathbf{X},\mathbf{Y}) \quad \text{falls } L = 2. \end{aligned}$$

Die hier beschriebene Methode ist nur eine von vielen Möglichkeiten. Ganz allgemein kann man aus der Kontingenztafel durch Zusammenfassen oder Weglassen mancher Ausprägungen eine oder mehrere Vierfeldertafeln erzeugen und diese mit Fishers exaktem Test auswerten. Im Falle mehrerer Vierfeldertafeln bzw. P-Werte sollte man noch eine Bonferroni- oder Holm-Adjustierung anwenden.

Chiquadrat-Test. Anstelle von einzelnen P-Werten kann man eine Testgröße verwenden, welche quantifiziert, wie unbalanciert die KL Werte $N_{x,y}$ insgesamt sind. Eine Möglichkeit ist die *Chiquadrat-Statistik*

$$T(\mathbf{X},\mathbf{Y}) := \sum_{x\in\mathcal{X}, y\in\mathcal{Y}} \frac{(N_{x,y} - \overline{N}_{x,y})^2}{\overline{N}_{x,y}}.$$

Die Nullhypothese H_o wird abgelehnt, wenn der entsprechende rechtsseitige P-Wert $\pi_r(\mathbf{X},\mathbf{Y})$ kleiner oder gleich α ist. In diesem Fall kann man aber nur auf *irgendeine* Assoziation zwischen X- und Y-Werten schließen.

Aus Gleichung (10.2) kann man ableiten, dass

$$\mathbb{E}\big(T(\mathbf{X},\Pi\mathbf{Y})\,\big|\,\mathbf{X},\mathbf{Y}\big) = \sum_{x\in\mathcal{X}, y\in\mathcal{Y}} \frac{S_{x,y}^2}{\overline{N}_{x,y}} = \frac{n}{n-1}(K-1)(L-1).$$

Also sollte $T(\mathbf{X}, \mathbf{Y})$ nicht viel größer als $(K-1)(L-1)$ sein. Man kann zeigen, dass $\pi_r(\mathbf{X}, \mathbf{Y})$ approximativ gleich

$$\widetilde{\pi}_r(\mathbf{X}, \mathbf{Y}) := 1 - \text{chi2 cdf}_{(K-1)(L-1)}(T(\mathbf{X}, \mathbf{Y}))$$

ist, falls alle Zeilensummen $N_{x,+}$ und Spaltensummen $N_{+,y}$ gegen ∞ konvergieren. Dabei bezeichnet chi2 cdf$_k$ die Verteilungsfunktion der Chiquadrat-Verteilung mit k Freiheitsgraden. Viele Softwareprogramme berechnen $\widetilde{\pi}_r(\mathbf{X}, \mathbf{Y})$ anstelle von $\pi_r(\mathbf{X}, \mathbf{Y})$.

Beispiel (10.2, Forts.)
Eine erste Auswertung mit Fishers exaktem Test und Holms Adjustierung wurde bereits in Abschnitt 10.1 gezeigt. Mit der oben beschriebenen Methode kommt man zu ähnlichen Schlussfolgerungen: Tabelle 10.5 enthält die standardisierten Werte Z_{xy} und die Bonferroni-adjustierten P-Werte $4\pi_{1y}(\mathbf{X}, \mathbf{Y}) = 4\pi_{2y}(\mathbf{X}, \mathbf{Y})$. Mit Ausnahme von Schnarchkategorie 'manchmal' sind alle Werte $|Z_{xy}|$ verdächtig groß.

Standardisierte Einträge Z_{xy}:				
	nie	manchm.	oft	jede N.
$Y = 1$	-7.273	1.506	4.029	6.035
$Y = 2$	7.273	-1.506	-4.029	-6.035
Bonferroni-adjustierte P-Werte:				
	< 0.001	0.528	< 0.001	< 0.001

Tabelle 10.5: Komponentenweise Auswertung für Beispiel 10.2.

Betrachtet man die untersuchten Männer als repräsentative Stichprobe aus einer Population, dann kann man mit einer Sicherheit von 95 Prozent behaupten, dass der relative Anteil von herzkranken Personen unter den Nichtschnarchenden kleiner ist als in der Gesamtpopulation, und dass er unter den oft bzw. jede Nacht schnarchenden Personen höher ist.

Auch der Wert der Chiquadrat-Teststatistik ist verdächtig groß: $T(\mathbf{X}, \mathbf{Y}) = 72.782$ bei drei Freiheitsgraden, was einen P-Wert kleiner als 0.0001 liefert. Wie schon gesagt, haben wir mit diesem Test nur *irgendeine* Assoziation zwischen Schnarchen und Herzkrankheit nachgewiesen.

Eine weitere Möglichkeit, diese speziellen Daten auszuwerten, wird in Aufgabe 10.2 behandelt. Dort betrachtet man die Variable Y als *ordinale* Variable mit vier möglichen Werten. Dann bewertet man die Daten mithilfe des Wilcoxon-Rangsummentests.

Korrelation. Angenommen, wir betrachten numerische Variablen, also $\mathscr{X} = \mathscr{Y} = \mathbb{R}$, und möchten gegebenenfalls nachweisen, dass die X- und Y-Werte "korreliert" sind. Dabei bedeutet positive Korrelation, dass größere X-Werte tendenziell zu größeren Y-Werten führen. Bei negativer Korrelation führen größere X–Werte tendenziell zu kleineren Y–Werten. Nachfolgend beschreiben wir einige Teststatistiken, die einen solchen Sachverhalt quantifizieren.

Pearsons Korrelationskoeffizient. Der klassische Korrelationskoeffizient nach Pearson ist definiert als

$$\widehat{\rho}(\mathbf{X}, \mathbf{Y}) := \frac{\sum_{i=1}^{n}(X_i - \bar{X})(Y_i - \bar{Y})}{\sqrt{\sum_{j=1}^{n}(X_j - \bar{X})^2 \sum_{k=1}^{n}(Y_k - \bar{Y})^2}} = \frac{\sum_{i=1}^{n}(X_i - \bar{X})(Y_i - \bar{Y})}{(n-1)S(\mathbf{X})S(\mathbf{Y})}.$$

Dabei setzen wir stillschweigend voraus, dass $S(\mathbf{X}), S(\mathbf{Y}) > 0$. Aus der Cauchy-Schwarz-Ungleichung lässt sich ableiten, dass stets $-1 \le \widehat{\rho}(\mathbf{X}, \mathbf{Y}) \le 1$; siehe Aufgabe 10.3. Desweiteren ist $\widehat{\rho}(\mathbf{X}, \mathbf{Y})$ gleich Eins oder minus Eins genau dann, wenn alle Datenpaare (X_i, Y_i) auf einer Geraden mit positiver bzw. negativer Steigung liegen.

Pearsons Korrelationskoeffizient ist *invariant unter affin linearen Abbildungen*. Das heißt, für reelle Zahlen a, b, c, d mit $b, d \neq 0$ ist

$$\widehat{\rho}\big((a + bX_i)_{i=1}^n, (c + dY_i)_{i=1}^n\big) \; = \; \text{sign}(b)\,\text{sign}(d)\,\widehat{\rho}(\mathbf{X}, \mathbf{Y}).$$

Bisher deuteten wir $\widehat{\rho}(\mathbf{X}, \mathbf{Y})$ mithilfe der n Punktepaare $(X_i, Y_i) \in \mathbb{R} \times \mathbb{R}$. Nun beschreiben wir noch eine geometrische Deutung im $\mathbb{R}^n$: Die Vektoren

$$\widetilde{\mathbf{X}} := (X_i - \bar{X})_{i=1}^n \quad \text{und} \quad \widetilde{\mathbf{Y}} := (Y_i - \bar{Y})_{i=1}^n$$

stehen senkrecht zum Vektor

$$\mathbf{1} := (1, 1, \ldots, 1)^\top \in \mathbb{R}^n,$$

sind also die orthogonale Projektion von $\mathbf{X}$ bzw. $\mathbf{Y}$ auf den $(n-1)$–dimensionalen Vektorraum

$$\mathbf{1}^\perp := \big\{ \mathbf{v} \in \mathbb{R}^n : \mathbf{v}^\top \mathbf{1} = 0 \big\}.$$

Nun kann man schreiben:

$$\widehat{\rho}(\mathbf{X}, \mathbf{Y}) \; = \; \frac{\widetilde{\mathbf{X}}^\top \widetilde{\mathbf{Y}}}{\|\widetilde{\mathbf{X}}\| \|\widetilde{\mathbf{Y}}\|} \; = \; \cos\big(\text{Winkel zwischen } \widetilde{\mathbf{X}} \text{ und } \widetilde{\mathbf{Y}}\big).$$

Für diese Teststatistik $\widehat{\rho}(\cdot, \cdot)$ möchten wir nun approximative P-Werte berechnen. Aus Lemma 9.1 folgt, dass

$$\mathbb{E}\big(\widehat{\rho}(\mathbf{X}, \Pi\mathbf{Y}) \,\big|\, \mathbf{X}, \mathbf{Y}\big) \; = \; 0 \quad \text{und} \quad \text{Var}\big(\widehat{\rho}(\mathbf{X}, \Pi\mathbf{Y}) \,\big|\, \mathbf{X}, \mathbf{Y}\big) \; = \; (n-1)^{-1}.$$

Dies führt zu der standardisierten Größe $\sqrt{n-1}\,\widehat{\rho}(\mathbf{X}, \mathbf{Y})$ und den approximativen P-Werten

$$\widetilde{\pi}_\ell(\mathbf{X}, \mathbf{Y}) \; = \; 1 - \widetilde{\pi}_r(\mathbf{X}, \mathbf{Y}) := \Phi\big(\sqrt{n-1}\,\widehat{\rho}(\mathbf{X}, \mathbf{Y})\big)$$

sowie $\widetilde{\pi}_z(\mathbf{X}, \mathbf{Y}) := 2\Phi\big(-\sqrt{n-1}\,|\widehat{\rho}(\mathbf{X}, \mathbf{Y})|\big)$.

Zusammenhang zwischen $\widehat{\rho}$ und Regressionsgeraden. Eine bekannte graphische Methode, um den (linearen) Zusammenhang zwischen X– und Y–Werten zu visualisieren, ist die Berechnung einer *Ausgleichsgerade (Regressionsgerade)*. Man ermittelt das eindeutige Paar $(\widehat{a}, \widehat{b}) \in \mathbb{R} \times \mathbb{R}$, welches die Quadratsumme

$$\sum_{i=1}^n (Y_i - \widehat{a} - \widehat{b}X_i)^2$$

minimiert. Konkrete Formeln für $\widehat{a}$ und $\widehat{b}$, die in Kapitel 13 hergeleitet werden, sind:

$$\widehat{a} \; = \; \bar{Y} + \widehat{b}\bar{X} \quad \text{und} \quad \widehat{b} \; = \; \frac{\sum_{i=1}^n Y_i(X_i - \bar{X})}{\sum_{j=1}^n (X_j - \bar{X})^2} \; = \; \widehat{\rho}(\mathbf{X}, \mathbf{Y}) \frac{S(\mathbf{Y})}{S(\mathbf{X})}.$$

Der Korrelationskoeffizient $\widehat{\rho}(\mathbf{X}, \mathbf{Y})$ ist also proportional zum Steigungsparameter $\widehat{b}$.

Rangkorrelation. Man kann auch hier die Rohdaten durch Ränge ersetzen. Das heißt, man ersetzt Pearsons Korrelationskoeffizient $\widehat{\rho}(\mathbf{X}, \mathbf{Y})$ durch *Spearmans Rangkorrelationskoeffizient*

$$\widehat{\rho}_{\mathrm{Sp}}(\mathbf{X}, \mathbf{Y}) := \widehat{\rho}\big(R(\mathbf{X}), R(\mathbf{Y})\big) = \frac{\sum_{i=1}^{n} R_i(\mathbf{X}) R_i(\mathbf{Y}) - n(n+1)^2/4}{(n-1)S(R(\mathbf{X}))S(R(\mathbf{Y}))}.$$

Dabei bezeichnen $R(\mathbf{X}) = (R_i(\mathbf{X}))_{i=1}^{n}$ und $R(\mathbf{Y}) = (R_i(\mathbf{Y}))_{i=1}^{n}$ die Rangvektoren von $\mathbf{X}$ bzw. $\mathbf{Y}$. Sind alle Komponenten von $\mathbf{X}$ und alle Komponenten von $\mathbf{Y}$ paarweise verschieden, dann ist

$$\widehat{\rho}_{\mathrm{Sp}}(\mathbf{X}, \mathbf{Y}) = \frac{\sum_{i=1}^{n} R_i(\mathbf{X}) R_i(\mathbf{Y}) - n(n+1)^2/4}{n(n^2-1)/12}.$$

Ein Vorteil dieser Kenngröße liegt darin, dass sie im Vergleich zu Pearsons Koeffizient unempfindlich gegenüber Ausreißern ist. Ferner ist sie nicht nur affin sondern sogar *monoton invariant*. Das heißt, für streng monoton wachsende Funktionen f und g ist

$$\widehat{\rho}_{\mathrm{Sp}}\Big(\big(f(X_i)\big)_{i=1}^{n}, \big(g(Y_i)\big)_{i=1}^{n}\Big) = \widehat{\rho}_{\mathrm{Sp}}(\mathbf{X}, \mathbf{Y}).$$

Auch hier erhält man approximative P-Werte, indem man $\sqrt{n-1}\,\widehat{\rho}_{\mathrm{Sp}}(\mathbf{X}, \mathbf{Y})$ wie eine unter H_o standardnormalverteilte Zufallsvariable behandelt.

Quadrantenkorrelation. Ein weiterer, ebenfalls monoton invarianter Korrelationskoeffizient ist

$$\widehat{\rho}_Q(\mathbf{X}, \mathbf{Y}) := \frac{1}{n}\sum_{i=1}^{n} \mathrm{sign}(X_i - \mathrm{Med}(\mathbf{X}))\,\mathrm{sign}(Y_i - \mathrm{Med}(\mathbf{Y})).$$

Man unterteilt also die Ebene $\mathbb{R} \times \mathbb{R}$ am Punkt $(\mathrm{Med}(\mathbf{X}), \mathrm{Med}(\mathbf{Y}))$ in vier Quadranten und vergleicht die Anzahl aller Datenpunkte (X_i, Y_i) "rechts oben oder links unten" mit der Anzahl derer "links oben oder rechts unten".

Einen exakten P-Wert, der mit diesem Korrelationskoeffizienten eng zusammenhängt, erhält man mit Fishers exaktem Test, wenn man ihn auf die abgeleiteten binären Daten $\check{X}_i := 1\{X_i > \mathrm{Med}(\mathbf{X})\}$ und $\check{Y}_i := 1\{Y_i > \mathrm{Med}(\mathbf{Y})\}$ anwendet.

Fishers Test für Korrelationskoeffizienten. Nun untersuchen wir noch $\widehat{\rho}(\mathbf{X}, \mathbf{Y})$ als Testgröße für ein parametrisches Modell.

Nullhypothese $H_o^{(\mathrm{par})}$. Die Vektoren $\mathbf{X}$ und $\mathbf{Y}$ sind stochastisch unabhängig, und die Komponenten von $\mathbf{Y}$ sind unabhängig mit Verteilung $\mathcal{N}(\mu, \sigma^2)$. Dabei sind $\mu \in \mathbb{R}$ und $\sigma > 0$ unbekannte Parameter.

Im vorigen Abschnitt sind uns bereits die approximativen P-Werte

$$\Phi\Big(\pm\sqrt{n-1}\,\widehat{\rho}(\mathbf{X}, \mathbf{Y})\Big)$$

begegnet. Für die hiesige parametrische Nullhypothese kann man sie in exakte P-Werte umwandeln:

Satz 10.1 (Fisher)
Unter $H_o^{(\text{par})}$ ist

$$T(\mathbf{X},\mathbf{Y}) := \frac{\sqrt{n-2}\,\widehat{\rho}(\mathbf{X},\mathbf{Y})}{\sqrt{1-\widehat{\rho}(\mathbf{X},\mathbf{Y})^2}}$$

student-verteilt mit $n-2$ Freiheitsgraden.

Mit der Verteilungsfunktion $\text{tcdf}_k(\cdot)$ der Student-Verteilung t_k ergeben sich hieraus die P-Werte

$$\pi_\ell(\mathbf{X},\mathbf{Y}) = 1 - \pi_r(\mathbf{X},\mathbf{Y}) := \text{tcdf}_{n-2}(T(\mathbf{X},\mathbf{Y}))$$

sowie der entsprechende zweiseitige P-Wert

$$\pi_z(\mathbf{X},\mathbf{Y}) = 2\,\text{tcdf}_{n-2}\big(-|T(\mathbf{X},\mathbf{Y})|\big).$$

Beweis (Satz 10.1)
Da $\mathbf{X}$ und $\mathbf{Y}$ stochastisch unabhängig sind, betrachten wir $\mathbf{X}$ als festen Vektor, operieren also mit bedingten Wahrscheinlichkeiten, gegeben $\mathbf{X}$. Wegen der Invarianz von $\widehat{\rho}(\cdot,\cdot)$ bezüglich affin linearer Transformationen können wir ohne Einschränkung annehmen, dass die Variablen Y_i standardnormalverteilt sind. Nun wählen wir eine Orthonormalbasis $\mathbf{b}_1,\mathbf{b}_2,\ldots,\mathbf{b}_n$ des $\mathbb{R}^n$ derart, dass

$$\begin{aligned}
\mathbf{b}_1 &= n^{-1/2}(1,1,\ldots,1)^\top, \\
\mathbf{b}_2 &= (n-1)^{-1/2}S(\mathbf{X})^{-1}(X_1-\bar{X},X_2-\bar{X},\ldots,X_n-\bar{X})^\top.
\end{aligned}$$

Mit $Z_i := \mathbf{b}_i^\top\mathbf{Y}$ ist $\mathbf{Y} = \sum_{i=1}^n Z_i\mathbf{b}_i$ und

$$\widehat{\rho}(\mathbf{X},\mathbf{Y}) = \frac{Z_2}{\|\mathbf{Y}-Z_1\mathbf{b}_1\|} = \frac{Z_2}{\sqrt{\sum_{i=2}^n Z_i^2}}.$$

Folglich ist

$$\frac{\sqrt{n-2}\,\widehat{\rho}(\mathbf{X},\mathbf{Y})}{\sqrt{1-\widehat{\rho}(\mathbf{X},\mathbf{Y})^2}} = \frac{\sqrt{n-2}\,Z_2}{\sqrt{\sum_{i=2}^n Z_i^2 - Z_2^2}} = \frac{Z_2}{\sqrt{(n-2)^{-1}\sum_{i=3}^n Z_i^2}}. \tag{10.3}$$

Nun verwenden wir die Tatsache, dass auch die Variablen $Z_1,Z_2,\ldots,Z_n$ unabhängig und standardnormalverteilt sind. Dies ist die sogenannte Rotationsinvarianz der Standardnormalverteilung im $\mathbb{R}^n$, die wir in Kapitel 11 noch begründen werden. Dann folgt direkt aus der Darstellung (10.3) und der Definition der Student-Verteilung die Behauptung des Satzes. $\qquad\square$

Beispiel 10.3
Um den Effekt von Koffein auf einfache motorische Vorgänge zu untersuchen, wurde eine Doppelblindstudie durchgeführt. Dabei wurden 30 Probanden trainiert, eine Taste möglichst schnell wiederholt zu betätigen. Dann wurden sie rein zufällig in drei Gruppen von 10 Personen aufgeteilt, und die Gruppen erhielten unterschiedliche Dosen von Koffein (0, 100 and 200 mg). Zwei Stunden nach der Behandlung sollte jede Person die Taste eine Minute lang möglichst oft drücken. Tabelle 10.6 zeigt die Zahlen der Anschläge.

Nun betrachten wir den Vektor $\mathbf{Y}$ aller 30 Anschlagszahlen und den Vektor $\mathbf{X}$ der entsprechenden Koffeindosierungen. Abbildung 10.1 zeigt ein Streudiagramm der Paare (X_i,Y_i), wobei mehrfach auftretende Paare durch leichtes Variieren der X-Werte unterscheidbar gemacht wurden. Man sieht schon mit bloßem

Auge eine positive Korrelation zwischen X- und Y-Werten, wenn auch die Streuung innerhalb der Gruppen vergleichbar mit Unterschieden zwischen den Gruppen ist. Zusätzlich wurde die Regressionsgerade eingezeichnet, die erwartungsgemäß positive Steigung hat.

Nun testen wir die Nullhypothese H_o^{par} auf dem Niveau von $\alpha = 0.01$. Pearsons Teststatistik ist gleich $\widehat{\rho}(\mathbf{X},\mathbf{Y}) = 0.5597$. Daraus ergibt sich die Student-Teststatistik $T(\mathbf{X},\mathbf{Y}) = 3.5742$, und der entsprechende zweiseitige P-Wert ist $\pi_z(\mathbf{X},\mathbf{Y}) = 2\,\text{tcdf}_{28}(-3.5742) = 0.0013$. Wir verwerfen also H_o^{par} auf dem Niveau von einem Prozent und behaupten stattdessen, dass eine positive Korrelation zwischen Koffeindosis und Anschlagszahlen vorliegt.

Da viele Y–Werte identisch sind, sollte man sich nicht auf Fishers Test verlassen, sondern eher die nichtparametrische Nullhypothese, dass $\mathbf{Y}$ gegenüber $\mathbf{X}$ austauschbar ist, testen:

Pearsons Teststatistik liefert den Z-Wert $\sqrt{n-1}\,\widehat{\rho}(\mathbf{X},\mathbf{Y}) = 3.0142$, und dies ergibt den approximativen P-Wert $2\Phi(-3.0142) = 0.0026$. Mit Hilfe von 9999 Simulationen einer Zufallspermutation von $\mathbf{Y}$ ergab sich ein Monte-Carlo-P-Wert von 0.0011. Wir verwerfen also auch die nichtparametrische Nullhypothese auf dem Niveau von einem Prozent.

Die gleichen Schlussfolgerungen ergeben sich bei Verwendung von Rängen: Hier ist $\widehat{\rho}_{\text{Sp}}(\mathbf{X},\mathbf{Y}) = 0.5367$, was den Z-Wert $\sqrt{n-1}\,\widehat{\rho}_{\text{Sp}}(\mathbf{X},\mathbf{Y}) = 2.8905$ und den approximativen P-Wert $2\Phi(-2.8905) = 0.0038$ liefert. Mit Hilfe von 9999 Simulationen ergab sich ein Monte-Carlo-P-Wert von 0.0028.

Gruppe 1	(0 mg)	242	245	244	248	247	248	242	244	246	242
Gruppe 2	(100 mg)	248	246	245	247	248	250	247	246	243	244
Gruppe 3	(200 mg)	246	248	250	252	248	250	246	248	245	250

Tabelle 10.6: Daten für Beispiel 10.3.

10.3 Übungsaufgaben

Aufgabe 10.1
Eine Auswertung aller in den Jahren 1942-1952 in Australien gemeldeten Geburten ergab folgende Informationen über das Alter der Mütter und das Auftreten einer Trisomie 21 (Down-Syndrom, Mongolismus) bei den Neugeborenen:

Alter der Mutter	Neugeborene mit Trisomie 21	Neugeborene total
< 20	15	35555
$20-24$	128	207931
$25-29$	208	253450
$30-34$	194	170970
$35-39$	297	86046
$40-44$	240	24498
> 44	37	1707

Nun betrachten wir die absoluten Häufigkeiten $N_1, N_2, \ldots, N_7$ von Neugeborenen mit Trisomie 21 in den sieben Altersgruppen der Mütter als stochastisch unabhängige Zufallsvariablen mit $N_i \sim \text{Bin}(n_i, p_i)$, wobei wir auf die Gesamtzahlen $n_1, n_2, \ldots, n_7$ von Geburten in den sieben Altersgruppen bedingen. Die Parameter $p_1, p_2, \ldots, p_7 \in {]0,1[}$ sind unbekannt.

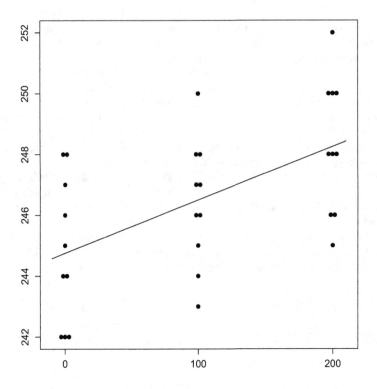

Abbildung 10.1: Regressionsanalyse für Beispiel 10.3.

Berechnen Sie simultane 95%-Vertrauensintervalle für diese Parameter $p_1, p_2, \ldots, p_7$. Was können Sie über die Differenzen $p_j - p_i$, $1 \leq i < j \leq 7$, aussagen?

Betrachten Sie nun die Daten alternativ als (modifizierte) Kontingenztafel, basierend auf dem ordinalen Merkmal X = 'Altersgruppe der Mutter' und dem dichotomen Merkmal Y = 'Vorliegen von Trisomie 21'. Werten Sie die Daten mit multiplen Tests (z.B. nach Fisher) und Bonferroni- oder Holm-Adjustierung aus. Führen Sie zwecks Illustration auch den Chiquadrat-Test auf Assoziation durch.

Aufgabe 10.2

Betrachten Sie nochmals das Datenbeispiel 10.2. Man hat eine *ordinale* Variable 'Schnarchen' mit Werten 1 für 'nie', 2 für 'manchmal', 3 für 'oft' und 4 für 'jede Nacht'. Eine zweite Variable ist 'Herzkrankheit' mit Werten 1 für 'ja' und 2 für 'nein'.

Testen Sie die Nullhypothese, dass zwischen diesen zwei Variablen kein Zusammenhang besteht, auf dem Niveau $\alpha = 0.05$ mithilfe des Wilcoxon-Rangsummentests, indem Sie den Datensatz anhand von 'Herzkrankheit' in zwei Teile aufspalten und die Werte von 'Schnarchen' innerhalb der beiden Teilgruppen vergleichen. Genau genommen, müssen Sie die Kontingenztafel erst in eine geeignete Datenmatrix bzw. geeignete Datenvektoren umwandeln.

Aufgabe 10.3

Seien $\mathbf{X}, \mathbf{Y} \in \mathbb{R}^n$ mit $S(\mathbf{X}), S(\mathbf{Y}) > 0$. Zeigen Sie mit Hilfe der Cauchy-Schwarz-Ungleichung, dass für Pearsons Korrelationskoeffizient $\widehat{\rho}(\mathbf{X}, \mathbf{Y})$ gilt:

(a) $-1 \leq \widehat{\rho}(\mathbf{X}, \mathbf{Y}) \leq 1$,

(b) $\widehat{\rho}(\mathbf{X}, \mathbf{Y}) = 1$ bzw. $\widehat{\rho}(\mathbf{X}, \mathbf{Y}) = -1$ genau dann, wenn die Punktepaare (X_i, Y_i) auf einer Geraden mit positiver bzw. negativer Steigung liegen.

Aufgabe 10.4

Der Datensatz 'Cholesterol.txt' enthält den Cholesterinspiegel und das Alter für zwei Gruppen von 11 bzw. 19 Frauen. Testen Sie gruppenweise parametrisch und nichtparametrisch zum Niveau $\alpha = 0.05$, ob diese beiden Variablen korreliert sind. Kombinieren Sie Ihre Aussagen über die beiden Gruppen mithilfe der Bonferroni- oder Holm-Adjustierung.

Aufgabe 10.5

Um festzulegen, in welcher Reihenfolge die Wehrpflichtigen eingezogen werden, verwendete das Militär der Vereinigten Staaten 1970 folgendes Losverfahren: In eine Lostrommel wurden 366 Lose gelegt, wobei jedes Los einen möglichen Geburtstag repräsentierte. Nun wurde im Laufe der Zeit aus dieser Lostrommel ohne Zurücklegen gezogen. Wehrpflichtige, deren Geburtstag dem neu gezogenen Los entsprach, wurden als nächste eingezogen.

Später gab es Klagen, dass die Ziehungen nicht rein zufällig waren. Vielmehr seien Wehrpflichtige, die später im Jahr geboren waren, tendenziell früher eingezogen worden. Überprüfen Sie diesen Vorwurf mit einem geeigneten Test zu einem Niveau Ihrer Wahl. Die Daten befinden sich in 'DraftLottery.txt'. Testen Sie ein- oder zweiseitig? Begründen Sie Ihr Vorgehen. Halten Sie hier die Anwendung eines statistischen Tests überhaupt für sinnvoll?

Aufgabe 10.6

Betrachten Sie nochmals den Datensatz 'Hamburg2000.txt' und konzentrieren Sie sich auf die Damen. Vergleichen Sie die verschiedenen Altersklassen mit Hilfe des Wilcoxon-Rangsummentests und der Holm-Adjustierung. Genauer: Betrachten Sie für jedes Paar (x_1, x_2) zweier verschiedener Altersgruppen die *einseitige* Nullhypothese H_{x_1, x_2}, dass die Laufzeiten in Altersklasse x_1 genauso verteilt oder sogar tendenziell kürzer sind als diejenigen in Altersklasse x_2. Welche Unterschiede entdecken Sie auf dem Testniveau von $\alpha = 5\%$ bzw. $\alpha = 1\%$?

11 Multivariate Beobachtungen

In diesem Kapitel beschäftigen wir uns mit vektorwertigen Beobachtungen. Im Gegensatz zu früher ist es hier wichtig, zwischen Zeilen- und Spaltenvektoren zu unterscheiden. Vektoren in $\mathbb{R}^k$ betrachten wir stets als Spaltenvektoren bzw. als $(k \times 1)$–Matrizen. Für eine beliebige Matrix

$$
B = \begin{pmatrix} B_{1,1} & B_{1,2} & \ldots & B_{1,\ell} \\ B_{2,1} & B_{2,2} & \ldots & B_{2,\ell} \\ \vdots & \vdots & & \vdots \\ B_{k,1} & B_{k,2} & \ldots & B_{k,\ell} \end{pmatrix} = (B_{i,j})_{i \leq k, j \leq \ell} \in \mathbb{R}^{k \times \ell}
$$

bezeichnet $B^\top$ ihre Transponierte,

$$
B^\top = \begin{pmatrix} B_{1,1} & B_{2,1} & \ldots & B_{k,1} \\ B_{1,2} & B_{2,2} & \ldots & B_{k,2} \\ \vdots & \vdots & & \vdots \\ B_{1,\ell} & B_{2,\ell} & \ldots & B_{k,\ell} \end{pmatrix} = (B_{j,i})_{j \leq \ell, i \leq k} \in \mathbb{R}^{\ell \times k}.
$$

Für Vektoren $v, w \in \mathbb{R}^k$ ist $v^\top w = \sum_{i=1}^k v_i w_i$ ihr Standardskalarprodukt, und die übliche Euklidische Norm von v ist gleich $\|v\| := (v^\top v)^{1/2}$. Allgemeiner definieren wir die (Frobenius-) Norm einer Matrix B als die Zahl $\|B\| := (\sum_{i,j} B_{ij}^2)^{1/2}$.

11.1 Erwartungswerte und Kovarianzen

Für eine reellwertige Zufallsvariable X sind ihr Erwartungswert $\mathbb{E}(X)$ und ihre Varianz $\text{Var}(X)$ zwei Kenngrößen, die ihr Verhalten grob charakterisieren. Wir erinnern an die Definition der Kovarianz zweier reellwertiger Zufallsvariablen X, Y mit $\mathbb{E}(X^2), \mathbb{E}(Y^2) < \infty$:

$$
\begin{aligned}
\text{Cov}(X,Y) &:= \mathbb{E}\big((X - \mathbb{E}(X))(Y - \mathbb{E}(Y))\big) \\
&= \mathbb{E}(XY) - \mathbb{E}(X)\,\mathbb{E}(Y) \\
&= \text{Cov}(Y,X),
\end{aligned}
$$

und $\text{Var}(X) = \text{Cov}(X,X)$. Für eine weitere Zufallsvariable Z mit $\mathbb{E}(Z^2) < \infty$ und feste Zahlen $\alpha, \beta \in \mathbb{R}$ gelten folgende Rechenregeln:

$$
\begin{aligned}
\mathbb{E}(\alpha + \beta X) &= \alpha + \beta\,\mathbb{E}(X), \\
\text{Cov}(\alpha + \beta X, Y) &= \beta\,\text{Cov}(X,Y), \\
\text{Cov}(X + Y, Z) &= \text{Cov}(X,Z) + \text{Cov}(Y,Z).
\end{aligned}
$$

Ferner ist

$$\mathrm{Cov}(X,Y) = 0 \quad \text{falls } X \text{ und } Y \text{ stochastisch unabhängig sind.}$$

Nun verallgemeinern wir diese Kenngrößen auf Zufallsmatrizen und -vektoren.

Definition (Erwartungswert- und Kovarianzmatrizen)

(a) Sei $M = (M_{ij})_{i\le k, j\le \ell} \in \mathbb{R}^{k\times \ell}$ eine Zufallsmatrix mit $\mathbb{E}\,\|M\| < \infty$. Der Erwartungswert von M ist definiert als die Matrix

$$
\left.\begin{array}{c}\mathbb{E}(M)\\ \mu_M\end{array}\right\}
:=
\begin{pmatrix}
\mathbb{E}(M_{11}) & \mathbb{E}(M_{12}) & \cdots & \mathbb{E}(M_{1\ell})\\
\mathbb{E}(M_{21}) & \mathbb{E}(M_{22}) & \cdots & \mathbb{E}(M_{2\ell})\\
\vdots & \vdots & & \vdots\\
\mathbb{E}(M_{k1}) & \mathbb{E}(M_{12}) & \cdots & \mathbb{E}(M_{k\ell})
\end{pmatrix}
\in \mathbb{R}^{k\times \ell}.
$$

Er wird also komponentenweise definiert.

(b) Seien $V = (V_1, V_2, \ldots, V_k)^\top \in \mathbb{R}^k$ und $W = (W_1, W_2, \ldots, W_\ell)^\top \in \mathbb{R}^\ell$ zwei Zufallsvektoren mit $\mathbb{E}(\|V\|^2), \mathbb{E}(\|W\|^2) < \infty$. Die *Kovarianz(matrix)* von V und W ist definiert als die Matrix

$$
\left.\begin{array}{c}\mathrm{Cov}(V,W)\\ \Sigma_{VW}\end{array}\right\}
\quad :=\quad \mathbb{E}\big((V - \mathbb{E}(V))(W - \mathbb{E}(W))^\top\big)
$$

$$
= \mathbb{E}(VW^\top) - \mathbb{E}(V)\,\mathbb{E}(W)^\top
$$

$$
= \big(\mathrm{Cov}(V_i, W_j)\big)_{i\le k, j\le \ell} \in \mathbb{R}^{k\times \ell},
$$

und die *Kovarianz(matrix)* von V ist die symmetrische Matrix

$$
\left.\begin{array}{c}\mathrm{Var}(V)\\ \Sigma_{VV}\end{array}\right\}
:= \mathrm{Cov}(V,V) \in \mathbb{R}^{m\times m}.
$$

Deren Diagonale enthält die Varianzen $\mathrm{Var}(V_1), \ldots, \mathrm{Var}(V_k)$.

Inwiefern sind nun diese Verallgemeinerungen $\mathbb{E}(V)$, $\mathrm{Var}(V)$ und $\mathrm{Cov}(V,W)$ nützlich? Zum einen kann man für beliebige feste Zahlen $a \in \mathbb{R}$ und Vektoren $b \in \mathbb{R}^k$ den Erwartungswert und die Varianz von $a + b^\top V$ direkt angeben. Und zwar folgt aus den anfangs genannten Rechenregeln, dass

$$
\mathbb{E}(a + b^\top V) = a + b^\top \mathbb{E}(V),
$$
$$
\mathrm{Var}(a + b^\top V) = b^\top \mathrm{Var}(V) b.
$$

Da $\mathrm{Var}(a + b^\top V)$ stets größer oder gleich Null ist, beweist diese Darstellung folgende Aussage:

$$\mathrm{Var}(V) \text{ ist symmetrisch und positiv semidefinit.}$$

Im Falle eines Einheitsvektors b ist $(b^\top V) \cdot b$ die orthogonale Projektion von V auf die von b aufgespannte Gerade $\mathbb{R}b$. Dann ist $\mathrm{Var}(b^\top V)$ ein Maß dafür, wie stark die Zufallsfluktuation von V in Richtung von b ist. Die Matrix $\mathrm{Var}(V)$ ist singulär genau dann, wenn $b^\top \mathrm{Var}(V) b =$

$\mathrm{Var}(b^\top V) = 0$ für einen Einheitsvektor b. Letzteres ist gleichbedeutend damit, dass V mit Wahrscheinlichkeit Eins auf der Hyperebene

$$H := \left\{ v \in \mathbb{R}^m : b^\top v = b^\top \mathbb{E}(V) \right\}$$

liegt. Diese Hyperebene enthält den Vektor $\mathbb{E}(V)$ und steht senkrecht zum Richtungsvektor b.

Die obigen Formeln für Erwartungswert und Varianz von Linearformen von V kann man noch auf beliebige affin lineare Abbildungen verallgemeinern. Den Beweis der folgenden Formeln überlassen wir dem Leser als Übungsaufgabe.

Lemma 11.1

(a) Seien $M, \widetilde{M} \in \mathbb{R}^{k \times \ell}$ zufällige Matrizen mit endlichen Erwartungswerten $\mathbb{E}(\|M\|)$, $\mathbb{E}(\|\widetilde{M}\|)$. Dann ist

$$\mathbb{E}(M^\top) = \mathbb{E}(M)^\top \quad \text{und} \quad \mathbb{E}(M + \widetilde{M}) = \mathbb{E}(M) + \mathbb{E}(\widetilde{M})$$

Ferner gilt für feste Matrizen $A \in \mathbb{R}^{p \times q}$, $B \in \mathbb{R}^{p \times k}$ und $C \in \mathbb{R}^{\ell \times q}$:

$$\mathbb{E}(A + BMC) = A + B\,\mathbb{E}(M)C.$$

(b) Seien $V, \widetilde{V} \in \mathbb{R}^k$ und $W \in \mathbb{R}^\ell$ Zufallsvektoren mit endlichen Erwartungswerten $\mathbb{E}(\|V\|^2)$, $\mathbb{E}(\|\widetilde{V}\|^2)$ und $\mathbb{E}(\|W\|^2)$. Dann ist

$$\mathrm{Cov}(W, V) = \mathrm{Cov}(V, W)^\top \quad \text{und} \quad \mathrm{Cov}(V + \widetilde{V}, W) = \mathrm{Cov}(V, W) + \mathrm{Cov}(\widetilde{V}, W).$$

Ferner gilt für feste Vektoren $a \in \mathbb{R}^p$ und Matrizen $B \in \mathbb{R}^{p \times k}$:

$$\begin{aligned}
\mathbb{E}(a + BV) &= a + B\,\mathbb{E}(V), \\
\mathrm{Cov}(a + BV, W) &= B\,\mathrm{Cov}(V, W), \\
\mathrm{Var}(a + BV) &= B\,\mathrm{Var}(V)B^\top.
\end{aligned}$$

11.2 Korrelationsmaße

In Kapitel 10 lernten wir bereits Korrelationskoeffizienten kennen. Diese dienten als Teststatistiken für die Nullhypothese, dass zwei numerische Variablen nicht assoziiert sind. In vielen Anwendungen ist man wenig überrascht, dass zwei Variablen assoziiert sind. Man möchte dann eher Kenngrößen definieren, die diesen Zusammenhang genau quantifizieren. Zu diesem Zweck führen wir in diesem Abschnitt diverse theoretische Korrelationskoeffizienten ein; "theoretisch" in dem Sinne, dass sie auf Kenngrößen von Verteilungen beruhen, die in der Regel unbekannt und aus Daten zu schätzen sind.

Zunächst erinnern wir an die Definition der Korrelation: Für zwei reellwertige Zufallsvariablen X, Y mit $\mathbb{E}(X^2), \mathbb{E}(Y^2) < \infty$ definiert man ihre Korrelation als die Zahl

$$\left. \begin{array}{c} \mathrm{Corr}(X, Y) \\ \rho_{XY} \end{array} \right\} := \frac{\mathrm{Cov}(X, Y)}{\sqrt{\mathrm{Var}(X)\,\mathrm{Var}(Y)}}.$$

Dabei setzen wir voraus, dass $\mathrm{Var}(X), \mathrm{Var}(Y) > 0$. Der nächste Abschnitt gibt eine Interpretation dieser Kenngröße.

Lineare Prädiktion und multiple Korrelation. Wir betrachten nun ein Paar (X, Y) von Zufallsvariablen $X \in \mathbb{R}^q$, $Y \in \mathbb{R}$ und möchten quantifizieren, wie stark der Zusammenhang zwischen dem Vektor X und der Variable Y ist. Hierfür überlegen wir uns, inwiefern man den Wert von Y mithilfe des Vektors X *vorhersagen* kann. Genauer gesagt betrachten wir *(affin) lineare Prädiktoren*

$$\check{Y} = \check{Y}(X) := a + b^\top X$$

von Y aus X. Dabei sind $a \in \mathbb{R}$ und $b \in \mathbb{R}^q$ feste Parameter. Mit $X = (X_i)_{i=1}^q$ lässt sich $\check{Y}$ auch schreiben als $a + \sum_{i=1}^q b_i X_i$. Das Ziel ist nun, diese Parameter so zu wählen, daß der *mittlere (quadratische) Prädiktionsfehler*

$$\mathbb{E}\left((Y - \check{Y})^2\right)$$

möglichst klein wird. Dabei setzen wir voraus, daß $\mathbb{E}(\|X\|^2)$ und $\mathbb{E}(Y^2)$ endlich sind. Ferner setzen wir voraus, daß die Kovarianzmatrix Σ_{XX} von X nichtsingulär ist, also

$$b^\top \Sigma_{XX} b > 0 \quad \text{für alle } b \in \mathbb{R}^q \setminus \{0\}.$$

Ansonsten könnte man eine oder mehrere Komponenten von X streichen, ohne Informationen zu verlieren. Das folgende Lemma gibt konkrete Formeln für den optimalen linearen Prädiktor.

Satz 11.2

Für beliebige feste Zahlen $a \in \mathbb{R}$ und Vektoren $b \in \mathbb{R}^q$ gilt:

(a) Es ist $\mathbb{E}((Y - a)^2) \geq \Sigma_{YY}$ mit Gleichheit genau dann, wenn $a = \mu_Y$.

(b) Es ist

$$\mathbb{E}\left((Y - \check{Y})^2\right) \geq \Sigma_{YY} - \Sigma_{YX} \Sigma_{XX}^{-1} \Sigma_{XY}$$

mit Gleichheit genau dann, wenn

$$a = \mu_Y - b^\top \mu_X \quad \text{und} \quad b = \Sigma_{XX}^{-1} \Sigma_{XY}.$$

Der optimale lineare Prädiktor hat also die Form

$$\check{Y}_* = \check{Y}_*(X) = \mu_Y + \Sigma_{YX} \Sigma_{XX}^{-1} (X - \mu_X).$$

Das folgende Lemma liefert eine bisweilen nützliche Charakterisierung von $\check{Y}_*$.

Lemma 11.3

Ein linearer Prädiktor $\check{Y} = a + b^\top X$ von Y aus X ist optimal genau dann, wenn

$$\mathbb{E}(Y - \check{Y}) = 0 \quad \text{und} \quad \mathrm{Cov}(Y - \check{Y}, X) = 0.$$

Teil (a) von Satz 11.2 besagt, dass μ_Y ein optimaler *konstanter* Prädiktor von Y ist. Dies ist eine bekannte Tatsache und folgt aus der Formel $\mathbb{E}((Y - a)^2) = \mathrm{Var}(Y) + (\mathbb{E}(Y) - a)^2$. Nun kann man die Varianz von Y wie folgt schreiben:

$$\mathbb{E}\left((Y - \mu_Y)^2\right) = \mathbb{E}\left((Y - \check{Y}_*)^2\right) + \mathbb{E}\left((\check{Y}_* - \mu_Y)^2\right).$$

Denn $(Y - \mu_Y)^2 = \big((Y - \check{Y}_*) + (\check{Y}_* - \mu_Y)\big)^2$ ist gleich der Summe von $(Y - \check{Y}_*)^2$, $(\check{Y}_* - \mu_Y)^2$ und $2(Y - \check{Y}_*)(\check{Y}_* - \mu_Y)$, und nach nach Lemma 11.1 und Lemma 11.3 ist

$$
\begin{aligned}
\mathbb{E}\big((Y - \check{Y}_*)(\check{Y}_* - \mu_Y)\big) &= \mathbb{E}\big((Y - \check{Y}_*)(X - \mu_X)^\top \Sigma_{XX}^{-1} \Sigma_{XY}\big) \\
&= \mathrm{Cov}(Y - \check{Y}_*, X)\Sigma_{XX}^{-1} \Sigma_{XY} \\
&= 0.
\end{aligned}
$$

Die Gesamtvariabilität von Y, $\mathbb{E}\big((Y - \mu_Y)^2\big)$, ist also die Summe aus dem mittleren quadratischen Prädiktionsfehler

$$
\mathbb{E}\big((Y - \check{Y}_*)^2\big) = \Sigma_{YY} - \Sigma_{YX}\Sigma_{XX}^{-1}\Sigma_{XY}
$$

und der Varianz des Prädiktors $\check{Y}_*$,

$$
\mathbb{E}\big((\check{Y}_* - \mu_Y)^2\big) = \Sigma_{YX}\Sigma_{XX}^{-1}\Sigma_{XY}.
$$

Der Quotient

$$
\frac{\Sigma_{YX}\Sigma_{XX}^{-1}\Sigma_{XY}}{\Sigma_{YY}}
$$

gibt insofern an, welchen relativen Anteil der Variabilität von Y man "durch X erklären" kann.

Definition (Multiple Korrelation)

Die *multiple (lineare) Korrelation* zwischen X und Y ist definiert als die Zahl

$$
\left.\begin{array}{c} \mathrm{Corr}(Y;X) \\ \rho_{Y;X} \end{array}\right\} := \sqrt{\frac{\Sigma_{YX}\Sigma_{XX}^{-1}\Sigma_{XY}}{\Sigma_{YY}}} = \begin{cases} \sqrt{1 - \dfrac{\mathbb{E}\big((Y - \check{Y}_*)^2\big)}{\mathbb{E}\big((Y - \mu_Y)^2\big)}}, \\[3mm] \sqrt{\dfrac{\mathbb{E}\big((\check{Y}_* - \mu_Y)^2\big)}{\mathbb{E}\big((Y - \mu_Y)^2\big)}}. \end{cases}
$$

Im Falle von $q = 1$ ist $\rho_{Y;X} = |\rho_{XY}|$ mit der üblichen Korrelation ρ_{XY} zwischen X und Y. In diesem Fall kann man auch schreiben:

$$
\check{Y}_* = \mu_Y + \rho_{XY}\Sigma_{YY}^{1/2}\frac{X - \mu_X}{\Sigma_{XX}^{1/2}}.
$$

Der Prädiktor $\check{Y}_*$ und die Korrelation $\rho_{Y;X}$ können natürlich nur berechnet werden, wenn die Kenngrößen

$$
\begin{pmatrix} \mu_X \\ \mu_Y \end{pmatrix} \quad \text{und} \quad \begin{pmatrix} \Sigma_{XX} & \Sigma_{XY} \\ \Sigma_{XY}^\top & \Sigma_{YY} \end{pmatrix}
$$

bekannt sind. In praktischen Anwendungen ist man in der Regel auf Schätzer hierfür angewiesen; siehe auch Abschnitt 11.3.

Beispiel 11.1

Der Datensatz 'Exam.txt' enthält Klausurergebnisse von 88 amerikanischen Studenten in fünf verschiedenen Fächern, nämlich Mechanik, Lineare Algebra, Algebra, Analysis und Statistik. Für einen "typischen" Studenten sei $V = (X_1, X_2, X_3, X_4, Y)^\top$ der Vektor seiner Klausurergebnisse. Mithilfe der Stichprobe ergeben sich folgende Schätzer für die relevanten Kenngrößen:

$$\begin{pmatrix} \widehat{\mu}_X \\ \widehat{\mu}_Y \end{pmatrix} = \begin{pmatrix} 38.95 \\ 50.59 \\ 50.60 \\ 46.68 \\ 42.31 \end{pmatrix},$$

$$\begin{pmatrix} \widehat{\Sigma}_{XX} & \widehat{\Sigma}_{XY} \\ \widehat{\Sigma}_{XY}^\top & \widehat{\Sigma}_{YY} \end{pmatrix} = \left(\begin{array}{cccc|c} 305.77 & 127.22 & 101.58 & 106.27 & 117.40 \\ 127.22 & 172.84 & 85.16 & 94.67 & 99.01 \\ 101.58 & 85.16 & 112.89 & 112.11 & 121.87 \\ 106.27 & 94.67 & 112.11 & 220.38 & 155.54 \\ \hline 117.40 & 99.01 & 121.87 & 155.54 & 297.76 \end{array} \right).$$

Hieraus ergibt sich der empirische Prädiktor

$$\begin{aligned} \widehat{Y} &= \widehat{a} + \widehat{b}_1 X_1 + \widehat{b}_2 X_2 + \widehat{b}_3 X_3 + \widehat{b}_4 X_4 \\ &= -11.38 + 0.02 X_1 + 0.03 X_2 + 0.73 X_3 + 0.32 X_4. \end{aligned}$$

Der empirische multiple Korrelationskoeffizient ist

$$\widehat{\rho}(Y; X) = 0.6923.$$

Wir werden später noch nachweisen, daß dieser Wert signifikant von Null verschieden ist. Doch andererseits ist

$$\widehat{\rho}(Y; X)^2 = 0.4793.$$

Eine genaue lineare Prädiktion von Y aus X scheint demnach nicht möglich, denn der Vektor X erklärt weniger als die Hälfte der Varianz von Y.

Zu ähnlichen Ergebnissen gelangt man, wenn man die Prädiktion einer anderen Variable aus den vier übrigen untersucht. Hätte man festgestellt, dass sich ein Ergebnis sehr gut aus den anderen vier vorhersagen lässt, dann könnte man ja in Zukunft auf die entsprechende Klausur verzichten!

Beweis (Satz 11.2)

Wir konzentrieren uns auf Teil (b). Zum einen ist

$$\begin{aligned} \mathbb{E}\big((Y - \check{Y})^2\big) &= \big(\mu_Y - \mathbb{E}(\check{Y})\big)^2 + \operatorname{Var}(Y - \check{Y}) \\ &= \big(\mu_Y - a - b^\top \mu_X\big)^2 + \operatorname{Var}\big(Y - a - b^\top X\big) \\ &= \big(\mu_Y - a - b^\top \mu_X\big)^2 + \operatorname{Var}\big(Y - b^\top X\big) \\ &\geq \operatorname{Var}\big(Y - b^\top X\big) \end{aligned}$$

mit Gleichheit genau dann, wenn a gleich $\mu_Y - b^\top \mu_X$ ist. Desweiteren ist

$$\begin{aligned} \operatorname{Var}\big(Y - b^\top X\big) &= b^\top \Sigma_{XX} b - 2 b^\top \Sigma_{XY} + \Sigma_{YY} \\ &= b^\top \Sigma_{XX} b - 2 b^\top \Sigma_{XX} \Sigma_{XX}^{-1} \Sigma_{XY} + \Sigma_{YY} \\ &= \big(b - \Sigma_{XX}^{-1} \Sigma_{XY}\big)^\top \Sigma_{XX} \big(b - \Sigma_{XX}^{-1} \Sigma_{XY}\big) + \Sigma_{YY} - \Sigma_{YX} \Sigma_{XX}^{-1} \Sigma_{XY} \\ &\geq \Sigma_{YY} - \Sigma_{YX} \Sigma_{XX}^{-1} \Sigma_{XY} \end{aligned}$$

mit Gleichheit genau dann, wenn $b = \Sigma_{XX}^{-1}\Sigma_{XY}$. $\square$

Beweis (Lemma 11.3)
Für einen linearen Prädiktor $\check{Y} = a + b^\top X$ ist $\mathbb{E}(Y - \check{Y}) = 0$ genau dann, wenn $\mathbb{E}(\check{Y}) = a + b^\top \mu_X$ gleich μ_Y ist, also

$$\check{Y} = \mu_Y + b^\top(X - \mu_X).$$

Ferner ist

$$\mathrm{Cov}(Y - \check{Y}, X) = \mathrm{Cov}(Y, X) - \mathrm{Cov}(a + b^\top X, X) = \Sigma_{YX} - b^\top \mathrm{Cov}(X, X) = \Sigma_{YX} - b^\top \Sigma_{XX}.$$

Dies ist gleich Null genau dann, wenn $b = \Sigma_{XX}^{-1}\Sigma_{XY}$. $\square$

Partielle Korrelation. In Kapitel 5 (Ende Abschnitt 5.1) wurde bereits das Problem des 'Confounding' angesprochen. Im hiesigen Kontext bedeutet Confounding, dass zwei Variablen korreliert sind, dass diese Korrelation aber nur durch die Assoziation mit weiteren Variablen (Confoundern) bedingt ist. Um solche Effekte abzumildern betrachtet man mitunter *partielle Korrelationen*.

Definition (Partielle Korrelation)
Seien $X \in \mathbb{R}^q$ und $Y, Z \in \mathbb{R}$ Zufallsvariablen mit $\mathbb{E}(\|X\|^2), \mathbb{E}(Y^2), \mathbb{E}(Z^2) < \infty$. Die *partielle Korrelation von Y und Z gegeben X* ist definiert als die Zahl

$$\left.\begin{array}{c}\mathrm{Corr}(Y, Z \mid X) \\[2mm] \rho_{Y,Z\mid X}\end{array}\right\} := \mathrm{Corr}(Y - \check{Y}_*, Z - \check{Z}_*).$$

Dabei sind $\check{Y}_* = \check{Y}_*(X)$ und $\check{Z}_* = \check{Z}_*(X)$ die optimalen linearen Prädiktoren von Y bzw. Z aus X.

Die Idee ist also, dass man von Y und Z jeweils den "von X erklärten Anteil" subtrahiert.

Konkrete Formeln. Zum einen kann man leicht nachrechnen, dass

$$\rho_{Y,Z\mid X} = \frac{\Sigma_{YZ} - \Sigma_{YX}\Sigma_{XX}^{-1}\Sigma_{XZ}}{\sqrt{\Sigma_{YY} - \Sigma_{YX}\Sigma_{XX}^{-1}\Sigma_{XY}}\sqrt{\Sigma_{ZZ} - \Sigma_{ZX}\Sigma_{XX}^{-1}\Sigma_{XZ}}}. \tag{11.1}$$

Speziell für $q = 1$, also $X \in \mathbb{R}$, kann man dies noch wie folgt umformen:

$$\rho_{Y,Z\mid X} = \frac{\rho_{YZ} - \rho_{XY}\rho_{XZ}}{\sqrt{(1 - \rho_{XY}^2)(1 - \rho_{XZ}^2)}}. \tag{11.2}$$

Schließlich erwähnen wir noch folgende Tatsache, ohne sie zu beweisen: Sei $V \in \mathbb{R}^d$ ein Zufallsvektor mit endlichem Erwartungswert $\mathbb{E}(\|V\|^2)$ und nichtsingulärer Kovarianzmatrix Σ_{VV}, wobei $d > 2$. Dann gilt für $1 \leq i < j \leq d$:

$$\mathrm{Corr}\left(V_i, V_j \mid (V_k)_{k \notin \{i,j\}}\right) = \frac{-(\Sigma_{VV}^{-1})_{ij}}{\sqrt{(\Sigma_{VV}^{-1})_{ii}(\Sigma_{VV}^{-1})_{jj}}}. \tag{11.3}$$

Man kann also aus der inversen Kovarianzmatrix von V sämtliche partiellen Korrelationen zweier Komponenten gegeben die übrigen $d - 2$ Komponenten ablesen.

Beispiel (11.1, Forts.)

Mit $V = (X_1, X_2, X_3, X_4, Y)^\top$ ist die geschätzte Korrelationsmatrix gleich

$$\left(\widehat{\mathrm{Corr}}(V_i, V_j)\right)_{i,j=1}^5 = \begin{pmatrix} 1.000 & 0.553 & 0.547 & 0.409 & 0.389 \\ 0.553 & 1.000 & 0.610 & 0.485 & 0.436 \\ 0.547 & 0.610 & 1.000 & 0.711 & 0.665 \\ 0.409 & 0.485 & 0.711 & 1.000 & 0.607 \\ 0.389 & 0.436 & 0.665 & 0.607 & 1.000 \end{pmatrix}. \tag{11.4}$$

Die Varianz eines Einzelergebnisses wird also zu 20-50 % durch ein beliebiges anderes Ergebnis erklärt. Dies könnte man sich so erklären, dass alle fünf Fächer zumindest teilweise ein und dieselben Grundfertigkeiten verlangen, beispielsweise logisches Denken, elementare Kenntnisse in Mathematik oder Resistenz gegen Klausurstress. Möchte man aber beurteilen, ob die Eigenheiten eines bestimmten Faches sich auf ein anderes auswirken, sollte man die partielle Korrelation dieser beiden Fächer gegeben die drei übigen schätzen. Die Inverse der geschätzten Kovarianzmatrix von V ist gleich

$$\widehat{\Sigma}_{VV}^{-1} = 1000 \cdot \begin{pmatrix} 5.245 & -2.435 & -2.740 & 0.012 & -0.143 \\ -2.435 & 10.427 & -4.708 & -0.793 & -0.166 \\ -2.740 & -4.708 & 26.955 & -7.049 & -4.705 \\ 0.012 & -0.793 & -7.049 & 9.883 & -2.018 \\ -0.143 & -0.166 & -4.705 & -2.018 & 6.450 \end{pmatrix}.$$

Wendet man nun Formel (11.3) an, dann ergeben sich folgende partielle Korrelationen:

$$\left(\widehat{\mathrm{Corr}}\left(V_i, V_j \mid (V_k)_{k \notin \{i,j\}}\right)\right)_{i,j=1}^5 = \begin{pmatrix} 1.000 & 0.329 & 0.230 & -0.002 & 0.025 \\ 0.329 & 1.000 & 0.281 & 0.078 & 0.020 \\ 0.230 & 0.281 & 1.000 & 0.432 & 0.357 \\ -0.002 & 0.078 & 0.432 & 1.000 & 0.253 \\ 0.025 & 0.020 & 0.357 & 0.253 & 1.000 \end{pmatrix}.$$

Man sieht also, dass auch die geschätzten partiellen Korrelationen alle positiv oder nahe bei Null sind. Sie sind aber deutlich kleiner als die entsprechenden einfachen Korrelationen. Dies unterstreicht erneut, dass die betrachteten fünf Fächer recht unterschiedlich sind.

Kanonische Korrelation. Ein dritter Typ von Korrelationsmaß ist für Situationen, in welchen man den Zusammenhang zwischen zwei vektorwertigen Zufallsvariablen quantifizieren will. Seien $X \in \mathbb{R}^q$, $Y \in \mathbb{R}^r$ Zufallsvektoren mit endlichen Erwartungswerten $\mathbb{E}(\|X\|^2)$, $\mathbb{E}(\|Y\|^2)$ sowie nichtsingulären Kovarianzmatrizen Σ_{XX}, Σ_{YY}.

Im Falle von $r = 1$ betrachteten wir den optimalen linearen Prädiktor $\check{Y}_* = \mu_Y + b_*^\top (X - \mu_X)$ von Y aus X, wobei $b_* = \Sigma_{XX}^{-1} \Sigma_{XY}$. Die multiple Korrelation

$$\rho_{Y;X} = \sqrt{\frac{\Sigma_{YX} \Sigma_{XX}^{-1} \Sigma_{XY}}{\Sigma_{YY}}}$$

kann man auch schreiben als

$$\rho_{Y;X} = \mathrm{Corr}(b_*^\top X, Y) = \max_{b \in \mathbb{R}^q \setminus \{0\}} \mathrm{Corr}(b^\top X, Y); \tag{11.5}$$

siehe unten. Also sucht man eine Linearkombination $b^\top X$ von X, welche maximale Korrelation mit der Zufallsvariable Y hat. Diese neue Interpretation der multiplen Korrelation suggeriert folgende Verallgemeinerung für den Fall $r \geq 1$:

Definition (Kanonische Korrelation)
Die *(erste) kanonische Korrelation* zwischen X und Y ist definiert als die Zahl

$$\left.\begin{array}{r} \mathrm{Corr}^{(1)}(X,Y) \\ \rho_{XY}^{(1)} \end{array}\right\} := \max_{b \in \mathbb{R}^q \setminus \{0\}, c \in \mathbb{R}^r \setminus \{0\}} \mathrm{Corr}(b^\top X, c^\top Y).$$

Man sucht also nach Linearkombinationen $b^\top X$ und $c^\top Y$ von X bzw. Y mit möglichst großer Korrelation. Neben der Bestimmung von $\rho_{XY}^{(1)}$ ist auch die Bestimmung entsprechender Vektoren b, c von Interesse; siehe unten.

Beweis (von (11.5))
Für beliebige $b \in \mathbb{R}^q \setminus \{0\}$ ist

$$\mathrm{Corr}(b^\top X, Y) = \frac{b^\top \Sigma_{XY}}{\sqrt{b^\top \Sigma_{XX} b \Sigma_{YY}}} = \frac{\widetilde{b}^\top \Sigma_{XX}^{-1/2} \Sigma_{XY}}{\|\widetilde{b}\| \sqrt{\Sigma_{YY}}}$$

mit $\widetilde{b} := \Sigma_{XX}^{1/2} b$. Dabei ist $\Sigma_{XX}^{\pm 1/2}$ die eindeutige symmetrische, positiv definite Matrix, deren Quadrat gleich $\Sigma_{XX}^{\pm 1}$ ist. Doch aus der Cauchy-Schwarz-Ungleichung folgt, dass

$$\frac{\widetilde{b}^\top \Sigma_{XX}^{-1/2} \Sigma_{XY}}{\|\widetilde{b}\| \sqrt{\Sigma_{YY}}} \leq \frac{\|\Sigma_{XX}^{-1/2} \Sigma_{XY}\|}{\sqrt{\Sigma_{YY}}} = \sqrt{\frac{\Sigma_{YX} \Sigma_{XX}^{-1} \Sigma_{XY}}{\Sigma_{YY}}}$$

mit Gleichheit genau dann, wenn $\widetilde{b} = \Sigma_{XX}^{-1/2} \Sigma_{XY}$, also $b = b_*$. $\qquad\square$

Konkrete Formeln. Mit $A := \Sigma_{XX}^{-1/2} \Sigma_{XY} \Sigma_{YY}^{-1/2}$ ist $\rho_{XY}^{(1)}$ der *größte Singulärwert* von A. Mit anderen Worten,

$$\rho_{XY}^{(1)} = \sqrt{\lambda_{\max}(A^\top A)} = \sqrt{\lambda_{\max}(AA^\top)},$$

wobei $\lambda_{\max}(M)$ den größten Eigenwert einer symmetrischen Matrix M bezeichnet. Für beliebige $b \in \mathbb{R}^q \setminus \{0\}$ und $c \in \mathbb{R}^r \setminus \{0\}$ ist

$$\mathrm{Corr}(b^\top X, c^\top Y) = \rho_{XY}^{(1)}$$

genau dann, wenn

$$b = \Sigma_{XX}^{-1/2} \widetilde{b} \quad \text{mit} \quad AA^\top \widetilde{b} = \rho_{XY}^{(1)} \widetilde{b}$$

und

$$c = \Sigma_{YY}^{-1/2} \widetilde{c} \quad \text{mit} \quad A^\top A \widetilde{c} = \rho_{XY}^{(1)} \widetilde{c}.$$

Diese Formeln kann man wie folgt herleiten: Zunächst ist

$$\mathrm{Corr}(b^\top X, c^\top Y) = \frac{b^\top \Sigma_{XY} c}{\sqrt{b^\top \Sigma_{XX} b \, c^\top \Sigma_{YY} c}} = \frac{\widetilde{b}^\top A \widetilde{c}}{\|\widetilde{b}\| \|\widetilde{c}\|}$$

mit $\widetilde{b} := \Sigma_{XX}^{1/2} b$ und $\widetilde{c} := \Sigma_{YY}^{1/2} c$. Aus der Cauchy-Schwarz-Ungleichung folgt, dass

$$\frac{\widetilde{b}^\top A \widetilde{c}}{\|\widetilde{b}\| \|\widetilde{c}\|} \leq \frac{\|A\widetilde{c}\|}{\|\widetilde{c}\|}$$

mit Gleichheit genau dann, wenn $\widetilde{b}$ ein positives Vielfaches von $A\widetilde{c}$ ist. Ferner ist

$$\frac{\|A\widetilde{c}\|}{\|\widetilde{c}\|} = \sqrt{\frac{\widetilde{c}^\top A^\top A \widetilde{c}}{\widetilde{c}^\top \widetilde{c}}} \leq \sqrt{\lambda_{\max}(A^\top A)}$$

mit Gleichheit genau dann, wenn $A^\top A \widetilde{c} = \lambda_{\max}(A^\top A)\widetilde{c}$. Man kann auch die Rollen von $\widetilde{b}$ und $\widetilde{c}$ vertauschen: Nach Cauchy-Schwarz ist

$$\frac{\widetilde{b}^\top A \widetilde{c}}{\|\widetilde{b}\| \|\widetilde{c}\|} = \frac{\widetilde{c}^\top A^\top \widetilde{b}}{\|\widetilde{b}\| \|\widetilde{c}\|} \leq \frac{\|A^\top \widetilde{b}\|}{\|\widetilde{b}\|}$$

mit Gleichheit falls $\widetilde{c} = A^\top \widetilde{b}$, und

$$\frac{\|A^\top \widetilde{b}\|}{\|\widetilde{b}\|} = \sqrt{\frac{\widetilde{b}^\top A A^\top \widetilde{b}}{\widetilde{b}^\top \widetilde{b}}} \leq \sqrt{\lambda_{\max}(AA^\top)}$$

mit Gleichheit genau dann, wenn $AA^\top \widetilde{b} = \lambda_{\max}(AA^\top)\widetilde{b}$. $\square$

Beispiel (11.1, Forts.)
Wir betrachten einerseits die Ergebnisse in den mathematischen Grundlagen,

$$X^\top = (X_1, X_2, X_3) := (\text{Lineare Algebra}, \text{Algebra}, \text{Analysis}),$$

und andererseits die Ergebnisse in den angewandten Fächern,

$$Y^\top = (Y_1, Y_2) := (\text{Mechanik}, \text{Statistik}).$$

Für diese neue Aufteilung der fünf Variablen ist

$$\begin{pmatrix} \widehat{\Sigma}_{XX} & \widehat{\Sigma}_{XY} \\ \widehat{\Sigma}_{XY}^\top & \widehat{\Sigma}_{YY} \end{pmatrix} = \left(\begin{array}{ccc|cc} 305.768 & 117.405 & 127.223 & 101.579 & 106.273 \\ 117.405 & 297.755 & 99.012 & 121.871 & 155.536 \\ 127.223 & 99.012 & 172.842 & 85.157 & 94.673 \\ \hline 101.579 & 121.871 & 85.157 & 112.886 & 112.113 \\ 106.273 & 155.536 & 94.673 & 112.113 & 220.380 \end{array} \right).$$

Die entsprechende Matrix $\widehat{A} = \widehat{\Sigma}_{XX}^{-1/2} \widehat{\Sigma}_{XY} \widehat{\Sigma}_{YY}^{-1/2}$ ist gleich

$$\widehat{A} = \begin{pmatrix} 0.339 & 0.153 \\ 0.400 & 0.418 \\ 0.342 & 0.213 \end{pmatrix}.$$

Deren größter Singulärwert ist gleich

$$\widehat{\rho}_{XY}^{(1)} = 0.787.$$

Von Null verschiedene Vektoren $\widehat{b} \in \mathbb{R}^3$ und $\widehat{c} \in \mathbb{R}^2$ mit

$$\widehat{\rho}_{XY}^{(1)} = \widehat{\text{Corr}}(\widehat{b}^\top X, \widehat{c}^\top Y)$$

sind gegeben durch

$$\widehat{b}^\top = (0.176, 0.459, 0.365),$$
$$\widehat{c}^\top = (0.798, 0.202).$$

Beispiel 11.2
Die Kondition gesunder Individuen kann man auf verschiedene Weisen quantifizieren. Zum einen geht es um die Fähigkeit, Energie zu verbrauchen. Da Energie- und Sauerstoffverbrauch gekoppelt sind, ist der maximale Sauerstoffverbrauch ein mögliches Maß für die Kondition. Andererseits könnte man die Zeit ermitteln, welche ein Individuum auf einem Laufband aushält, dessen Geschwindigkeit und Steigung nach einem fest vorgegebenen Zeitplan erhöht werden.

Der Datensatz 'Exercise.txt' beinhaltet von 44 gesunden Männern, die regelmäßig (mindestens dreimal wöchentlich) Sport treiben, die Werte folgender Variablen:

X_1 : Alter in Jahren,

X_2 : Körpergröße in Zentimetern,

X_3 : Körpergewicht in Kilogramm,

X_4 : maximaler Puls in Schlägen pro Minute,

Y_1 : Durchhaltezeit auf dem Laufband in Sekunden,

Y_2 : maximaler Sauerstoffverbrauch in Millilitern

pro Sekunde und pro Kilogramm Körpergewicht.

Nun bestimmen (schätzen) wir die kanonische Korrelation zwischen dem Vektor $X \in \mathbb{R}^4$ der vier physiologischen Parameter und dem Vektor $Y \in \mathbb{R}^2$ der beiden Konditionsparameter. Auf eine Auflistung der diversen Hilfsmatrizen verzichten wir und geben direkt die Ergebnisse an: Die geschätzte (erste) kanonische Korrelation zwischen X und Y ist gleich

$$\widehat{\rho}_{XY}^{(1)} = 0.692.$$

Entsprechende Linearkombinationen $\widehat{b}^\top X$ und $\widehat{c}^\top Y$ mit dieser (geschätzten) Korrelation sind gegeben durch

$$\widehat{b} = (-0.537, 0.231, -0.169, 0.063)^\top,$$
$$\widehat{c} = (0.053, 0.947)^\top.$$

Da die sechs Messwerte auf unterschiedlichen Skalen liegen, kann man die Komponenten von $\widehat{b}$ und $\widehat{c}$ nur schwer interpretieren, von ihren Vorzeichen mal abgesehen. Um etwas informativere Größen zu erhalten, betrachten wir stattdessen Vektoren $\widetilde{b}$ und $\widetilde{c}$ deren Komponenten proportional zu $\widehat{b}_i \sqrt{(\widehat{\Sigma}_{XX})_{ii}}$ bzw. $\widehat{c}_j \sqrt{(\widehat{\Sigma}_{YY})_{jj}}$ sind. Mit anderen Worten, wir reskalieren die Werte X_i und Y_j derart, dass ihre Stichproben-Standardabweichung jeweils gleich Eins ist. Es ist

$$\widetilde{b} = (-0.606, 0.171, -0.150, 0.073)^\top,$$
$$\widetilde{c} = (0.438, 0.562)^\top.$$

(Die Vektoren wurden so skaliert, dass die Summe der Absolutbeträge ihrer Komponenten jeweils gleich Eins ist.) Man sieht nun, dass bei der ersten kanonischen Korrelation das Alter eine wesentliche und die

Pulsfrequenz nur eine untergeordnete Rolle spielt. Daraus kann man noch *nicht* ableiten, dass die multiple Korrelation zwischen Pulsfrequenz und der Kondition gering ist. Um dies abzuklären, geben wir noch die vier multiplen Korrelationen $\widehat{\rho}(X_i; Y)$ sowie die Vektoren $\widehat{c}$ des entsprechenden Prädiktors $\widehat{X}_i = \widehat{a} + \widehat{c}^\top Y$ an:

X_i	$\widehat{\rho}(X_i; Y)$	$\widehat{c}^\top$
Alter	0.680	$(-0.033, -0.402)$
Größe	0.272	$(0.003, 0.183)$
Gewicht	0.088	$(0.012, -0.188)$
Puls	0.437	$(0.018, 0.315)$

11.3 Schätzung von Kovarianzen

Wie in den vorangegangenen Beispielen schon angedeutet wurde, sind Erwartungswerte und Kovarianzen in der Regel unbekannt und müssen mit Hilfe von Stichproben geschätzt werden. Seien nun $V_1, V_2, \ldots, V_n$ und V stochastisch unabhängige und identisch verteilte Zufallsvektoren mit Werten in $\mathbb{R}^k$. Im Zusammenhang mit Stichproben numeriert der Index meistens *Beobachtungen* und *nicht Komponenten* von Vektoren! Die n Vektoren V_i sind die momentan verfügbaren Beobachtungen, während V eine hypothetische (zukünftige) Beobachtung darstellt.

Ein naheliegender Schätzer für $\mathbb{E}(V) = \mu_V$ ist der Stichprobenmittelwert

$$\widehat{\mu}_V := \frac{1}{n} \sum_{i=1}^{n} V_i.$$

Man ersetzt also unbekannte "Mittelwerte in der Population" durch Stichprobenmittelwerte. Ähnlich gehen wir bei der Schätzung von $\Sigma_{VV} = \mathrm{Var}(V)$ vor. Die Formel

$$\Sigma_{VV} = \mathbb{E}\big((V - \mu_V)(V - \mu_V)^\top\big)$$

suggeriert den Schätzer

$$\frac{1}{n} \sum_{i=1}^{n} (V_i - \widehat{\mu}_V)(V_i - \widehat{\mu}_V)^\top.$$

Stattdessen verwendet man jedoch die Stichprobenkovarianzmatrix

$$\widehat{\Sigma}_{VV} := \frac{1}{n-1} \sum_{i=1}^{n} (V_i - \widehat{\mu}_V)(V_i - \widehat{\mu}_V)^\top.$$

Der Grund für den etwas größeren Normierungsfaktor $(n-1)^{-1}$ anstelle von n^{-1} ist folgende Gleichung:

Lemma 11.4

$$\mathbb{E}\Big(\sum_{i=1}^{n} (V_i - \widehat{\mu}_V)(V_i - \widehat{\mu}_V)^\top\Big) = (n-1)\Sigma_{VV}.$$

Beweis (Lemma 11.4)
Ohne Einschränkung der Allgemeinheit sei $\mu_V = 0$, also $\Sigma_{VV} = \mathbb{E}(VV^\top)$. Denn die Summanden $(V_i - \widehat{\mu}_V)(V_i - \widehat{\mu}_V)^\top$ bleiben unverändert, wenn man die Vektoren V_i durch $V_i - \mu_V$ ersetzt. Durch Ausmultiplizieren ergibt sich, daß

$$\sum_{i=1}^n (V_i - \widehat{\mu}_V)(V_i - \widehat{\mu}_V)^\top = \sum_{i=1}^n V_i V_i^\top - n\widehat{\mu}_V\widehat{\mu}_V^\top = \sum_{i=1}^n V_i V_i^\top - \frac{1}{n}\sum_{i,j=1}^n V_i V_j^\top,$$

also

$$\mathbb{E}\Big(\sum_{i=1}^n (V_i - \widehat{\mu}_V)(V_i - \widehat{\mu}_V)^\top\Big) = n\Sigma_{VV} - \frac{1}{n}\sum_{i,j=1}^n \mathbb{E}(V_i V_j^\top).$$

Doch aus der Formel $\mathbb{E}(XY) = \mathbb{E}(X)\mathbb{E}(Y)$ für stochastisch unabhängige Zufallsvariablen $X, Y \in \mathbb{R}$ folgt, daß $\mathbb{E}(V_i V_j^\top) = 1\{i = j\}\Sigma_{VV}$, also

$$n\Sigma_{VV} - \frac{1}{n}\sum_{i,j=1}^n \mathbb{E}(V_i V_j^\top) = (n-1)\Sigma_{VV}. \qquad \square$$

Schreibt man $V = (X^\top, Y^\top)^\top$ und $V_i = (X_i^\top, Y_i^\top)^\top$ mit Vektoren $X, X_i \in \mathbb{R}^q$ und $Y, Y_i \in \mathbb{R}^r$, dann ist

$$\Sigma_{VV} = \begin{pmatrix} \Sigma_{XX} & \Sigma_{XY} \\ \Sigma_{XY}^\top & \Sigma_{YY} \end{pmatrix} \quad \text{und} \quad \widehat{\Sigma}_{VV} = \begin{pmatrix} \widehat{\Sigma}_{XX} & \widehat{\Sigma}_{XY} \\ \widehat{\Sigma}_{XY}^\top & \widehat{\Sigma}_{YY} \end{pmatrix},$$

wobei

$$\widehat{\Sigma}_{XY} = \frac{1}{n-1}\sum_{i=1}^n (X_i - \widehat{\mu}_X)(Y_i - \widehat{\mu}_Y)^\top.$$

Die Präzision von $\widehat{\Sigma}$. Nun möchten wir noch die Präzision der Stichproben-Kovarianzmatrix $\widehat{\Sigma}_{VV}$ als Schätzer von Σ_{VV} quantifizieren. Wie wir gleich zeigen werden, ist der Schätzfehler $\|\widehat{\Sigma}_{VV} - \Sigma_{VV}\|$ von der Größenordnung $O_p(n^{-1/2})$, sofern $\mathbb{E}(\|V\|^4)$ endlich ist.

Genauer gesagt quantifizieren wir den Schätzfehler durch

$$\big\|\Sigma_{VV}^{-1/2}\widehat{\Sigma}_{VV}\Sigma_{VV}^{-1/2} - I\big\|^2.$$

Betrachtet man die standardisierten Zufallsvektoren $W := \Sigma_{VV}^{-1/2}(V - \mu_V)$ und $W_i := \Sigma_{VV}^{-1/2}(V_i - \mu_V)$, dann ist $\mu_W = 0$, $\Sigma_{WW} = I$ und

$$\Sigma_{VV}^{-1/2}\widehat{\Sigma}_{VV}\Sigma_{VV}^{-1/2} - I = \widehat{\Sigma}_{WW} - I.$$

Satz 11.5
Sei $\widehat{\Sigma}_{VV}$ die Stichprobenkovarianzmatrix der Vektoren $V_1, V_2, \ldots, V_n$ mit Kovarianzmatrix Σ_{VV}. Mit obigem Zufallsvektor W ist

$$\mathbb{E}\Big(\big\|\Sigma_{VV}^{-1/2}\widehat{\Sigma}_{VV}\Sigma_{VV}^{-1/2} - I\big\|^2\Big) = \frac{\mathbb{E}(\|W\|^4)}{n} - \frac{k(n-k-2)}{n(n-1)}.$$

Beweis (Satz 11.5)

Die obigen Überlegungen zeigen, dass wir den Erwartungswert von $\|\widehat{\Sigma}_{WW} - I\|^2$ berechnen müssen. Zunächst ist

$$
\widehat{\Sigma}_{WW} - I \;=\; \frac{1}{n-1}\Big(\sum_{i=1}^{n} W_i W_i^\top - \frac{1}{n}\sum_{i,j=1}^{n} W_i W_j^\top\Big) - I
$$

$$
\;=\; \frac{1}{n}\sum_{i=1}^{n}(W_i W_i^\top - I) - \frac{1}{n(n-1)}\sum_{i,j=1}^{n} 1\{i \neq j\} W_i W_j^\top .
$$

Für zwei Matrizen M, N gleicher Dimension sei

$$
\langle M, N\rangle \;:=\; \sum_{a,b} M_{ab} N_{ab} \;=\; \mathrm{Spur}(M^\top N).
$$

Dann ist $\|M\|^2 = \langle M, M\rangle$, und $\mathbb{E}\big(\|\widehat{\Sigma}_{WW} - I\|^2\big)$ ist gleich

$$
\frac{1}{n^2}\sum_{i,j=1}^{n} \mathbb{E}\Big\langle W_i W_i^\top - I, W_j W_j^\top - I\Big\rangle
$$

$$
- \frac{2}{n^2(n-1)}\sum_{i,i',j'=1}^{n} 1\{i' \neq j'\}\,\mathbb{E}\Big\langle W_i W_i^\top - I, W_{i'} W_{j'}^\top\Big\rangle
$$

$$
+ \frac{1}{n^2(n-1)^2}\sum_{i,j,i',j'=1}^{n} 1\{i \neq j\}1\{i' \neq j'\}\,\mathbb{E}\Big\langle W_i W_j^\top, W_{i'} W_{j'}^\top\Big\rangle .
$$

Doch man kann leicht nachrechnen, dass für beliebige Indizes i, j, i', j' mit $i' \neq j'$ gilt:

$$
\mathbb{E}\Big\langle W_i W_i^\top - I, W_j W_j^\top - I\Big\rangle \;=\; 1\{i = j\}\big(\mathbb{E}(\|W\|^4) - k\big),
$$

$$
\mathbb{E}\Big\langle W_i W_i^\top - I, W_{i'} W_{j'}^\top\Big\rangle \;=\; 0,
$$

$$
\mathbb{E}\Big\langle W_i W_j^\top, W_{i'} W_{j'}^\top\Big\rangle \;=\;
\begin{cases}
k^2 & \text{falls } (i,j) = (i',j'), \\
k & \text{falls } (i,j) = (j',i'), \\
0 & \text{sonst.}
\end{cases}
$$

Setzt man diese Gleichungen in obigen Ausdruck für $\mathbb{E}\big(\|\widehat{\Sigma}_{WW} - I\|^2\big)$ ein, dann ergibt sich, dass

$$
\mathbb{E}\big(\|\widehat{\Sigma}_{WW} - I\|^2\big) \;=\; \frac{\mathbb{E}(\|W\|^4) - k}{n} + \frac{k^2 + k}{n(n-1)} \;=\; \frac{\mathbb{E}(\|W\|^4)}{n} - \frac{k(n-k-2)}{n(n-1)}. \qquad \square
$$

Kleinste-Quadrate-Schätzer. Wir betrachten nochmals lineare Prädiktoren. Ausgangspunkt sind unabhängige, identisch verteilte Paare $(X_1, Y_1), (X_2, Y_2), \ldots, (X_n, Y_n)$ und (X, Y) von Zufallsvariablen $X_{(i)} \in \mathbb{R}^q$ und $Y_{(i)} \in \mathbb{R}$. Nun ersetzen wir den optimalen linearen Prädiktor $\check{Y}_* = \check{Y}_*(X)$ durch

$$
\widehat{Y} = \widehat{Y}(X) \;:=\; \widehat{\mu}_Y + \widehat{\Sigma}_{YX}\widehat{\Sigma}_{XX}^{-1}(X - \widehat{\mu}_X) \;=\; \widehat{a} + \widehat{b}^\top X.
$$

Die Parameter $\widehat{a} \in \mathbb{R}$ und $\widehat{b} \in \mathbb{R}^q$ sind gleichzeitig Lösungen des Problems der kleinsten quadratischen Abweichungen:

$$
\sum_{i=1}^{n}(Y_i - \widehat{a} - \widehat{b}^\top X_i)^2 \;=\; \min_{a \in \mathbb{R}, b \in \mathbb{R}^q} \sum_{i=1}^{n}(Y_i - a - b^\top X_i)^2. \tag{11.6}
$$

Dies kann man durch eine direkte Rechnung verifizieren, oder man wendet Satz 11.2 wie folgt an:
Wir betrachten die Stichprobenelemente (X_i, Y_i) vorübergehend als feste Objekte und definieren
Zufallsvariablen

$$X_* := X_J, \quad Y_* := Y_J,$$

wobei J ein rein zufälliger Index aus $\{1, 2, \ldots, n\}$ ist. Dann ist

$$\sum_{i=1}^{n} (Y_i - a - b^\top X_i)^2 = n \, \mathbb{E}\left((Y_* - a - b^\top X_*)^2\right),$$

und $\mathbb{E}(X_*) = \widehat{\mu}_X$, $\mathbb{E}(Y_*) = \widehat{\mu}_Y$ sowie

$$\begin{pmatrix} \mathrm{Var}(X_*) & \mathrm{Cov}(X_*, Y_*) \\ \mathrm{Cov}(Y_*, X_*) & \mathrm{Var}(Y_*) \end{pmatrix} = \frac{n-1}{n} \begin{pmatrix} \widehat{\Sigma}_{XX} & \widehat{\Sigma}_{XY} \\ \widehat{\Sigma}_{YX} & \widehat{\Sigma}_{YY} \end{pmatrix}.$$

Aus Satz 11.2 folgt dann direkt obige Aussage (11.6).

Wendet man den Prädiktor $\widehat{Y}$ nicht auf eine zukünftige Beobachtung X sondern auf die n Stichprobenvektoren X_i an, dann ergeben sich die Näherungswerte (predicted values, fitted values)

$$\widehat{Y}_i := \widehat{a} + \widehat{b}^\top X_i.$$

Mit diesen lässt sich der Schätzwert für den multiplen Korrelationskoeffizienten $\rho(Y; X)$ schreiben als

$$\widehat{\rho}(Y; X) = \sqrt{1 - \frac{\sum\limits_{i=1}^{n}(Y_i - \widehat{Y}_i)^2}{\sum\limits_{i=1}^{n}(Y_i - \bar{Y})^2}}.$$

Die Differenz in der Quadratwurzel ist der relative Anteil der Streuung in den Y–Werten, der durch die X–Werte "erklärt" wird. Gängige Statistik-Software bezeichnet diese Kenngröße mit "R^2".

11.4 Hauptkomponenten

Die Beschreibung und Visualisierung hochdimensionaler Datenvektoren ist in der Regel schwierig, vor allem wenn keine Hintergrundinformationen verfügbar sind. In solchen Fällen versucht man häufig, die Datenvektoren in geeignete niedrigdimensionale Räume zu projizieren, so dass man sie mit vertrauten Methoden wie beispielsweise Histogrammen (Dimension 1), Scatterplots (Dimension 2) oder Rotationsplots (Dimension 3) untersuchen kann. Wir beschreiben nun die sogenannte *Hauptkomponentenanalyse (principal component analysis, PCA)* eines Zufallsvektors $V \in \mathbb{R}^k$ mit Kovarianzmatrix Σ_{VV}.

Schrittweise Definition von Hauptkomponenten. Im ersten Schritt möchten wir eine "möglichst interessante" Linearkombination $\beta_1^\top V$ von V bestimmen. Dabei beschränken wir uns auf Einheitsvektoren $\beta_1 \in \mathbb{R}^k$. Eine Richtung β_1 betrachten wir als möglichst interessant, wenn die

Varianz $\mathrm{Var}(\beta_1^\top V) = \beta_1^\top \Sigma_{VV} \beta_1$, also die Streuung von V in Richtung β_1, maximal ist. Die *erste Hauptkomponente von V* ist dann die entsprechende Linearkombination

$$W_1 := \beta_1^\top V.$$

(Streng genommen ist W_1 nicht eindeutig.) Im zweiten Schritt suchen wir einen weiteren Einheitsvektor β_2, so dass die Varianz $\beta_2^\top \Sigma_{VV} \beta_2$ möglichst groß ist; allerdings verlangen wir außerdem, dass β_2 auf β_1 senkrecht steht. Diesen Prozess setzen wir fort und bestimmen schrittweise eine Orthonormalbasis $\beta_1, \beta_2, \ldots, \beta_k$ des $\mathbb{R}_k$: Im j-ten Schritt wählt man einen Einheitsvektor β_j, so dass $\beta_j^\top \Sigma_{VV} \beta_j$ maximal ist unter der Nebenbedingung, dass β_j auf den Vektoren $\beta_1, \ldots, \beta_{j-1}$ senkrecht steht. Die *j-te Hauptkomponente von V* ist dann

$$W_j := \beta_j^\top V.$$

Geschlossene Darstellung.   Man kann die Hauptkomponenten W_j auch in einem Schritt definieren. Zu diesem Zweck schreiben wir

$$\Sigma_{VV} = \sum_{j=1}^{k} \lambda_j \beta_j \beta_j^\top$$

mit reellen Zahlen $\lambda_1 \geq \lambda_2 \geq \cdots \geq \lambda_k \geq 0$ und einer Orthonormalbasis $\beta_1, \beta_2, \ldots, \beta_k$ des $\mathbb{R}^k$. Die Zahlen λ_j sind Eigenwerte von Σ_{VV} mit entsprechenden Eigenvektoren β_j. Das heißt, $\Sigma_{VV} \beta_j = \lambda_j \beta_j$ für $1 \leq j \leq k$. Dies ist die sogenannte *Spektraldarstellung* von Σ_{VV}. Man kann in der Tat zeigen, dass die Basisvektoren β_j in einer Spektraldarstellung stets Lösungen für das obige schrittweise Verfahren sind; siehe Aufgabe 11.9. Umgekehrt liefern die Vektoren β_j aus dem schrittweisen Verfahren stets eine Spektraldarstellung von Σ_{VV}.

Statistische und geometrische Interpretation.   Wir betrachten den Vektor $W := (W_j)_{j=1}^{k}$ aller Hauptkomponenten $W_j = \beta_j^\top V$. Mit der Matrix $B = (\beta_1, \beta_2, \cdots, \beta_k)$ kann man auch schreiben

$$W = B^\top V,$$

und B ist orthonormal; das heißt, $B^\top B = BB^\top = I$. Insbesondere ist

$$\|W - \mu_W\| = \|V - \mu_V\|.$$

Ferner ist $\Sigma_{VV} = B \, \mathrm{diag}(\lambda_1, \lambda_2, \ldots, \lambda_k) B^\top$, so dass

$$\Sigma_{WW} = B^\top \Sigma_{VV} B = \mathrm{diag}(\lambda_1, \lambda_2, \ldots, \lambda_k).$$

Die Hauptkomponenten W_i sind also paarweise unkorreliert, das heißt, $\mathrm{Corr}(W_i, W_j) = 0$ für $i \neq j$. Außerdem ist $\mathrm{Var}(W_i) = \lambda_i$ monoton fallend in i.

Man hofft nun, dass bereits wenige Hauptkomponenten $W_1, \ldots, W_\ell$ wesentliche Eigenschaften von V wiederspiegeln. In der Tat ist

$$V^{(\ell)} := \mu_V + \sum_{i=1}^{\ell} (W_i - \mathbb{E}(W_i)) \beta_i \qquad (11.7)$$

die orthogonale Projektion von V auf den ℓ-dimensionalen affinen Teilraum

$$\Big\{ \mu_V + \sum_{i=1}^{\ell} x_i \beta_i : x_1, \ldots, x_\ell \in \mathbb{R} \Big\}$$

von $\mathbb{R}^k$. Deutet man diesen Zufallsvektor $V^{(\ell)}$ als Approximation von V, dann ist der mittlere quadratische Approximationsfehler gleich

$$\mathbb{E}\big(\| V - V^{(\ell)} \|^2 \big) = \mathbb{E}\Big(\Big\| \sum_{i=\ell+1}^{k} (W_i - \mathbb{E}(W_i)) \beta_i \Big\|^2 \Big) = \sum_{i=\ell+1}^{k} \lambda_i.$$

Vergleicht man dies mit der mittleren Gesamtstreuung von V,

$$\mathbb{E}\big(\| V - \mu_V \|^2 \big) = \mathbb{E}\big(\| W - \mu_W \|^2 \big) = \sum_{j=1}^{k} \lambda_j,$$

dann ergibt sich der relative mittlere Fehler

$$\sum_{i=\ell+1}^{k} \lambda_i \Big/ \sum_{j=1}^{k} \lambda_j.$$

Oftmals ist dieser Quotient schon für niedrige Dimensionen ℓ recht klein.

Das folgende Lemma, welches wir ohne Beweis angeben, zeigt, dass die spezielle Projektion (11.7) in einem gewissen Sinne optimal ist.

Lemma 11.6
Sei V_o die orthogonale Projektion von V auf einen ℓ-dimensionalen affinen Teilraum des $\mathbb{R}^k$. Dann ist

$$\mathbb{E}\big(\| V - V_o \|^2 \big) \geq \sum_{i=\ell+1}^{k} \lambda_i.$$ □

Empirische Hauptkomponenten. Für die explorative Analyse k–dimensionaler Datenvektoren $V_1, V_2, \ldots, V_n$ ersetzt man die theoretischen Kenngrößen μ_V und Σ_{VV} durch die entsprechenden Stichprobengrößen $\widehat{\mu}_V$ und $\widehat{\Sigma}_{VV}$. Die geschätzten Eigenwerte $\widehat{\lambda}_i$ und Eigenvektoren $\widehat{\beta}_i$ von $\widehat{\Sigma}_{VV}$ geben dann Aufschluss über die Struktur des Datensatzes.

Korrelationen anstelle von Kovarianzen. Wenn die Komponenten von V in unterschiedlichen Einheiten gemessen werden, sollte man sie zunächst standardisieren, sofern nicht andere Argumente für die Verwendung der üblichen euklidischen Norm $\| \cdot \|$ sprechen. Das bedeutet, dass wir anstelle von $V = (V_a)_{a=1}^{k}$ den Vektor $\widetilde{V}$ mit Komponenten

$$\widetilde{V}_a := \frac{V_a}{\sqrt{\mathrm{Var}(V_a)}} \quad \text{oder} \quad \widetilde{V}_a := \frac{V_a - \mathbb{E}(V_a)}{\sqrt{\mathrm{Var}(V_a)}}$$

verwenden und dessen Hauptkomponenten analysieren. Die Kovarianzmatrix von $\widetilde{V}$ ist gleich

$$\mathrm{Var}(\widetilde{V}) = \big(\mathrm{Corr}(V_a, V_b) \big)_{a,b=1}^{k}.$$

Beispiel (11.1, Forts.)

Wir betrachten den Vektor V mit den Klausurergebnissen eines generischen Studenten in den Fächern Mechanik, Lineare Algebra, Algebra, Analysis und Statistik. Dabei transformieren wir die einzelnen Komponenten derart, dass ihre Stichprobenstandardabweichung jeweils gleich Eins ist. Die empirische Kovarianzmatrix $\widehat{\Sigma}_{VV}$ von V ist dann die Korrelationsmatrix (11.4). Nun zeigen wir deren Spektralzerlegung. Zunächst die Eigenwerte $\widehat{\lambda}_i$ sowie die relativen Varianzanteile $\widehat{L}_i := \sum_{a=1}^{i} \widehat{\lambda}_a \big/ \sum_{j=1}^{k} \widehat{\lambda}_j$:

i	1	2	3	4	5
$\widehat{\lambda}_i$	3.181	0.740	0.445	0.388	0.247
$\widehat{L}_i$	0.636	0.784	0.873	0.951	1.000

Nun die entsprechenden Eigenvektoren $\widehat{\beta}_i$:

i	1	2	3	4	5
$\widehat{\beta}_i$	0.400	-0.645	0.621	-0.146	-0.131
	0.431	-0.442	-0.705	0.298	-0.182
	0.503	0.129	-0.037	-0.109	0.847
	0.457	0.388	-0.136	-0.666	-0.422
	0.438	0.470	0.313	0.659	-0.234

Die beiden ersten Hauptkomponenten sind für mehr als 75 % der Gesamtstreuung aller 88 (komponentenweise normierten) Datenvektoren verantwortlich. Die erste Hauptkomponente ist bis auf eine Skalenfaktor fast identisch mit der Summe $\sum_{a=1}^{5} V_a$. Die zweite Hauptkomponente versieht 'Mechanik' und 'Lineare Algebra' mit negativen Gewichten, die drei übrigen Komponenten mit positiven Gewichten. Ein mögliche Erklärung für dieses Muster ist die Tatsache, dass bei den Klausuren in den beiden erstgenannten Fächern keine Hilfsmittel (Bücher) zugelassen wurden, im Gegensatz zu den drei übrigen Fächern. Die dritte Hauptkomponente vergleicht die angewandten Fächer Mechanik und Statistik mit den mathematischen Grundlagenfächern.

Beispiel (11.2, Forts.)

Wir betrachten den Vektor $V = (X^\top, Y^\top)^\top$ mit $X \in \mathbb{R}^4$ und $Y \in \mathbb{R}^2$ für einen generischen Sportler, wobei auch hier die einzelnen Komponenten auf Stichprobenstandardabweichung Eins normiert wurden. Die Eigenwerte $\widehat{\lambda}_i$ und relativen Varianzanteile $\widehat{L}_i$:

i	1	2	3	4	5	6
$\widehat{\lambda}_i$	2.970	1.631	0.700	0.333	0.263	0.102
$\widehat{L}_i$	0.495	0.767	0.884	0.939	0.983	1.000

Die entsprechenden Eigenvektoren $\widehat{\beta}_i$:

i	1	2	3	4	5	6
$\widehat{\beta}_i$	0.500	-0.046	0.184	0.783	0.317	-0.039
	-0.263	-0.633	-0.083	-0.139	0.699	-0.127
	-0.065	-0.726	-0.065	0.269	-0.614	0.125
	-0.376	0.220	-0.795	0.420	0.047	-0.003
	-0.517	0.098	0.404	0.260	-0.131	-0.689
	-0.518	0.110	0.400	0.228	0.124	0.702

Auch hier sind die beiden ersten Hauptkomponenten für mehr als 75 % der Gesamtstreuung aller 44 (komponentenweise normierten) Datenvektoren verantwortlich. Die erste Hauptkomponente bezieht vor allem das Alter (X_1), den Puls (X_4), die Durchhaltezeit (Y_1) sowie den Sauerstoffverbrauch (Y_2) ein. Die zweite Hauptkomponente konzentriert sich dagegen mehr auf Größe (X_2) und Gewicht (X_3).

11.5 Multivariate Dichtefunktionen

In Kapitel 7 führten wir Wahrscheinlichkeitsdichten als idealisierte Histogramme ein. Die gleichen Überlegungen kann man im Prinzip für multivariate Beobachtungen anstellen und landet bei multivariaten Wahrscheinlichkeitsdichten. Da die entsprechenden Integrationsmethoden für manche Leser vielleicht neu sind, werden zunächst die wichtigsten Tatsachen im folgenden Abschnitt erklärt.

Integration im $\mathbb{R}^d$. Wir betrachten eine Menge $B \subset \mathbb{R}^d$ sowie eine reellwertige Funktion g auf B. Gesucht ist nun eine brauchbare Definition des Integrals von g auf B. Die nun folgende Darstellung soll nur eine Idee hiervon vermitteln; präzise Darstellungen findet man in Lehrbüchern der Analysis und Maßtheorie.

Erste Definition des Integrals. Sei B ein beschränktes Rechteck. Das heißt, $B = B_1 \times B_2 \times \cdots \times B_d$ mit beschränkten Intervallen $B_i \subset \mathbb{R}$. Nun betrachten wir eine Partition $\mathscr{C}$ von B in kleinere Rechtecke oder andere Mengen $C \in \mathscr{C}$, deren d-dimensionales Volumen $\mathrm{Vol}(C)$ man leicht angeben kann. Ferner wählen wir noch Punkte $x_C \in B$ und betrachten die Summe

$$\sum_{C \in \mathscr{C}} \mathrm{Vol}(C) g(x_C).$$

Angenommen diese Summe konvergiert bei beliebiger Wahl der Punkte x_C gegen eine feste reelle Zahl, wenn

$$\max\{\mathrm{diam}(C) : C \in \mathscr{C}\} \rightarrow 0.$$

Dabei bezeichnet $\mathrm{diam}(C)$ den Durchmesser $\sup_{x,y \in C} \|x - y\|$ von C. Dann nennt man den Grenzwert das *(Riemann-) Integral von g über B* und bezeichnet ihn mit

$$\int_B g(x)\, dx.$$

Die Funktion g selbst nennt man dann *(Riemann-) integrierbar* auf B. Zum Beispiel sind alle auf B gleichmäßig stetigen Funktionen auch integrierbar. Allgemein impliziert die Riemann-Integrierbarkeit von g, dass g auf B beschränkt ist, und auch alle Funktionen $h = \Psi \circ g$ mit stetigem $\Psi : \mathbb{R} \rightarrow \mathbb{R}$ sind integrierbar auf B.

Erweiterung 1. Sei B ein unbeschränktes Rechteck, und g sei nichtnegativ sowie integrierbar auf beliebigen beschränkten Teilrechtecken von B. Dann definiert man

$$\int_B g(x)\, dx := \lim_{c \to \infty} \int_{B \cap [-c,c]^d} g(x)\, dx.$$

Dieser Grenzwert ist möglicherweise gleich ∞. Wenn nicht, nennt man g integrierbar auf B.

Erweiterung 2. Sei B ein unbeschränktes Rechteck, und g sei integrierbar auf beliebigen beschränkten Teilrechtecken von B. Dann ist auch $\int_B |g(x)| \, dx$ wohldefiniert im Sinne von Erweiterung 1. Im Falle von $\int_B |g(x)| \, dx < \infty$ nennt man g integrierbar auf B, und sein Integral ist definiert als

$$\int_B g(x) \, dx := \lim_{c \to \infty} \int_{B \cap [-c,c]^d} g(x) \, dx.$$

Im Falle von $B = \mathbb{R}^d$ schreibt man manchmal $\int g(x) \, dx$ anstelle von $\int_B g(x) \, dx$.

Erweiterung 3. Sei g eine integrierbare Funktion auf einem Rechteck $C \subset \mathbb{R}^d$. Für beliebige Mengen $B \subset C$ definiert man

$$\int_B g(x) \, dx := \int_C 1\{x \in B\} g(x) \, dx,$$

sofern die rechte Seite existiert.

Geometrische Anschauung. Zur Veranschaulichung betrachten wir eine nichtnegative Funktion g auf $B \subset \mathbb{R}^2$. Deutet man B als Landkarte und $g(x)$ als Höhe eines Bergmassivs über dem Punkt $x \in B$, dann ist $\int_B g(x) \, dx$ das Volumen dieses Bergmassivs.

Diese Überlegung ist analog zu der bekannten Deutung von Integralen auf $B \subset \mathbb{R}$ als Flächeninhalt.

Wahrscheinlichkeitsdichten. Eine nichtnegative, integrierbare Funktion f auf $\mathbb{R}^d$ mit der Eigenschaft, dass $\int f(x) \, dx = 1$ nennt man eine *Wahrscheinlichkeitsdichte*. Sie induziert ein Wahrscheinlichkeitsmaß P auf $\mathbb{R}^d$ vermöge

$$P(B) := \int_B f(x) \, dx.$$

Ist die Dichtefunktion f in einem Punkt x stetig, dann ist

$$f(x) = \lim_{B \to x} \frac{P(B)}{\mathrm{Vol}(B)},$$

wobei hier "$B \to x$" bedeutet, dass $\mathrm{Vol}(B) > 0$ und $\sup_{y \in B} \|x - y\| \to 0$. Allgemein hat P die paradox erscheinende Eigenschaft, dass $P(\{x\}) = 0$ für beliebige Punkte $x \in \mathbb{R}^d$.

Der Satz von Fubini. Für die konkrete Berechnung von Integralen über $B \subset \mathbb{R}^d, d > 1$, stehen uns diverse Tricks zur Verfügung. Einer der wichtigsten ist der *Satz von Fubini*. Dieser besagt, dass für jede integrierbare Funktion g auf einem Rechteck $B = B_1 \times \cdots \times B_d$ und beliebige Indizes $j \in \{1, 2, \ldots, d\}$ gilt:

$$\int_B g(x) \, dx = \int_{C_j} H_j(y) \, dy$$

wobei

$$C_j := B_1 \times \cdots B_{j-1} \times B_{j+1} \times \cdots \times B_d$$

und

$$H_j(y_1, y_2, \ldots, y_{d-1}) := \int_{B_j} g(y_1, \ldots, y_{j-1}, t, y_j, \ldots, y_{d-1}) \, dt.$$

Man betrachtet also $g(x)$ vorübergehend als Funktion von nur einer Komponente $x_j \in B_j$ und integriert sie bezüglich dieser. Das resultierende eindimensionale Integral ist dann eine Funktion der übrigen $d-1$ Komponenten von x. Mit dieser Funktion kann man analog verfahren und erhält so induktiv den Wert von $\int_B g(x) \, dx$.

Wenn wir noch einmal die Vorstellung eines Gebirgsmassivs für $d = 2$ bemühen, dann kann man sich den Satz von Fubini wie folgt veranschaulichen: Um das Volumen des Gebirges zu bestimmen, schneiden wir es in viele sehr dünne Scheiben parallel zur x_j-Achse und vertikalen Achse. Nun summieren wir die Zahlen Fläche(S) × Dicke(S) über alle Scheiben S und erhalten so einen Näherungswert für das Gesamtvolumen.

Stochastische Unabhängigkeit. Als Anwendung des Satzes von Fubini erhalten wir ein Kriterium für stochastische Unabhängigkeit: Sei $X \in \mathbb{R}^d$ ein Zufallsvektor mit Verteilung P, die durch eine Wahrscheinlichkeitsdichte f beschrieben wird. Angenommen

$$f(x) = g_1(x_1) g_2(x_2) \cdots g_d(x_d)$$

für beliebige $x \in \mathbb{R}^d$ mit gewissen Funktionen $g_1, g_2, \ldots, g_d$ auf $\mathbb{R}$. Dann sind die Komponenten von X stochastisch unabhängig, und X_i ist verteilt nach der Dichtefunktion

$$f_i := g_i \Big/ \int_{\mathbb{R}} g_i(t) \, dt.$$

Beweis
Für beliebige Intervalle $B_1, B_2, \ldots, B_d \subset \mathbb{R}$ ist zu zeigen, dass

$$\mathbb{P}\{X_i \in B_i \text{ für } 1 \le i \le d\} = P_1(B_1) P_2(B_2) \cdots P_d(B_d), \tag{11.8}$$

wobei $P_i(B_i) := \int_{B_i} f_i(s) \, ds$. Fixiert man nämlich einen beliebigen Index j und setzt $B_i := \mathbb{R}$ für alle $i \ne j$, dann ergibt sich aus (11.8), dass

$$\mathbb{P}\{X_j \in B_j\} = P_j(B_j).$$

Zunächst folgt aus dem Satz von Fubini, dass

$$\mathbb{P}\{X_i \in B_i \text{ für } 1 \le i \le d\} = G_1(B_1) G_2(B_2) \cdots G_d(B_d), \tag{11.9}$$

wobei $G_i(B_i) := \int_{B_i} g_i(s) \, ds$. Setzt man speziell $B_i = \mathbb{R}$ für alle i, dann ergibt sich aus (11.9), dass

$$1 = G_1(\mathbb{R}) G_2(\mathbb{R}) \cdots G_d(\mathbb{R}).$$

Man darf also die rechte Seite von (11.9) durch

$$\frac{G_1(B_1)}{G_1(\mathbb{R})} \frac{G_2(B_2)}{G_2(\mathbb{R})} \cdots \frac{G_d(B_d)}{G_d(\mathbb{R})} = P_1(B_1) P_2(B_2) \cdots P_d(B_d)$$

ersetzen. $\qquad\qquad\qquad\qquad\qquad\qquad\qquad\qquad\qquad\qquad\qquad\qquad\qquad\qquad\qquad\qquad\qquad\square$

Die Transformationsformel.   Ein zweites essentielles Hilfsmittel bezieht sich auf glatte Transformationen des Integrationsbereiches. Seien Ω und $\widetilde{\Omega}$ offene Teilmengen von $\mathbb{R}^d$, und sei $T : \Omega \to \widetilde{\Omega}$ eine bijektive und stetig differenzierbare Abbildung mit nichtsingulärer Ableitung

$$DT(x) = \left(\frac{\partial T_i(x)}{\partial x_j}\right)_{i,j=1}^{d} \in \mathbb{R}^{d \times d}$$

für alle $x \in \Omega$. Dann gilt für beliebige Funktionen $g : \widetilde{\Omega} \to \mathbb{R}$ die Gleichung

$$\int_\Omega g(T(x))\,|\det DT(x)|\,dx = \int_{\widetilde{\Omega}} g(y)\,dy.$$

Hier ist eine heuristische Begründung für diese Formel: Sei $\mathscr{C}$ eine Partition von Ω in abzählbar viele Rechtecke C mit kleinem Durchmesser. Dann ist auch $\{T(C) : C \in \mathscr{C}\}$ eine Partition von $\widetilde{\Omega}$ in kleine Mengen, und für beliebige Punkte $x_C \in C \in \mathscr{C}$ ist

$$\mathrm{Vol}(T(C)) \approx \mathrm{Vol}(C)\,|\det DT(x_C)|.$$

Denn auf C kann man T durch die affin lineare Funktion $z \mapsto T(x_C) + DT(x_C)(z - x_C)$ approximieren, so dass die besagte Gleichung aus der linearen Algebra bekannt ist. Folglich ist

$$\begin{aligned}
\int_\Omega g(T(x))\,|\det DT(x)|\,dx &\approx \sum_{C \in \mathscr{C}} \mathrm{Vol}(C)g(T(x_C))\,|\det DT(x_C)| \\
&\approx \sum_{C \in \mathscr{C}} \mathrm{Vol}(T(C))g(T(x_C)) \\
&\approx \int_{\widetilde{\Omega}} g(y)\,dy. \qquad \square
\end{aligned}$$

Affine Transformationen.   Sei $X \in \mathbb{R}^d$ ein Zufallsvektor, dessen Verteilung P durch eine Dichtefunktion f beschrieben wird. Für $\mu \in \mathbb{R}^d$ und eine nichtsinguläre Matrix $B \in \mathbb{R}^{d \times d}$ sei

$$Y := \mu + BX.$$

Die Verteilung Q von Y wird dann durch die Dichtefunktion g mit

$$g(y) := \frac{f(B^{-1}(y - \mu))}{|\det B|}$$

beschrieben.

Beweis
Die zugrundeliegende affin lineare Transformation $x \mapsto T(x) := \mu + Bx$ erfüllt die Voraussetzungen der Transformationsformel mit $\Omega = \widetilde{\Omega} = \mathbb{R}^d$, und $|\det DT(x)| = |\det B|$. Ferner ist

$$T^{-1}(y) = B^{-1}(y - \mu).$$

Für beliebige Mengen $C \subset \mathbb{R}^d$ ist also $Q(C) = \mathbb{P}\{Y \in C\}$ gleich

$$
\begin{aligned}
\mathbb{P}\{T(X) \in C\} &= \int 1\{T(x) \in C\} f(x)\, dx \\
&= \frac{1}{|\det B|} \int 1\{T(x) \in C\} f(B^{-1}(T(x) - \mu)) |\det DT(x)|\, dx \\
&= \frac{1}{|\det B|} \int 1\{y \in C\} f(B^{-1}(y - \mu))\, dy \\
&= \int_C g(y)\, dy. \qquad \qquad \square
\end{aligned}
$$

Ein Nachtrag zur Gaußschen Glockenkurve.   Mit Hilfe des Satzes von Fubini und der Transformationsformel kann man recht elegant nachweisen, dass

$$
\mathscr{J} := \int_{\mathbb{R}} \exp(-t^2/2)\, dt = (2\pi)^{1/2}, \tag{11.10}
$$

was endlich den ominösen Normierungsfaktor der Gaußschen Glockenkurve erklärt.

Beweis (Gleichung (11.10))
Wir betrachten die Funktion $g : \mathbb{R}^2 \to \mathbb{R}$ mit

$$
g(y) := \exp(-y_1^2/2) \exp(-y_2^2/2) = \exp(-\|y\|^2/2).
$$

Aus dem Satz von Fubini folgt, dass $\int_{\mathbb{R}^2} g(y)\, dy = \mathscr{J}^2$, also $\mathscr{J} = \left(\int_{\mathbb{R}^2} g(y)\, dy\right)^{1/2}$. Nun gehen wir zu Polarkoordinaten über: Für einen Punkt (r, ϕ) aus $\Omega := \,]0, \infty[\, \times\,]-\pi, \pi[$ sei $T(r, \phi) := (r\cos\phi, r\sin\phi)$. Dies definiert eine bijektive Abbildung T von Ω nach $\tilde{\Omega} := \{y \in \mathbb{R}^2 : y_2 \neq 0 \text{ oder } y_1 > 0\}$ mit $\|T(r, \phi)\| = r$. Ferner ist

$$
\det DT(r, \phi) = \det \begin{pmatrix} \cos\phi & \sin\phi \\ -r\sin\phi & r\cos\phi \end{pmatrix} = r.
$$

Da sich $\tilde{\Omega}$ und $\mathbb{R}^2$ nur um eine Halbgerade mit zweidimensionalem Volumen Null unterscheiden, ist $\int_{\mathbb{R}^2} g(y)\, dy$ gleich

$$
\begin{aligned}
\int_{\tilde{\Omega}} \exp(-\|y\|^2/2)\, dy &= \int_{]0,\infty[\times]-\pi,\pi[} \exp(-r^2/2)\, r\, d(r, \phi) \\
&= 2\pi \int_{]0,\infty[} \exp(-r^2/2)\, r\, dr \quad \text{(Satz von Fubini)} \\
&= 2\pi. \qquad\qquad \square
\end{aligned}
$$

11.6 Multivariate Normalverteilungen

Im vorangehenden Abschnitt über Wahrscheinlichkeitsdichten auf dem $\mathbb{R}^d$ haben wir einige Hilfsmittel erarbeitet, mit denen wir nun die Normalverteilungen auf dem $\mathbb{R}^d$ einführen können. Wir erinnern noch einmal an die Definition der Gaußschen Glockenkurve

$$
t \mapsto \phi(t) := (2\pi)^{-1/2} \exp(-t^2/2)
$$

auf $\mathbb{R}$ mit ihrer Verteilungsfunktion Φ. Diese liefert uns nun die Standardnormalverteilung auf dem $\mathbb{R}^d$.

Definition (d-variate Standardnormalverteilung auf $\mathbb{R}^d$)

Seien $Z_1, Z_2, \ldots, Z_d$ stochastisch unabhängige, standardnormalverteilte Zufallsvariablen (in $\mathbb{R}$). Die Verteilung des Vektors $Z = (Z_i)_{i=1}^d$ ist die d-variate Standardnormalverteilung. Sie wird beschrieben durch die Dichtefunktion

$$x \mapsto \prod_{i=1}^d \phi(x_i) = (2\pi)^{-d/2} \exp(-\|x\|^2/2).$$

Ferner ist $\mathbb{E}(Z) = 0$ und $\operatorname{Var}(Z) = I$, weshalb man sie auch mit dem Symbol $\mathcal{N}_d(0, I)$ bezeichnet.

Die Rotationsinvarianz von $\mathcal{N}_d(0, I)$. Sei $Z \in \mathbb{R}^d$ standardnormalverteilt. Für beliebige orthonormale Matrizen $B \in \mathbb{R}^{d \times d}$ ist auch BZ standardnormalverteilt. Dies folgt aus unseren allgemeinen Überlegungen zu affinen Transformationen. Denn $B^\top B = BB^\top = I$ impliziert, dass $|\det B| = 1$, und $\|B^{-1}x\| = \|B^\top x\| = \|x\|$ für beliebige $x \in \mathbb{R}^d$.

Nun führen wir beliebige Normalverteilungen ein. Dazu müssen wir noch entartete Normalverteilungen auf $\mathbb{R}$ definieren: Für $v \in \mathbb{R}$ bezeichnen wir mit $\mathcal{N}(v, 0)$ die entartete Verteilung $\mathbb{R} \supset A \mapsto 1\{v \in A\}$.

Definition (d-variate Normalverteilungen auf $\mathbb{R}^d$)

Seien $\mu \in \mathbb{R}^d$ und $\Sigma \in \mathbb{R}^{d \times d}$ beliebige Parameter, Σ symmetrisch und positiv semidefinit. Die d-variate Normalverteilung mit Mittelwert μ und Kovarianz Σ ist definiert als die Verteilung eines Zufallsvektors $Y \in \mathbb{R}^d$ mit folgender Eigenschaft: Für beliebige Vektoren $v \in \mathbb{R}^d$ ist

$$v^\top Y \sim \mathcal{N}(v^\top \mu, v^\top \Sigma v).$$

Hierdurch wird die Verteilung von Y eindeutig festgelegt, und wir bezeichnen sie mit $\mathcal{N}_d(\mu, \Sigma)$. Ferner erfüllt Y in der Tat die Gleichungen $\mathbb{E}(Y) = \mu$ und $\operatorname{Var}(Y) = \Sigma$.

Im Falle einer positiv definiten Matrix Σ hat $\mathcal{N}_d(\mu, \Sigma)$ die Dichtefunktion

$$y \mapsto (2\pi)^{-d/2} \det(\Sigma)^{-1/2} \exp\big(-(y - \mu)^\top \Sigma^{-1}(y - \mu)/2\big).$$

Beweis (Existenz, Eindeutigkeit und Eigenschaften von $\mathcal{N}_d(\mu, \Sigma)$)

Einen Zufallsvektor Y mit Verteilung $\mathcal{N}_d(\mu, \Sigma)$ kann man wie folgt erzeugen: Sei $Z \sim \mathcal{N}_d(0, I)$, und sei

$$\Sigma = BB^\top$$

mit einer weiteren (nicht eindeutigen) Matrix $B \in \mathbb{R}^{d \times d}$, beispielsweise $B = \Sigma^{1/2}$. Nun definieren wir

$$Y := \mu + BZ.$$

Offensichtlich ist $\mathbb{E}(Y) = \mu$ und $\operatorname{Var}(Y) = \Sigma$. Für beliebige Vektoren $v \in \mathbb{R}^d$ ist $v^\top Y = v^\top \mu + b^\top Z$ mit $b := B^\top v \in \mathbb{R}^d$. Wendet man (3.3) in Abschnitt 6 induktiv auf die Summanden $b_i Z_i$ an, dann zeigt sich, dass

$$v^\top Y \sim \mathcal{N}(v^\top \mu, \|b\|^2) = \mathcal{N}(v^\top \mu, v^\top \Sigma v).$$

Dass die Verteilung von Y durch diese Eigenschaft schon eindeutig festgelegt ist, folgt aus einem allgemeinen Resultat der Wahrscheinlichkeitstheorie: Sind Y und $\tilde{Y}$ Zufallsvektoren im $\mathbb{R}^d$ derart, dass die Verteilungen von $v^\top Y$ und $v^\top \tilde{Y}$ für beliebige $v \in \mathbb{R}^d$ übereinstimmen, dann stimmen auch die Verteilungen von Y und $\tilde{Y}$ überein.

Die Dichtefunktion von $\mathcal{N}_d(\mu, \Sigma)$ im Falle einer nichtsingulären Kovarianzmatrix Σ ergibt sich aus den allgemeinen Formeln für affin lineare Transformationen. Denn mit Σ ist auch B nichtsingulär, und die Verteilung von Y wird durch die Dichtefunktion

$$
\begin{aligned}
y \;\mapsto\; & (2\pi)^{-d/2} |\det B|^{-1} \exp\big(-\|B^{-1}(y-\mu)\|^2/2\big) \\
=\; & (2\pi)^{-d/2} \det(\Sigma)^{-1/2} \exp\big(-(y-\mu)^\top \Sigma^{-1}(y-\mu)/2\big)
\end{aligned}
$$

beschrieben. $\qquad\qquad\qquad\qquad\qquad\qquad\qquad\qquad\qquad\qquad\qquad\qquad\qquad\square$

Bilder von Normalverteilungen unter affin linearen Abbildungen. Sei Y nach $\mathcal{N}_d(\mu, \Sigma)$ verteilt, und seien $a \in \mathbb{R}^k$, $C \in \mathbb{R}^{k \times d}$ beliebige feste Parameter. Dann ist

$$
a + CY \;\sim\; \mathcal{N}_k(a + C\mu, C\Sigma C^\top).
$$

Den Beweis dieser Aussage kann man aus der obigen Konstruktion und der Definition von Normalverteilungen ableiten; siehe Aufgabe 11.11.

Der Fall $d = 2$. Die Dichtefunktion f von $\mathcal{N}_2(0, I)$ nimmt Werte in $(0, (2\pi)^{-1}]$ an. Abbildung 11.1 zeigt von außen nach innen die Höhenlinien $\{f = r f(0)\}$ für $r = i/30$, $1 \le i \le 30$. Ersetzt man nun I durch

$$
\Sigma^{(\rho)} \;=\; \begin{pmatrix} 1 & \rho \\ \rho & 1 \end{pmatrix}
$$

mit $\rho \ne 0$, dann werden aus den Kreisen Ellipsen. Abbildung 11.1 zeigt auch die Niveaulinien für $\Sigma^{(0.7)}$ und $\Sigma^{(-0.5)}$.

Optimale Prädiktoren bei Normalverteilungen. In Abschnitt 11.2 beschäftigten wir uns mit der Frage, wie man eine Zufallsvariable Y aus einem Zufallsvektor X optimal vorhersagen kann. Dabei beschränkten wir uns auf *(affin) lineare Prädiktoren*. Zumindest im Falle von Normalverteilungen ist dies keine wesentliche Einschränkung. Genauer gesagt, sei $(X^\top, Y^\top)^\top$ ein Zufallsvektor mit Komponenten $X \in \mathbb{R}^q$, $Y \in \mathbb{R}^r$ und gemeinsamer Normalverteilung auf $\mathbb{R}^{q+r}$, wobei Σ_{XX} nichtsingulär ist. Der (komponentenweise) beste lineare Prädiktor von Y aus X ist gegeben durch

$$
\check{Y}_*(X) \;=\; \mu_Y + \Sigma_{YX}\Sigma_{XX}^{-1}(X - \mu_X).
$$

Schreibt man $Y = \check{Y}_*(X) + E$ mit dem Vorhersagefehler $E := Y - \check{Y}_*(X)$, dann gelten folgende Tatsachen (Aufgabe 11.12):

$$
\begin{aligned}
& X \text{ und } E \text{ sind stochastisch unabhängig,} \\
& \check{Y}_*(X) \sim \mathcal{N}_r\big(\mu_Y, \Sigma_{YX}\Sigma_{XX}\Sigma_{XY}\big), \\
& E \sim \mathcal{N}_r\big(0, \Sigma_{YY} - \Sigma_{YX}\Sigma_{XX}\Sigma_{XY}\big).
\end{aligned}
$$

Insbesondere enthält $\check{Y}_*(X)$ bereits alle wesentlichen Informationen, die man aus X über Y erhalten kann.

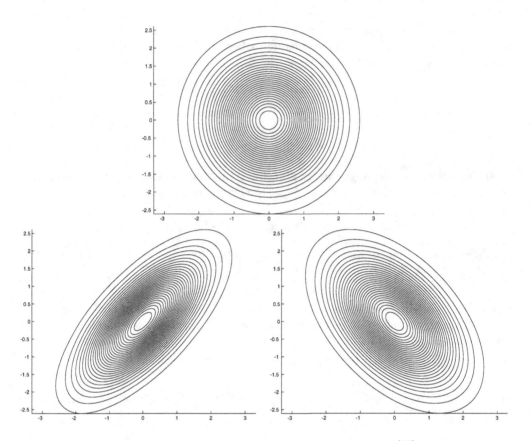

Abbildung 11.1: Niveaulinien der Dichtefunktion von $\mathscr{N}_2(0,I)$ (oben), $\mathscr{N}_2(0,\Sigma^{(0.7)})$ (links unten) und (rechts unten)

11.7 Übungsaufgaben

Aufgabe 11.1
Beweisen Sie Lemma 11.1.

Aufgabe 11.2
Sei $(X^\top, Y)^\top = (X_1, X_2, Y)^\top$ ein dreidimensionaler Zufallsvektor mit Erwartungswert

$$\begin{pmatrix} \mu_X \\ \mu_Y \end{pmatrix} = \begin{pmatrix} 0 \\ 1 \\ 3 \end{pmatrix}.$$

und Kovarianzmatrix

$$\begin{pmatrix} \Sigma_{XX} & \Sigma_{XY} \\ \Sigma_{YX} & \Sigma_{YY} \end{pmatrix} = \left(\begin{array}{cc|c} 4 & 1 & -2 \\ 1 & 1 & 1 \\ \hline -2 & 1 & 8 \end{array} \right).$$

Berechnen Sie den optimalen linearen Prädiktor von Y aus X sowie die multiple Korrelation zwischen X und Y.

Aufgabe 11.3
Leiten Sie die Formeln (11.1) und (11.2) her.

Aufgabe 11.4
Seien X, V, W stochastisch unabhängige, reellwertige Zufallsvariablen mit Erwartungswert Null und Varianz Eins, und seien a, b, c, d von Null verschiedene Konstanten.

(a) Ermitteln Sie den optimalen linearen Prädiktor von $Y := aX + bV$ aus X. (Was vermuten Sie, bevor Sie rechnen?)

(b) Berechnen Sie die partielle Korrelation von $Y := aX + bV$ und $Z := cX + dV$ gegeben X, und vergleichen Sie diese mit ρ_{YZ}.

(c) Berechnen Sie die partielle Korrelation von $Y := aX + bV$ und $Z := cX + dW$ gegeben X, und vergleichen Sie diese mit ρ_{YZ}.

Als Quintessenz von (b) und (c) ergibt sich, dass $|\rho_{YZ|X}|$ größer oder kleiner als $|\rho_{YZ}|$ sein kann.

Aufgabe 11.5
Betrachten Sie den Datensatz 'Exercise.txt' mit den Variablen $X = $ Age, $Y = $ Duration und $Z = $ VO2; siehe Beispiel 11.2. Berechnen Sie Schätzwerte für alle Korrelationen zweier Variablen. Berechnen Sie ferner alle geschätzten partiellen Korrelationen zweier Variablen gegeben die verbleibende dritte Variable. Wie interpretieren Sie diese Zahlen?

Aufgabe 11.6
Betrachten Sie den Datensatz 'Exercise.txt' mit den Variablen $X = $ Age, $Y = $ Height und $Z = $ Weight; siehe Beispiel 11.2.

(a) Wie würden Sie Z aus (X,Y) linear vorhersagen? Wie präzise ist dies Vorhersage?

(b) Berechnen Sie Schätzwerte für alle Korrelationen zweier Variablen, und testen Sie jeweils auf dem Niveau $\alpha = 0.05$, ob diese Werte signifikant von Null verschieden sind. Interpretieren Sie die Ergebnisse.

Aufgabe 11.7
Diese Aufgabe verallgemeinert Aufgabe 2.4 auf mehrdimensionale Daten. Es geht darum, Stichprobenmittelwert und -kovarianzmatrix sequentiell zu berechnen. Für Vektoren $V_1, V_2, \ldots, V_n$ im $\mathbb{R}^k$ und $2 \leq j \leq n$ seien

$$\widehat{\mu}_j := \frac{1}{j} \sum_{i=1}^{j} V_i \quad \text{und} \quad \widehat{\Sigma}_j := \frac{1}{j-1} \sum_{i=1}^{j} (V_i - \widehat{\mu}_j)(V_i - \widehat{\mu}_j)^\top$$

Stichprobenmittelwert bzw. -kovarianzmatrix der Vektoren $V_1, \ldots, V_j$.

Stellen Sie $\widehat{\mu}_j$ und $\widehat{\Sigma}_j$ als Funktion von $(\widehat{\mu}_{j-1}, \widehat{\Sigma}_{j-1}, X_j)$ dar, wobei $\widehat{\mu}_1 := X_1$ und $\widehat{\Sigma}_1 := 0$. Sie sollten eine Induktionsformel erhalten, von der man direkt ablesen kann, welchen Einfluss der Wert X_j auf $\widehat{\mu}_j$ und $\widehat{\Sigma}_j$ hat.

Aufgabe 11.8
Der Datensatz 'Cork.txt' enthält für 28 Korkbäume die Rindendicke in den vier Haupthimmelsrichtungen (in Zentigramm). Bestimmen Sie die Stichprobenkovarianzmatrix dieses Datensatzes. Schätzen Sie den optimalen linearen Prädiktor der Variable 'N' aus den drei übrigen Variablen 'E', 'S', 'W', und geben Sie den entsprechenden multiplen Stichprobenkorrelationskoeffizienten an.

Aufgabe 11.9

Sei $\Sigma = \sum_{j=1}^k \lambda_j \beta_j \beta_j^\top$ mit reellen Zahlen $\lambda_1 \geq \lambda_2 \geq \cdots \geq \lambda_k$ und einer Orthonormalbasis $\beta_1, \beta_2, \ldots, \beta_k$ des $\mathbb{R}^k$. Zeigen Sie, dass für beliebige Vektoren $x \in \mathbb{R}^k \setminus \{0\}$ gilt:

$$\lambda_k \leq \frac{x^\top \Sigma x}{x^\top x} \leq \lambda_1.$$

Gleichheit gilt, wenn $x = \beta_k$ bzw. $x = \beta_1$.

Aufgabe 11.10

Seien X und Y stochastisch unabhängige Zufallsvariablen mit Verteilung Gamma(a) bzw. Gamma(b), wobei $a, b > 0$. Das heißt, ihre Dichtefunktionen sind f_a bzw. f_b, wobei

$$f_c(t) := \frac{1\{t > 0\}}{\Gamma(c)} t^{c-1} e^{-t}.$$

Zeigen Sie nun mithilfe der Transformationsformel (und dem Satz von Fubini), dass die Zufallsvariablen

$$U := \frac{X}{X+Y} \quad \text{und} \quad Z := X+Y$$

stochastisch unabhängig sind, wobei U nach Beta(a,b) und Z nach Gamma($a+b$) verteilt ist. Dabei ist Beta(a,b), die *Beta-Verteilung* mit Parametern a und b, gegeben durch die Dichtefunktion

$$u \mapsto g_{a,b}(u) := \frac{\Gamma(a+b)1\{u \in (0,1)\}}{\Gamma(a)\Gamma(b)} u^{a-1}(1-u)^{b-1}.$$

Aufgabe 11.11

Sei Y nach $\mathcal{N}_d(\mu, \Sigma)$ verteilt, und seien $a \in \mathbb{R}^k$, $C \in \mathbb{R}^{k \times d}$ beliebige feste Parameter. Zeigen Sie, dass

$$a + CY \sim \mathcal{N}_k(a + C\mu, C\Sigma C^\top).$$

Aufgabe 11.12 (Stochastische Unabhängigkeit und Prädiktion bei Normalverteilungen)

(a) Sei $(V^\top, W^\top)^\top$ ein normalverteilter Zufallsvektor. Zeigen Sie, dass V und W genau dann stochastisch unabhängig sind, wenn $\Sigma_{VW} = 0$. Vorschlag: Konstruieren Sie $(V^\top, W^\top)^\top$ auf geeignete Weise.

(b) Sei $(X^\top, Y^\top)^\top$ ein normalverteilter Zufallsvektor mit nichtsingulärer Varianz Σ_{XX}, und sei $E := Y - \breve{Y}_*(X)$ mit $\breve{Y}_*(X) := \mu_Y + \Sigma_{YX}\Sigma_{XX}^{-1}(X - \mu_X)$. Bestimmen Sie nun die Verteilung des Zufallsvektors $(X^\top, \breve{Y}_*(X)^\top, E^\top)^\top$, indem Sie diesen als affin lineare Funktion von $(X^\top, Y^\top)^\top$ darstellen. Verwenden Sie dann Teil (a) um zu zeigen, dass X und E stochastisch unabhängig sind.

12 Diskriminanzanalyse und Klassifikation

Bei Klassifikationsproblemen betrachtet man ein Variablenpaar (X,C), wobei X beliebigen Wertebereich $\mathscr{X}$ hat, wohingegen C eine kategorielle Variable mit endlichem Wertebereich Θ ist. Die *Klasse C* ist unbekannt und soll anhand des *Merkmals X* nach Möglichkeit korrekt bestimmt werden.

Beispiel 12.1
Man möchte Formulare automatisch auswerten. In einem bestimmten Feld trug ein Benutzer eine Ziffer $C \in \{0,1,\ldots,9\}$ ein. Das Lesegerät soll nun anhand eines Grauwertbildes X von diesem Feld die Ziffer C bestimmen.

Beispiel 12.2
Man möchte entscheiden, ob ein Pigmentfleck auf der Haut gutartig ($C = 0$) oder ein Melanom ($C = 1$) ist. Genauer gesagt, möchte man anhand eines Bildes X des Pigmentflecks die Klasse C bestimmen, also noch vor einer aufwendigeren histologischen Untersuchung.

Beispiel 12.3
Man möchte anhand verschiedener physiologischer und anderer Werte, die zu einem Merkmalsvektor X zusammengefasst sind, entscheiden, ob eine Person gesund ist ($C = 0$), eine bestimmte Krankheit A hat ($C = 1$) oder an einer Krankheit B leidet ($C = 2$).

Beispiel 12.4
Man möchte mit einer elektronischen Nase, bestehend aus 10 Halbleitersensoren, eine Substanz "beschnuppern" und anhand des resultierenden 10-dimensionalen Sensorsignals X entscheiden, um welche von L möglichen Substanzen es sich handelt.

12.1 Klassifikatoren und Gütekriterien

Im einfachsten Fall suchen wir einen Klassifikator $\widehat{C} : \mathscr{X} \to \Theta$, also eine Abbildung vom *Merkmalsraum* $\mathscr{X}$ in die Menge Θ der möglichen Klassen. Nach Wahl eines solchen Klassifikators $\widehat{C}$ *behaupten* wir dann, dass C gleich $\widehat{C}(X)$ ist, in der Hoffnung, diese Behauptung sei richtig.

Um genauer zu beschreiben, wie einfach oder schwierig unser Unterfangen ist, und wie gut oder schlecht ein bestimmter Klassifikator im Vergleich zu allen anderen abschneidet, betrachten wir (X,C) als Zufallsvariable. Für $\theta \in \Theta$ sei

$$w_\theta := \mathbb{P}\{C = \theta\}$$

strikt positiv. Man nennt diese Zahl auch die *a-priori-Wahrscheinlichkeit der Klasse* θ. Die bedingte Verteilung von X gegeben $C = \theta$ bezeichnen wir mit P_θ. Also ist

$$\mathbb{P}(X \in B \,|\, C = \theta) = P_\theta(B)$$

für $B \subset \mathscr{X}$. Ein mögliches Kriterium für die Güte eines Klassifikators $\widehat{C}$ ist seine *Fehlklassifikationsrate*

$$R(\widehat{C}) := \mathbb{P}\{\widehat{C}(X) \neq C\},$$

also die Wahrscheinlichkeit einer Fehlklassifikation. Man kann auch schreiben

$$R(\widehat{C}) = \sum_{\theta \in \Theta} w_\theta P_\theta\{\widehat{C} \neq \theta\}.$$

Nicht immer ist dieses Gütekriterium angebracht. In Beispiel 12.2 ist es schlimmer, ein Melanom ($C = 1$) als gutartigen Pigmentfleck zu klassifizieren ($\widehat{C}(X) = 0$), als umgekehrt einen harmlosen Pigmentfleck ($C = 0$) für ein Melanom zu halten ($\widehat{C}(X) = 1$). Denn im letzteren Fall wird in der Regel eine anschließende histologische Untersuchung die Fehldiagnose korrigieren. Ferner könnte es sein, dass eine bestimmte Klasse θ nur sehr selten auftritt, das entsprechende Wahrscheinlichkeitsgewicht w_θ also sehr klein ist. Klassifikatoren, welche diese seltene Klasse schlichtweg ignorieren, könnten in Bezug auf das obige Risiko R recht gut dastehen, selbst wenn man die Klasse θ auf keinen Fall übersehen möchte. Solche Schwächen kann man gegebenenfalls durch Berücksichtigung unterschiedlicher "Kosten" für Fehlklassifikationen vermeiden. Für zwei Klassen $\theta, \eta \in \Theta$ legt man dazu eine Zahl $K(\theta, \eta) \geq 0$ für den Fall $(C, \widehat{C}(X)) = (\theta, \eta)$ fest. Dabei sei $K(\theta, \theta) = 0$. Dann versucht man, die mittleren Kosten

$$R_K(\widehat{C}) := \sum_{\theta, \eta \in \Theta} K(\theta, \eta) P_\theta\{\widehat{C} = \eta\}$$

durch Wahl eines geeigneten Klassifikators $\widehat{C}$ zu minimieren.

Der Spezialfall $K(\theta, \eta) := 1\{\theta \neq \eta\}w_\theta$ liefert wieder die obige Fehlklassifikationsrate R. Man könnte aber beispielsweise $K(\theta, \eta) := 1\{\theta \neq \eta\}\widetilde{w}_\theta$ mit anderen Gewichten $\widetilde{w}_\theta > 0$ verwenden, um bestimmte Klassen stärker zu berücksichtigen.

12.2 Trainingsdaten

In der Regel sind die Verteilungen P_θ unbekannt und müssen geschätzt werden. Auch die a-priori-Wahrscheinlichkeiten w_θ sind oftmals unbekannt, wobei man sich hier manchmal mit willkürlich gewählten Werten behilft. Zur Schätzung der P_θ erhebt man *Trainingsdaten* $\mathscr{D}$, bestehend aus Paaren (X_i, C_i) für $i = 1, \dots, n$. Mitunter bezeichnet man diese Daten auch als *Lernstichprobe*. Wir gehen davon aus, dass die $n + 1$ Datenpaare $(X_1, C_1), \dots, (X_n, C_n), (X, C)$ stochastisch unabhängig sind. Im Gegensatz zum unbekannten Wert C für die zukünftige Beobachtung (X, C) sind die Ausprägungen $C_1, C_2, \dots, C_n$ verfügbar.

In manchen Anwendungen wurden die Werte C_i willkürlich festgelegt. Dann betrachten wir C_i als konstant und X_i als Zufallsvariable mit Verteilung P_{C_i}. Hier kann man die a-priori-Wahrscheinlichkeiten w_θ nur erraten, wenn man sie nicht bereits kennt. Aufschluss über P_θ liefern die Beobachtungen X_i mit $C_i = \theta$.

In anderen Anwendungen betrachtet man (X_i, C_i) als Zufallsvariable mit der gleichen Verteilung wie (X, C). In diesem Fall kann man neben den Verteilungen P_θ auch die Gewichte w_θ schätzen, nämlich durch $\widehat{w}_\theta := N_\theta/n$, wobei allgemein

$$N_\theta := \#\{i \leq n : C_i = \theta\}.$$

Bei der Verwendung von Trainingsdaten ist ein Klassifikator eine Funktion dieser Trainingsdaten $\mathscr{D}$ sowie der Beobachtung X. Die unbekannte Klasse C soll also durch $\widehat{C}(X) = \widehat{C}(X, \mathscr{D}) \in \Theta$ vorausgesagt werden. Die Abhängigkeit verschiedener Objekte von der Lernstichprobe $\mathscr{D}$ wird oftmals versteckt, um die Formeln nicht zu überfrachten.

Bisher nannten wir die tatsächliche Klassifikation einer zukünftigen Beobachtung (X, C) als primäres Ziel. Man kann natürlich auch versuchen, anhand der Trainingsdaten abzuschätzen, wie gut oder schlecht man C überhaupt aus X vorhersagen kann. Eine Auswertung der Trainingsdaten unter diesem Aspekt nennt man *Diskriminanzanalyse*. Man verwendet diesen Begriff aber auch für die Berechnung des Klassifikators $\widehat{C}(\cdot, \mathscr{D})$ selbst.

Ein einfaches Klassifikationsverfahren. Bevor wir uns systematisch mit Klassifikationsverfahren beschäftigen, beschreiben wir einen recht einfachen Ansatz. Der Merkmalsraum sei eine Teilmenge des $\mathbb{R}^q$, und wir unterstellen, dass sich die Verteilungen P_θ im wesentlichen durch ihre Mittelwerte unterscheiden. Das heißt, P_θ ist die Verteilung von $\mu_\theta + E$ mit festen und unbekannten Mittelwerten $\mu_\theta \in \mathbb{R}^q$ und einem Zufallsfehler $E \in \mathbb{R}^q$ mit $\mathbb{E}(E) = 0$. Naheliegende Schätzer für die Mittelwerte μ_θ sind die gruppenweisen Mittelwerte

$$\widehat{\mu}_\theta := N_\theta^{-1} \sum_{i : C_i = \theta} X_i.$$

Für die zukünftige Beobachtung (X, C) schätzt man C durch diejenige Klasse $\theta \in \Theta$, deren geschätztes Zentrum $\widehat{\mu}_\theta$ dem Merkmalsvektor X am nächsten ist. Das heißt, wir wählen

$$\widehat{C}(X) \in \operatorname*{arg\,min}_{\theta \in \Theta} \| X - \widehat{\mu}_\theta \|.$$

Allgemein schreiben wir für eine Funktion $h : \Theta \to \mathbb{R}$:

$$\operatorname*{arg\,min}_{\theta \in \Theta} h(\theta) := \Big\{ \theta \in \Theta : h(\theta) = \min_{\eta \in \Theta} h(\eta) \Big\}.$$

Dieser erste Ansatz ist intuitiv recht einleuchtend, hat aber einige Schwächen, wie wir in einem späteren Abschnitt über lineare Diskriminanzanalyse noch illustrieren werden. Ein möglicher Kritikpunkt ist, dass recht willkürlich der Euklidische Abstand $\| \cdot \|$ verwendet wird, obwohl man ebensogut andere Abstandsmaße verwenden könnte. Insbesondere kann sich der obige Klassifikator $\widehat{C}(X, \mathscr{D})$ ändern, wenn man eine bestimmte Komponente von X_i und X in eine andere Maßeinheit umrechnet, also mit einer Konstanten multipliziert. Ferner sollten Differenzen $X(j) - \widehat{\mu}_\theta(j)$ relativ zur Standardabweichung $\sigma(j)$ der j-ten Komponente $E(j)$ von E betrachtet werden. Die Standardabweichung $\sigma(j)$ lässt sich wie folgt schätzen:

$$\widehat{\sigma}(j) := \sqrt{\frac{1}{n - \#\Theta} \sum_{\theta \in \Theta} \sum_{i : C_i = \theta} \big(X_i(j) - \widehat{\mu}_\theta(j) \big)^2}.$$

Wählt man nun

$$\widehat{C}(X, \mathscr{D}) \in \operatorname*{arg\,min}_{\theta \in \Theta} \sum_{j=1}^{q} \frac{\big(X(j) - \widehat{\mu}_\theta(j) \big)^2}{\widehat{\sigma}(j)^2},$$

dann ist dieser Klassifikator invariant unter Skalenänderungen einzelner Komponenten und berücksichtigt auch deren (geschätzte) Standardabweichungen.

12.3 Optimale Klassifikation im idealisierten Fall

In diesem Abschnitt betrachten wir den idealisierten Fall, dass die Gewichte w_θ sowie die Verteilungen P_θ bekannt sind, und leiten optimale Klassifikatoren her. Später werden diese Verfahren in realistischeren Situationen imitiert.

Der Merkmalsraum $\mathscr{X}$ sei eine offene Teilmenge des $\mathbb{R}^q$, und jede Verteilung P_θ werde durch eine Dichtefunktion f_θ auf $\mathscr{X}$ beschrieben. Das heißt,

$$P_\theta(B) \;=\; \int_B f_\theta(x)\,dx$$

für $B \subset \mathscr{X}$. Der nachfolgende Satz beschreibt einen Klassifikator mit minimaler Wahrscheinlichkeit für eine Fehlklassifikation.

Satz 12.1
Für beliebige Klassifikatoren $\widehat{C} : \mathscr{X} \to \Theta$ ist stets

$$R(\widehat{C}) \;\geq\; 1 - \int_{\mathscr{X}} \Big(\max_{\theta \in \Theta} w_\theta f_\theta(x) \Big) dx.$$

Gleichheit gilt, wenn

$$\widehat{C}(x) \;\in\; \arg\max_{\theta \in \Theta} w_\theta f_\theta(x) \tag{12.1}$$

für beliebige Punkte $x \in \mathscr{X}$.

Im Folgenden bezeichnen wir mit $\widehat{C}_*$ stets einen Klassifikator, welcher (12.1) für beliebige Punkte $x \in \mathscr{X}$ erfüllt. Abbildung 12.1 illustriert diesen optimalen Klassifikator $\widehat{C}_*$ für den Fall $\Theta = \{1,2\}$ und $\mathscr{X} = \,]0,1[$. Gezeigt werden die gewichteten Dichtefunktionen $w_1 f_1$ und $w_2 f_2$ sowie die Summe $f = w_1 f_1 + w_2 f_2$, welche die Verteilung von X beschreibt. Der Flächeninhalt zwischen der Dichtefunktion f und $\max(w_1 f_1, w_2 f_2)$ ist gleich dem minimalen Risiko $R(\widehat{C}_*)$. In diesem Beispiel gibt es einen kritischen Wert c, so dass $w_1 f_1(x) > w_2 f_2(x)$ genau dann, wenn $x < c$. Folglich ist $\widehat{C}_*(x) = 1$ für $x < c$, und $\widehat{C}_*(x) = 2$ für $x > c$.

Man kann den optimalen Klassifikator auch wie folgt interpretieren: Definiert man

$$w_\theta(x) \;:=\; \frac{w_\theta f_\theta(x)}{\sum_{\eta \in \Theta} w_\eta f_\eta(x)},$$

dann kann man diese Zahl als bedingte Wahrscheinlichkeit deuten, nämlich

$$w_\theta(x) \;=\; \mathbb{P}(C = \theta \,|\, X = x).$$

Allerdings kann man hier nicht die elementare Definition $\mathbb{P}(A \cap B)/\mathbb{P}(B)$ von $\mathbb{P}(A\,|\,B)$ verwenden, denn $\mathbb{P}\{X = x\} = 0$. Setzt man aber beispielsweise voraus, dass alle Dichtefunktionen f_η an der Stelle x stetig und zumindest manche positiv sind, dann ist in der Tat

$$w_\theta(x) \;=\; \lim_{\varepsilon \downarrow 0} \mathbb{P}(C = \theta \,|\, \|X - x\| \leq \varepsilon).$$

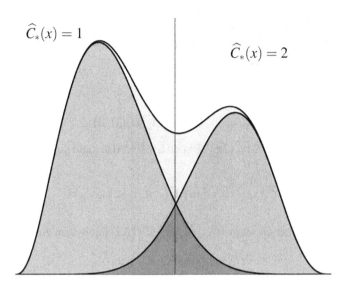

$$\widehat{C}_*(x) = 1 \qquad \widehat{C}_*(x) = 2$$

Abbildung 12.1: Zur Illustration von Satz 12.1.

Da $\theta \mapsto w_\theta f_\theta(x)$ proportional zu $\theta \mapsto w_\theta(x)$ ist, kann man den optimalen Klassifikator $\widehat{C}_*$ wie folgt interpretieren:

$$\widehat{C}_*(x) \in \underset{\theta \in \Theta}{\arg\min}\, \mathbb{P}(C = \theta \,|\, X = x).$$

Die Minimierung von $R_K(\widehat{\theta})$ für eine beliebige Kostenfunktion $K(\cdot, \cdot)$ ist Gegenstand von Aufgabe 12.1.

Beweis (Satz 12.1)
Das Risiko $R(\widehat{C})$ lässt sich schreiben als $R(\widehat{C}) = 1 - \mathbb{P}\{\widehat{C}(X) = C\}$, und

$$
\begin{aligned}
\mathbb{P}\{\widehat{C}(X) = C\} &= \sum_{\theta \in \Theta} \mathbb{P}\{C = \theta, \widehat{C}(X) = \theta\} \\
&= \sum_{\theta \in \Theta} w_\theta\, \mathbb{P}(\widehat{C}(X) = \theta \,|\, C = \theta) \\
&= \sum_{\theta \in \Theta} w_\theta \int_{\mathscr{X}} f_\theta(x) 1\{\widehat{C}(x) = \theta\}\, dx \\
&= \int \Big(\sum_{\theta \in \Theta} w_\theta f_\theta(x) 1\{\widehat{C}(x) = \theta\} \Big)\, dx \\
&= \int_{\mathscr{X}} w_{\widehat{C}(x)} f_{\widehat{C}(x)}(x)\, dx.
\end{aligned}
$$

Offensichtlich ist das Integral auf der rechten Seite kleiner oder gleich

$$\int_{\mathscr{X}} \Big(\max_{\theta \in \Theta} w_\theta f_\theta(x) \Big)\, dx,$$

und Gleichheit gilt, falls $\widehat{C}(x) \in \arg\max_{\theta \in \Theta} w_\theta f_\theta(x)$ für beliebige Punkte $x \in \mathscr{X}$. $\qquad \square$

Erste Anwendung auf Normalverteilungen.   Sei f_θ die Dichtefunktion von $\mathcal{N}_q(\mu_\theta, \Sigma)$. Der *Mahalanobis-Abstand zweier Punkte* $x, y \in \mathbb{R}^q$ *(bezüglich Σ)* ist definiert als

$$\mathbf{d}_\Sigma(x,y) := \sqrt{(x-y)^\top \Sigma^{-1}(x-y)} = \|\Sigma^{-1/2}(x-y)\|.$$

Dann kann man schreiben

$$f_\theta(x) = K \exp\left(-\mathbf{d}_\Sigma^2(x,\mu_\theta)/2\right)$$

mit der Normierungskonstante $K := (2\pi)^{-q/2} \det(\Sigma)^{-1/2}$. Also kann man $\widehat{C}_*$ auch durch folgende Inklusion charakterisieren:

$$\widehat{C}_*(x) \in \operatorname*{arg\,min}_{\theta \in \Theta} \left(\mathbf{d}_\Sigma^2(x,\mu_\theta) - 2\log w_\theta\right). \tag{12.2}$$

Im Spezialfall identischer Gewichte $w_\theta = 1/\#\Theta$ ist (12.2) äquivalent zu

$$\widehat{C}_*(x) \in \operatorname*{arg\,min}_{\theta \in \Theta} \mathbf{d}_\Sigma(x,\mu_\theta).$$

Man ordnet also x einer Klasse θ zu, deren Zentrum μ_θ minimalen Mahalanobis-Abstand zu x hat.

Der Fall zweier Klassen.   Angenommen die Menge Θ besteht nur aus zwei Klassen, sagen wir $\Theta = \{1,2\}$. Dann ist

$$\mathbf{d}_\Sigma^2(x,\mu_1) - 2\log w_1 \begin{Bmatrix} < \\ = \\ > \end{Bmatrix} \mathbf{d}_\Sigma^2(x,\mu_2) - 2\log w_2$$

genau dann, wenn

$$x^\top \Sigma^{-1}(\mu_2 - \mu_1) \begin{Bmatrix} < \\ = \\ > \end{Bmatrix} \mu_{1,2}^\top \Sigma^{-1}(\mu_2 - \mu_1) + \log(w_1/w_2).$$

Dabei bezeichnet $\mu_{1,2} := 2^{-1}(\mu_1 + \mu_2)$ den Mittelpunkt auf der Verbindungsstrecke zwischen μ_1 und μ_2. Also wird die Menge aller Vektoren x, die definitiv Klasse Eins zugeordnet werden, durch eine Hyperebene von der Menge aller Vektoren x, die definitiv Klasse Zwei zugeordnet werden, getrennt. Diese Hyperebene steht senkrecht zum Vektor $\Sigma^{-1}(\mu_2 - \mu_1)$. Im Falle von $w_1 = w_2$ enthält sie den Mittelpunkt $\mu_{1,2}$ und ist von beiden Zentren μ_1, μ_2 gleich weit entfernt. Vergrößert oder verkleinert man den Quotienten w_1/w_2, dann bewegt sich die Hyperebene in Richtung des Zentrums μ_2 bzw. μ_1.

Für die Wahrscheinlichkeiten $P_1\{\widehat{C}_* = 2\} = \mathbb{P}(\widehat{C}_*(X) = 2 \,|\, C = 1)$ und $P_2\{\widehat{C}_* = 1\}$ einer Fehlklassifikation kann man hier konkrete Formeln angeben. Denn

$$x^\top \Sigma^{-1}(\mu_2 - \mu_1) - \mu_{1,2}^\top \Sigma^{-1}(\mu_2 - \mu_1) = Z(x)^\top \Delta - \frac{\|\Delta\|^2}{2}$$

mit $Z(x) := \Sigma^{-1/2}(x - \mu_1)$ und $\Delta := \Sigma^{-1/2}(\mu_2 - \mu_1)$. Also ist

$$\widehat{C}_*(x) = \left\{ \begin{matrix} 1 \\ 2 \end{matrix} \right\} \quad \text{falls} \quad Z(x)^\top \Delta \left\{ \begin{matrix} < \\ > \end{matrix} \right\} \frac{\|\Delta\|^2}{2} + \log(w_1/w_2).$$

Bedingt man auf $C = 1$, dann sind $Z(X)$ nach $\mathcal{N}_q(0, I)$ und $Z(X)^\top \Delta$ nach $\mathcal{N}(0, \|\Delta\|^2)$ verteilt. Folglich ist

$$
\begin{aligned}
P_1\{\widehat{C}_* = 1\} &= \mathbb{P}\Big(Z(X)^\top \Delta < \frac{\|\Delta\|^2}{2} + \log(w_1/w_2) \Big| C = 1\Big) \\
&= \mathbb{P}\Big(\frac{Z(X)^\top \Delta}{\|\Delta\|} < \frac{\|\Delta\|}{2} + \frac{\log(w_1/w_2)}{\|\Delta\|} \Big| C = 1\Big) \\
&= \Phi\Big(\frac{\|\Delta\|}{2} + \frac{\log(w_1/w_2)}{\|\Delta\|}\Big)
\end{aligned}
$$

mit der Verteilungsfunktion Φ der Standardnormalverteilung auf $\mathbb{R}$. Analoge Formeln ergeben sich für $P_2\{\widehat{C}_* = 2\}$. Da $\|\Delta\| = \mathbf{d}_\Sigma(\mu_1, \mu_2)$, erhalten wir folgende Ausdrücke für Fehlklassifikationswahrscheinlichkeiten:

$$
\begin{aligned}
P_1\{\widehat{C}_* \neq 1\} &= \Phi\Big(-\frac{\mathbf{d}_\Sigma(\mu_1, \mu_2)}{2} - \frac{\log(w_1/w_2)}{\mathbf{d}_\Sigma(\mu_1, \mu_2)}\Big), \\
P_2\{\widehat{C}_* \neq 2\} &= \Phi\Big(-\frac{\mathbf{d}_\Sigma(\mu_1, \mu_2)}{2} - \frac{\log(w_2/w_1)}{\mathbf{d}_\Sigma(\mu_1, \mu_2)}\Big).
\end{aligned}
$$

Im Spezialfall, dass $w_1 = w_2$, ergeben sich die einfacheren Formeln

$$P_1\{\widehat{C}_* \neq 1\} = P_2\{\widehat{C}_* \neq 2\} = \Phi\Big(-\frac{\mathbf{d}_\Sigma(\mu_1, \mu_2)}{2}\Big).$$

Der Fall mehrerer Klassen. Im allgemeinen Fall ist $\widehat{C}_*(x) = \theta$, falls

$$x^\top \Sigma^{-1}(\mu_\eta - \mu_\theta) < \mu_{\theta,\eta}^\top \Sigma^{-1}(\mu_\eta - \mu_\theta) + \log(w_\theta/w_\eta)$$

für alle Klassen $\eta \neq \theta$, wobei $\mu_{\theta,\eta} := 2^{-1}(\mu_\theta + \mu_\eta)$. Also ist die Menge aller Vektoren x mit $\widehat{C}_*(x) = \theta$ der Durchschnitt von bis zu $\#\Theta - 1$ Halbräumen. Fehlklassifikationsraten kann man bei mehr als zwei Klassen in der Regel nur noch numerisch oder mit Hilfe von Monte-Carlo-Methoden bestimmen.

Beispiel 12.5
Sei $q = 2$ und $\Theta = \{1, 2, 3\}$. Ferner seien alle w_θ gleich $1/3$, und

$$\Sigma = \begin{pmatrix} 1 & 0.5 \\ 0.5 & 1 \end{pmatrix}, \quad \mu_1 = \begin{pmatrix} 1.5 \\ 1.5 \end{pmatrix}, \quad \mu_2 = \begin{pmatrix} 1.5 \\ -1.5 \end{pmatrix}, \quad \mu_3 = \begin{pmatrix} -1.5 \\ -1.5 \end{pmatrix}.$$

Abbildung 12.2 zeigt auf der linken Seite für alle drei Klassen θ Höhenlinien ihrer Dichtefunktionen f_θ. Auf der rechten Seite werden dann die entsprechenden Bereiche $\{x : \widehat{C}_*(x) = \eta\}$ dargestellt.

Hier sind konkrete Formeln für $\widehat{C}_*(x)$: Zum einen ist

$$\Sigma^{-1} = (1 - 0.5^2)^{-1} \begin{pmatrix} 1 & -0.5 \\ -0.5 & 1 \end{pmatrix} = \begin{pmatrix} 4/3 & -2/3 \\ -2/3 & 4/3 \end{pmatrix}.$$

Die Normalenvektoren $\Delta_{\theta,\eta} := \Sigma^{-1}(\mu_\eta - \mu_\theta)$ der drei relevanten Hyperebenen sind also:

$$\Delta_{12} = \begin{pmatrix} 2 \\ -4 \end{pmatrix}, \quad \Delta_{13} = \begin{pmatrix} -2 \\ -2 \end{pmatrix}, \quad \Delta_{23} = \begin{pmatrix} -4 \\ 2 \end{pmatrix}.$$

Nun benötigen wir noch die Werte von $\mu_{\theta,\eta}^\top \Delta_{\theta,\eta}$:

$$\mu_{12}^\top \Delta_{12} = 3, \quad \mu_{13}^\top \Delta_{13} = 0, \quad \mu_{23}^\top \Delta_{23} = -3.$$

Somit ist

$$\widehat{C}_*(x) = \begin{cases} 1 & \text{falls } 2x(1) - 4x(2) < 3 \text{ und } x(1) + x(2) > 0, \\ 2 & \text{falls } 2x(1) - 4x(2) > 3 \text{ und } 2x(2) - 4x(1) < -3, \\ 3 & \text{falls } x(1) + x(2) < 0 \text{ und } 2x(2) - 4x(1) > -3. \end{cases}$$

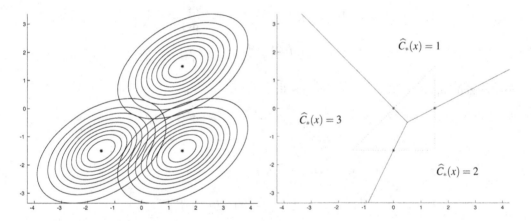

Abbildung 12.2: Höhenlinien dreier Dichtefunktionen f_θ (links) und optimaler Klassifikator (rechts).

Zweite Anwendung auf Normalverteilungen. Nun sei $P_\theta = \mathcal{N}_q(\mu_\theta, \Sigma_\theta)$. Also sind nicht nur die Mittelwerte, sondern auch die Kovarianzmatrizen der Verteilungen P_θ potentiell klassenabhängig. Dann ist

$$\widehat{C}_*(x) \in \underset{\theta \in \Theta}{\arg\min} \left(\mathbf{d}_{\Sigma_\theta}^2(x, \mu_\theta) - K_\theta \right), \tag{12.3}$$

wobei $K_\theta := 2 \log w_\theta + \log \det(\Sigma_\theta)$. Ein wesentlicher Unterschied zu (12.2) besteht darin, dass für jede Klasse θ ein anderer Mahalanobis-Abstand verwendet wird. Dies bewirkt auch eine andere Geometrie der Mengen $\{x : \widehat{C}_*(x) = \theta\}$.

Wir fixieren zwei verschiedene Klassen $\theta, \eta \in \Theta$ und betrachten die Menge

$$B := \left\{ x \in \mathbb{R}^q : \mathbf{d}^2_{\Sigma_\theta}(x, \mu_\theta) - K_\theta < \mathbf{d}^2_{\Sigma_\eta}(x, \mu_\eta) - K_\eta \right\},$$

also die Menge aller Vektoren x, die eher Klasse θ als Klasse η zugeordnet werden. Man kann schreiben

$$B = \left\{ x \in \mathbb{R}^q : x^\top A x - 2 b^\top x < c \right\}$$

mit gewissen $c \in \mathbb{R}$, $b \in \mathbb{R}^q$ und $A := \Sigma_\theta^{-1} - \Sigma_\eta^{-1}$. Es handelt sich also um einen Kegelschnitt (siehe lineare Algebra). Ist A positiv bzw. negativ definit, dann stellt B einen Ellipsoid bzw. das Komplement eines solchen dar. Ist A invertierbar aber indefinit, handelt es sich um einen sogenannten Hyperboloid.

Beispiel 12.6
Sei $q = 2$ und $\Theta = \{1, 2\}$. Ferner sei $w_1 = w_2 = 1/2$, und

$$\Sigma_1 = \begin{pmatrix} 1 & 0.5 \\ 0.5 & 1 \end{pmatrix}, \quad \Sigma_2 = \begin{pmatrix} 0.3 & 0 \\ 0 & 0.3 \end{pmatrix}, \quad \mu_1 = \begin{pmatrix} -1 \\ 0 \end{pmatrix},$$

und

$$\mu_2 = \begin{pmatrix} 1 \\ 0.5 \end{pmatrix} \quad \text{bzw.} \quad \mu_2 = \begin{pmatrix} -0.5 \\ 2 \end{pmatrix}$$

Abbildung 12.3 zeigt Höhenlinien beider Dichtefunktionen f_θ sowie den Ellipsoid $\{x : \widehat{C}_*(x) = 2\}$. Die konkreten Parameter dieser Ellipsoide sind Gegenstand von Aufgabe 12.4.

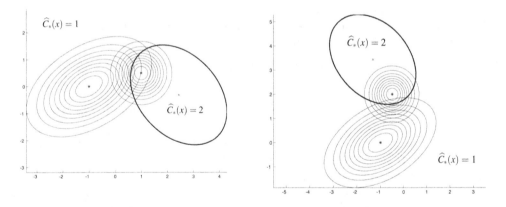

Abbildung 12.3: Klassifikation bei ungleichen Kovarianzmatrizen.

12.4 Klassifikation anhand von Trainingsdaten

Nun beschreiben wir verschiedene Möglichkeiten, wie man die optimalen Klassifikatoren aus dem vorangehenden Abschnitt in der realistischen Situation unbekannter Verteilungen P_θ imitiert. In der Regel ersetzt man die unbekannten Parameter w_θ und Dichtefunktionen f_θ durch geeignete Schätzer $\widehat{w}_\theta = \widehat{w}_\theta(\mathscr{D})$ bzw. $\widehat{f}_\theta = \widehat{f}_\theta(\cdot, \mathscr{D})$ und wählt

$$\widehat{C}(X, \mathscr{D}) \in \underset{\theta \in \Theta}{\arg\max}\, \widehat{w}_\theta \widehat{f}_\theta(X).$$

Lineare Diskriminanzanalyse (LDA)   Angenommen wir unterstellen, dass $P_\theta = \mathscr{N}_q(\mu_\theta, \Sigma)$ mit unbekannten Mittelwertsvektoren μ_θ und einer gemeinsamen, unbekannten Kovarianzmatrix Σ. Naheliegende Schätzer hierfür, die man in (12.2) einsetzen kann, sind die gruppenweisen Mittelwerte $\widehat{\mu}_\theta$ und

$$\widehat{\Sigma} := \frac{1}{n - \#\Theta} \sum_{\theta \in \Theta} \sum_{i:C_i = \theta} (X_i - \widehat{\mu}_\theta)(X_i - \widehat{\mu}_\theta)^\top = \frac{1}{n - \#\Theta} \sum_{i=1}^{n} (X_i - \widehat{\mu}_{C_i})(X_i - \widehat{\mu}_{C_i})^\top;$$

siehe auch das einfache Verfahren in Abschnitt 12.2. Die dort eingeführten Schätzwerte $\widehat{\sigma}(j)$ sind nichts anderes als $\widehat{\Sigma}(j, j)^{1/2}$. Der Normierungsfaktor $(n - \#\Theta)^{-1}$ erklärt sich aus folgender Überlegung: Nach Lemma 11.4 ist

$$\mathbb{E}\Big(\sum_{i:C_i = \theta} (X_i - \widehat{\mu}_\theta)(X_i - \widehat{\mu}_\theta)^\top \,\Big|\, C_1, \dots, C_n \Big) = (N_\theta - 1)\Sigma$$

sofern $N_\theta \geq 1$, und $\sum_{\theta \in \Theta}(N_\theta - 1) = n - \#\Theta$.

Qualität dieses Verfahrens.   Wenn die Modellannahme, dass P_θ gleich $\mathscr{N}_q(\mu_\theta, \Sigma)$ ist, zutrifft, kann man zeigen, dass sich der Klassifikator $\widehat{C}(\cdot, \mathscr{D})$ bei großen Gruppengrößen N_θ nur unwesentlich von dem optimalen Klassifikator $\widehat{C}_*$ für den Fall bekannter Verteilungen unterscheidet.

Die Annahme von Normalverteilungen P_θ könnte man noch dahingehend abschwächen, dass man nur folgende Gestalt der Dichtefunktionen f_θ verlangt:

$$f_\theta(x) = \det(\Sigma)^{-1/2} g\big((x - \mu_\theta)^\top \Sigma^{-1}(x - \mu_\theta)\big)$$

mit einer monoton fallenden Funktion g auf $[0, \infty[$. Dabei setzen wir voraus, dass $\int_0^\infty r^{q+1} g(r^2)\, dr$ endlich ist, denn anderenfalls hätten die Verteilungen P_θ keine wohldefinierte Kovarianzmatrix. Auch jetzt wäre obiger Klassifikator $\widehat{C}(\cdot, \mathscr{D})$ approximativ optimal.

Auf die zuletzt genannte Einschränkung an g könnte man verzichten. Allerdings müsste man dann die Zentren μ_θ und die Streuungsmatrix Σ auf andere Weise schätzen, was jedoch über den Rahmen dieser Monographie hinausgeht.

Selbst wenn die hier beschriebenen Modellannahmen augenscheinlich nicht erfüllt sind, liefert die lineare Diskriminanzanalyse oftmals brauchbare Ergebnisse. Gerade im Vergleich zu der später beschriebenen quadratischen Diskriminanzanalyse schneidet sie häufig besser ab, da man im letzteren Fall wesentlich mehr unbekannte Parameter zu schätzen hat.

Kategorielle Variablen.   Um diese Methode auch auf medizinische Datensätze, die ja häufig kategorielle Variablen enthalten, anzuwenden, kann man folgenden Kunstgriff verwenden: Falls $X(j)$ eine kategorielle Variable mit möglichen Ausprägungen $c_0, c_1, \dots, c_L$ ist, so ersetze man $X(j)$ durch den Vektor $(1\{X(j) = c_\ell\})_{\ell=1}^L$. Man führt also für alle bis auf eine Kategorie eine Indikatorvariable ein.

Vergleich mit dem einfachen Verfahren aus Abschnitt 12.2. In dem Spezialfall, dass alle Parameter $\widehat{w}_\theta$ identisch sind, ist

$$\widehat{C}(X) \in \underset{\theta \in \Theta}{\arg\min} \, \mathbf{d}_{\widehat{\Sigma}}(X, \widehat{\mu}_\theta).$$

Ein wesentlicher Vorteil dieses Klassifikators im Vergleich zu

$$\widehat{C}_{\text{naiv}}(X) \in \underset{\theta \in \Theta}{\arg\min} \, \|X - \widehat{\mu}_\theta\|$$

oder

$$\widehat{C}_{\text{naiv}}(X) \in \underset{\theta \in \Theta}{\arg\min} \sum_{j=1}^{q} \frac{(X(j) - \widehat{\mu}_\theta(j))^2}{\widehat{\sigma}(j)^2}$$

ist seine *Invarianz bezüglich affin linearer Transformationen.* Ersetzt man nämlich alle Vektoren X_i bzw. X durch $a + BX_i$ bzw. $a + BX$ mit $a \in \mathbb{R}^q$ und einer nichtsingulären Matrix $B \in \mathbb{R}^{q \times q}$, dann bleibt $\widehat{C}(X, \mathscr{D})$ unverändert. Man kann auch sagen, dass der Mahalanobis-Abstand $\mathbf{d}_{\widehat{\Sigma}}(X, \widehat{\mu}_\theta)$ besser zu den gegebenen Daten passt als der euklidische Abstand $\|X - \widehat{\mu}_\theta\| = \mathbf{d}_I(X, \widehat{\mu}_\theta)$.

Beispiel 12.7

Um die Vorteile des Mahalanobis-Abstandes zu illustrieren, betrachten wir wieder den idealisierten Fall bekannter Verteilungen P_θ, also sehr umfangreicher Trainingsdaten. Es sei $q = 2$, $\Theta = \{1, 2\}$ sowie $w_1 = w_2 = 1/2$. Sowohl $\widehat{C}_*$ als auch $\widehat{C}_{\text{naiv}}$ bleiben unverändert, wenn man das Koordinatensystem dreht und verschiebt, so dass

$$\mu_1 = \begin{pmatrix} -\delta \\ 0 \end{pmatrix} \quad \text{und} \quad \mu_2 = \begin{pmatrix} \delta \\ 0 \end{pmatrix}$$

für ein $\delta > 0$. Dann ist

$$\widehat{C}_{\text{naiv}}(x) = \begin{cases} 1 & \text{falls } x(1) < 0, \\ 2 & \text{falls } x(1) > 0, \end{cases}$$

wohingegen

$$\widehat{C}_*(x) = \begin{cases} 1 & \text{falls } x(1)\Sigma(2,2) < x(2)\Sigma(1,2), \\ 2 & \text{falls } x(1)\Sigma(2,2) > x(2)\Sigma(1,2). \end{cases}$$

Dass $\widehat{C}_*$ mitunter deutlich besser abschneidet als $\widehat{C}_{\text{naiv}}$, wird in Abbildung 12.4 illustriert. Um den Unterschied auch in Formeln zu sehen, vergleichen wir die entsprechenden Fehlklassifikationsraten: Einerseits ist

$$\begin{aligned} P_1\{\widehat{C}_{\text{naiv}} = 2\} &= \mathbb{P}(X(1) - \mu_1(1) > \delta \mid C = 1) \\ &= \mathbb{P}\Big(\frac{X(1) - \mu_1(1)}{\sqrt{\Sigma(1,1)}} > \frac{\delta}{\sqrt{\Sigma(1,1)}} \,\Big|\, C = 1\Big) \\ &= \Phi\Big(-\frac{\delta}{\sqrt{\Sigma(1,1)}}\Big). \end{aligned}$$

Symmetrieüberlegungen oder eine analoge Rechnung für P_2 zeigen, dass

$$P_1\{\widehat{C}_{\text{naiv}} = 2\} = P_2\{\widehat{C}_{\text{naiv}} = 1\} = \Phi\Big(-\frac{\delta}{\sqrt{\Sigma(1,1)}}\Big).$$

Andererseits ist hier

$$\mathbf{d}_\Sigma(\mu_1,\mu_2)/2 \;=\; \frac{\delta}{\sqrt{\Sigma(1,1)(1-\rho^2)}} \quad \text{mit } \rho := \frac{\Sigma(1,2)}{\sqrt{\Sigma(1,1)\Sigma(2,2)}}.$$

Somit ist

$$P_1\{\widehat{C}_* = 2\} \;=\; P_2\{\widehat{C}_* = 1\} \;=\; \Phi\Big(-\frac{\delta}{\sqrt{\Sigma(1,1)(1-\rho^2)}}\Big),$$

was offensichtlich kleiner oder gleich der Fehlklassifikationsrate von $\widehat{C}_{\text{naiv}}$ ist. Durch geschickte Wahl von δ und Σ kann man erreichen, dass $P_\theta\{\widehat{C}_{\text{naiv}} \neq \theta\}$ beliebig nahe an $1/2$ und gleichzeitig $P_\theta\{\widehat{C}_* \neq \theta\}$ beliebig nahe an Null ist.

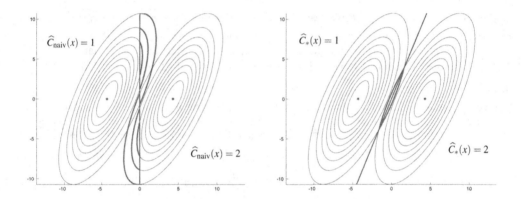

Abbildung 12.4: Vergleich von $\widehat{C}_{\text{naiv}}$ (links) und $\widehat{C}_*$ (rechts) in Beispiel 12.7.

Fishers lineare Diskriminanzfunktion.   In Abschnitt 11.4 lernten wir die Hauptkomponenten-analyse kennen. Dabei ging es darum, hochdimensionale Daten auf einen niedrigdimensionalen Raum zu projizieren, so dass möglichst wenig "Information" verloren geht. Im vorliegenden Abschnitt beschreiben wir ein damit verwandtes Verfahren für die Diskriminanzanalyse. Dieses betrachten wir in erster Linie als Hilfsmittel für die explorative Datenanalyse. Wir möchten also augenscheinliche Unterschiede der Vektoren X_i zwischen den einzelnen Gruppen $\{i : C_i = \theta\}$ sichtbar machen.

Gesucht ist für $1 \leq k < q$ eine lineare Abbildung $\mathbb{R}^q \ni x \mapsto Bx \in \mathbb{R}^k$, so dass man auch anhand der Daten $Y_i := BX_i$ die verschiedenen Klassen möglichst gut unterscheiden kann. Für graphische Darstellungen der Ausgangsdaten sind die Fälle $2 = k < q$ oder $3 = k < q$ von besonderem Interesse.

Wir definieren die *Gesamtstreuung* der Daten als die Matrix

$$\text{SSP}_{\text{total}} \;=\; \sum_{i=1}^{n} (X_i - \widehat{\mu})(X_i - \widehat{\mu})^\top,$$

wobei $\widehat{\mu}$ den Gesamtmittelwert $n^{-1} \sum_{i=1}^{n} X_i$ bezeichnet, und 'SSP' steht allgemein für 'sum of squares and products'. Die Matrix $\mathrm{SSP}_{\mathrm{total}}$ ist gleich der Stichprobenkovarianzmatrix der Vektoren X_i, multipliziert mit $n-1$. Bei einer Hauptkomponentenanalyse der Daten X_i würde man nun orthonormale Vektoren $v_1, \ldots, v_k \in \mathbb{R}^q$ suchen, so dass mit $B := (v_1 \cdots v_k)^{\top}$ die Summe

$$\sum_{j=1}^{k} v_j^{\top} \mathrm{SSP}_{\mathrm{total}} \, v_j = \sum_{i=1}^{n} \| B X_i - B \widehat{\mu} \|^2$$

möglichst groß ist. Aber im hiesigen Kontext ist dieser Ansatz nicht unbedingt sinnvoll. Denn es gilt die Streuungszerlegung

$$\mathrm{SSP}_{\mathrm{total}} = \mathrm{SSP}_{\mathrm{intra}} + \mathrm{SSP}_{\mathrm{inter}}. \tag{12.4}$$

Dabei ist

$$\mathrm{SSP}_{\mathrm{intra}} := \sum_{i=1}^{n} (X_i - \widehat{\mu}_{C_i})(X_i - \widehat{\mu}_{C_i})^{\top} = (n - \#\Theta)\widehat{\Sigma},$$

die *Streuung innerhalb der Gruppen*, und

$$\mathrm{SSP}_{\mathrm{inter}} := \sum_{i=1}^{n} (\widehat{\mu}_{C_i} - \widehat{\mu})(\widehat{\mu}_{C_i} - \widehat{\mu})^{\top} = \sum_{\theta \in \Theta} N_{\theta}(\widehat{\mu}_{\theta} - \widehat{\mu})(\widehat{\mu}_{\theta} - \widehat{\mu})^{\top},$$

die *Streuung zwischen den Gruppen*; siehe Aufgabe 12.5. Für eine einzelne Projektionsrichtung v ist dann die Gesamtstreuung der Werte $v^{\top} X_i$ gleich

$$\sum_{i=1}^{n} (v^{\top} X_i - v^{\top} \widehat{\mu})^2 = v^{\top} \mathrm{SSP}_{\mathrm{total}} \, v = v^{\top} \mathrm{SSP}_{\mathrm{intra}} \, v + v^{\top} \mathrm{SSP}_{\mathrm{inter}} \, v.$$

Um Unterschiede zwischen den Gruppen sichtbar zu machen, sollte nicht $v^{\top} \mathrm{SSP}_{\mathrm{total}} \, v$ sondern der Quotient

$$\frac{v^{\top} \mathrm{SSP}_{\mathrm{inter}} \, v}{v^{\top} \mathrm{SSP}_{\mathrm{intra}} \, v}$$

möglichst groß sein.

Um das Problem zu vereinfachen und gleichzeitig den Hauptkomponentenansatz zu retten, ersetzen wir zunächst jeden Datenvektor X_i durch $\widetilde{X}_i := \widehat{\Sigma}^{-1/2} X_i$. Aus $\mathrm{SSP}_{\mathrm{intra}}$ wird dann die Matrix $\widetilde{\mathrm{SSP}}_{\mathrm{intra}} = (n - \#\Theta)I$, und $\mathrm{SSP}_{\mathrm{inter}}$ wird zu $\widetilde{\mathrm{SSP}}_{\mathrm{inter}} = \widehat{\Sigma}^{-1/2} \mathrm{SSP}_{\mathrm{inter}} \widehat{\Sigma}^{-1/2}$. Hinter der Transformation $x \mapsto \widehat{\Sigma}^{-1/2} x$ steckt die Vorstellung oder Hoffnung, dass die Datenvektoren $\widetilde{X}_i$ in annähernd kugelförmigen Punktwolken mit Mittelpunkten $\widehat{\Sigma}^{-1/2} \widehat{\mu}_{\theta}$ angeordnet sind. Auf jeden Fall ist für jeden Einheitsvektor $v \in \mathbb{R}^q$ die Gesamtstreuung der Werte $v^{\top} \widetilde{X}_i$ gleich

$$v^{\top} \widetilde{\mathrm{SSP}}_{\mathrm{total}} \, v = n - \#\Theta + v^{\top} \widetilde{\mathrm{SSP}}_{\mathrm{inter}} \, v,$$

also eine Konstante plus der Streuung zwischen den Gruppen. Daher führen wir eine Hauptkomponentenanalyse der transformierten Daten $\widetilde{X}_i$ durch: Wir schreiben

$$\widetilde{\mathrm{SSP}}_{\mathrm{inter}} = \sum_{j=1}^{q} \lambda_j \, w_j \, w_j^{\top}$$

mit Eigenwerten $\lambda_1 \geq \cdots \geq \lambda_q$ und einer Orthonormalbasis $w_1, \ldots, w_q$ des $\mathbb{R}^q$. Dies ist gleichbedeutend damit, dass

$$\widetilde{\text{SSP}}_{\text{total}} = \sum_{j=1}^{q} (n - \#\Theta + \lambda_j)\, w_j w_j^\top.$$

Dann betrachten wir $\widetilde{B}\widetilde{X}_i$ mit $\widetilde{B} := (w_1, w_2, \ldots, w_k)^\top$ als geeignete k-dimensionale Approximation an den Datenvektor $\widetilde{X}_i$.

Übersetzt man dies zurück in das ursprüngliche Koordinatensystem, dann wird der Vektor X_i auf BX_i abgebildet, wobei

$$B := (w_1, w_2, \ldots, w_k)^\top \widehat{\Sigma}^{-1/2}.$$

Die Abbildung $x \mapsto Bx$ ist *Fishers lineare Diskriminanzfunktion*.

Anmerkung zu k. Man kann leicht zeigen, dass die Vektoren $\widehat{\mu}_\theta - \widehat{\mu}$ in einem Vektorraum der Dimension $\min(q, \#\Theta - 1)$ liegen. Dies bedeutet, dass $\widetilde{\text{SSP}}_{\text{inter}}$ höchstens $\min(q, \#\Theta - 1)$ von Null verschiedene Eigenwerte hat. Im Falle von $k \geq \#\Theta - 1$ kann man also davon ausgehen, dass bei der Transformation $X_i \mapsto BX_i$ keine deutlichen Unterschiede zwischen den Gruppen unter den Tisch gekehrt werden.

Umgekehrt muss man aber im Falle von $k < \#\Theta - 1$ damit rechnen, dass Gruppen, die anhand der reduzierten Daten BX_i nicht gut zu unterscheiden sind, durchaus mit Hilfe der vollständigen Daten X_i trennbar sind.

Beispiel 12.8 (Fishers Schwertlilien)

Der Datensatz 'Iris.txt' wurde von R.A. Fisher (1936) benutzt, um Prinzipien der linearen Diskriminanzanalyse zu illustrieren. Er enthält für jeweils 50 Exemplare der drei Pflanzenarten Iris setosa, Iris versicolor und Iris verginica folgende Messwerte:

Breite der Blütenblätter (Petal width),   Länge der Blütenblätter (Petal length),
Breite der Kelchblätter (Sepal width),   Länge der Kelchblätter (Sepal length).

Hier ist

$$\widehat{\Sigma} = 147^{-1}\, \text{SSP}_{\text{intra}} = \begin{pmatrix} 4.482 & 4.247 & 3.259 & 3.758 \\ 4.247 & 20.740 & 5.347 & 17.449 \\ 3.259 & 5.347 & 11.546 & 9.317 \\ 3.758 & 17.449 & 9.317 & 26.526 \end{pmatrix}$$

und

$$\text{SSP}_{\text{inter}} = 10^3 \begin{pmatrix} 787.7 & 1853.9 & -228.9 & 703.5 \\ 1853.9 & 4403.4 & -582.9 & 1650.7 \\ -228.9 & -582.9 & 115.2 & -199.1 \\ 703.5 & 1650.7 & -199.1 & 628.8 \end{pmatrix}.$$

Die Eigenwerte der Matrix $\widehat{\Sigma}^{-1/2}\, \text{SSP}_{\text{inter}}\, \widehat{\Sigma}^{-1/2}$ sind $\lambda_1 = 4227.3$, $\lambda_2 = 42.2$ und $\lambda_3 = \lambda_4 = 0$. Eigenvektoren zu den ersten beiden Eigenwerten sind

$$\begin{aligned} w_1 &= (-0.567, -0.757, 0.324, 0.019)^\top, \\ w_2 &= (0.593, -0.109, 0.770, 0.208)^\top, \end{aligned}$$

und dies liefert

$$B = \begin{pmatrix} w_1^\top \\ w_2^\top \end{pmatrix} \widehat{\Sigma}^{-1/2} = \begin{pmatrix} -0.287 & -0.195 & 0.153 & 0.070 \\ 0.274 & -0.095 & 0.205 & 0.018 \end{pmatrix}.$$

Abbildung 12.5 zeigt die entsprechenden Datenvektoren $Y_i = BX_i \in \mathbb{R}^2$. Man erkennt deutlich, dass man Iris setosa anhand des Merkmalsvektors X sehr gut von den anderen beiden Arten unterscheiden kann. Die Unterscheidung zwischen Iris versicolor und Iris verginica erscheint dagegen etwas schwieriger. Genauere quantitative Aussagen werden wir später treffen.

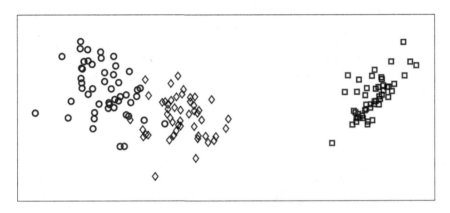

Abbildung 12.5: Fishers LDF für Iris setosa ($\square$), Iris versicolor ($\diamond$) und Iris verginica ($\circ$).

Quadratische Diskriminanzanalyse (QDA) Angenommen, $P_\theta = \mathcal{N}_q(\mu_\theta, \Sigma_\theta)$ mit unbekannten Mittelwertsvektoren μ_θ und Kovarianzmatrizen Σ_θ. Die Mittelwerte kann man wie bisher durch die gruppenweisen Mittelwerte der X_i schätzen, und mögliche Schätzer für die Σ_θ sind

$$\widehat{\Sigma}_\theta := (N_\theta - 1)^{-1} \sum_{i:C_i=\theta} (X_i - \widehat{\mu}_\theta)(X_i - \widehat{\mu}_\theta)^\top.$$

Diese kan man dann in die Formel (12.3) einsetzen. Dieses Verfahren setzt natürlich voraus, dass zumindest $N_\theta > q$ für alle $\theta \in \Theta$, denn anderenfalls wäre die Matrix $\widehat{\Sigma}_\theta$ singulär.

Die hiesigen Modellannahmen sind weniger restriktiv als im Falle der linearen Diskriminanzanalyse. Man muss aber auch eingestehen, dass hier der resultierende Klassifikator wesentlich instabiler ist. Das heißt, man benötigt einen vergleichsweise großen Lernstichprobenumfang, damit $\widehat{C}(\cdot, \mathscr{D})$ eine zuverlässige Approximation an den Klassifikator (12.3) ist. Dies ist nicht verwunderlich, wenn man sich klarmacht, wieviele Parameter eigentlich geschätzt werden:

Im Falle der linearen Diskriminanzanalyse schätzt man #Θ Mittelwerte mit insgesamt #Θq Komponenten sowie eine Kovarianzmatrix mit $q(q+1)/2$ Koeffizienten $\Sigma(i,j) = \Sigma(j,i)$, $1 \leq i < j \leq q$. Insgesamt sind also

$$\#\Theta q + q(q+1)/2$$

unbekannte Parameter zu schätzen. Bei drei Gruppen und vierdimensionalen Merkmalsvektoren sind dies z.B. 22 Parameter.

Im Falle der quadratischen Diskriminanzanalyse schätzt man $\#\Theta$ Mittelwerte mit insgesamt $\#\Theta\,q$ Komponenten sowie $\#\Theta$ Kovarianzmatrizen mit insgesamt $\#\Theta\,q(q+1)/2$ Koeffizienten. Die Gesamtzahl zu schätzender Parameter ist also gleich

$$\#\Theta\,q + \#\Theta\,q(q+1)/2.$$

Bei drei Gruppen und vierdimensionalen Merkmalsvektoren sind dies z.B. 42 Parameter.

Nearest-Neighbor-Verfahren.   In den vorangehenden Abschnitten unterstellten wir recht spezielle Modelle für die Verteilungen P_θ. Ein anderer Ansatz wäre die nichtparametrische Schätzung der Dichtefunktionen f_θ, beispielsweise durch Kernschätzer, wie sie in Kapitel 7 behandelt wurden. Hier beschreiben wir eine etwas andere Methode, die zu einem recht natürlichen Klassifikationsverfahren führt. Bei der Einführung von Wahrscheinlichkeitsdichten auf $\mathbb{R}^d$ erwähnten wir, dass man $f_\theta(x)$ deuten kann als Grenzwert, nämlich

$$\lim_{r\downarrow 0} \frac{P_\theta(B(x,r))}{\mathrm{Vol}(B(x,r))}.$$

Dabei sei $B(x,r) := \left\{ y \in \mathbb{R}^q : d(x,y) \le r \right\}$, und $d(x,y)$ sei der Abstand zwischen den Punkten x und y, beispielsweise die euklidische oder eine andere Norm von $x - y$. Also ist $B(x,r)$ die abgeschlossene Kugel mit Mittelpunkt x und Radius r. Ein naheliegender Schätzwert für $P_\theta(B)$ mit irgendeiner Menge $B \subset \mathbb{R}^q$ ist die empirische Wahrscheinlichkeit

$$\widehat{P}_\theta(B) := N_\theta^{-1} \#\left\{ i : C_i = \theta, X_i \in B \right\}.$$

Nun bestimmen wir für eine feste Zahl k und einen beliebigen Punkt $x \in \mathbb{R}^q$ die Zahl

$$\widehat{r}_k(x) := \min\left\{ r \ge 0 : \#\{ i : X_i \in B(x,r) \} \ge k \right\}.$$

Wir legen also um x eine möglichst kleine Kugel, die wenigstens k Trainingsvektoren X_i enthält. Letztere sind die k "nächsten Nachbarn" von x in der Lernstichprobe. Deshalb spricht man hier von *Nearest-Neighbor-Verfahren* oder *k-Nearest-Neighbor-Verfahren*. Dann definieren wir

$$\widehat{f}_\theta(x) := \frac{\widehat{P}_\theta\big(B(x,\widehat{r}_k(x))\big)}{\mathrm{Vol}\big(B(x,\widehat{r}_k(x))\big)}.$$

Da der Zähler $\mathrm{Vol}\big(B(x,\widehat{r}_k(x))\big)$ für alle Klassen $\theta \in \Theta$ identisch ist, hat der resultierende Klassifikator die Form

$$\widehat{C}(X) \in \operatorname*{arg\,max}_{\theta \in \Theta} \widehat{w}_\theta \widehat{P}_\theta\big(B(X,\widehat{r}_k(X))\big). \tag{12.5}$$

In dem Spezialfall, dass $\widehat{w}_\theta = N_\theta/n$, kann man dies auch wie folgt schreiben:

$$\widehat{C}(X) \in \operatorname*{arg\,max}_{\theta \in \Theta} \#\left\{ i : X_i \in B(X,\widehat{r}_k(X)), C_i = \theta \right\}.$$

Also wird C durch eine Klasse geschätzt, die unter den k nächsten Nachbarn am häufigsten vertreten ist. Man spricht deshalb auch von Klassifikation "per Mehrheitsentscheid (majority vote)".

Im Falle identisch verteilter Zufallsvariablen $(X_1, C_1), \ldots, X(n, C_n)$ und (X, C) kann man beweisen, dass

$$R(\widehat{C}(\cdot, \mathscr{D})) \to_p R(\widehat{C}_*) \quad \text{wenn } k \to \infty \text{ und } n/k \to \infty.$$

Dabei ist $R(\widehat{C}(\cdot, \mathscr{D}))$ die Fehlklassifikationsrate von $\widehat{C}(\cdot, \mathscr{D})$, wenn man die Trainingsdaten vorübergehend als feste Objekte betrachtet, also auf $\mathscr{D}$ bedingt und nur noch den Zufall in (X, C) berücksichtigt. Als Funktion von $\mathscr{D}$ ist $R(\widehat{C}(\cdot, \mathscr{D}))$ eine Zufallsgrösse, und die Notation '$\to_p$' bedeutet, dass $\mathrm{I\!P}\big\{ \big| R(\widehat{C}(\cdot, \mathscr{D})) - R(\widehat{C}_*) \big| \geq \varepsilon \big\} \to 0$ für beliebige feste Zahlen $\varepsilon > 0$.

Beispiel 12.9
Wir illustrieren die Nearest-Neighbor-Klassifikation anhand von simulierten Daten. Abbildung 12.6 zeigt simulierte Datenvektoren $X_i \in \mathbb{R}^2$, die zu zwei verschiedenen Klassen gehören, wobei $N_1 = N_2 = 50$. Punkte aus Gruppe 1 werden durch ein '$\times$' und Punkte aus Gruppe 2 durch ein '$+$' dargestellt. Ferner werden vier verschiedene Punkte $x \in \mathbb{R}^2$ und die entsprechenden Kugeln $B(x, \widehat{r}_7(x))$ sowie die resultierenden Zuordnungen $\widehat{C}(x)$ gezeigt.

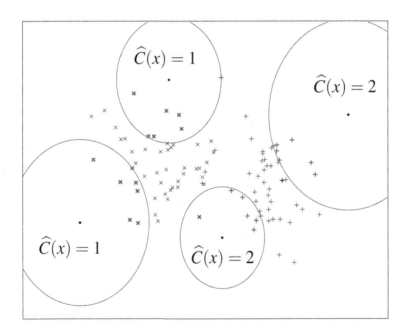

Abbildung 12.6: Illustration des k-Nearest-Neighbor-Klassifikators ($k = 7$).

Andere Klassifikationsmethoden, Modifikationen. Die bisher beschriebenen Methoden sind die gängigsten Klassifikationsverfahren. Es gibt aber noch eine Vielzahl anderer Methoden. Genannt seien die Klassifikation mit Hilfe *künstlicher neuronaler Netze*, *Support-Vector-Maschinen* und die Klassifikation mittels *logistischer Regression*. Letztere wird noch in Kapitel 13 über lineare Modelle vorgestellt.

Nun beschreiben wir noch eine Variante der linearen oder quadratischen Diskriminanzanalyse, die eine *Variablenselektion* beinhaltet. Wie schon angemerkt wurde, ist die Anwendung von LDA oder QDA auf hochdimensionale Datensätze problematisch, wenn nicht auch die Gruppengrößen N_θ entsprechend groß sind. Gerade bei neueren Anwendungen auf DNA-Mircroarrays und -Macroarrays sind aber die Dimensionen exorbitant (mitunter mehrere Tausend Variablen). In solchen Situationen hat es sich bewährt, zunächst Komponenten von X zu bestimmen, die vermutlich ungeeignet sind, die Klassenzugehörigkeit vorauszusagen. Genauer gesagt, für $1 \le j \le q$ definieren wir den Quotienten

$$\widehat{F}(j) := \frac{\mathrm{SSP}_{\mathrm{inter}}(j,j)}{\mathrm{SSP}_{\mathrm{intra}}(j,j)}.$$

Wenn dieser Quotient relativ klein ist, dann deutet dies darauf hin, dass die j–te Komponente unserer Merkmalsvektoren unwichtig ist. Daher definiert man

$$\widehat{\mathscr{J}} := \{j \le q : \widehat{F}(j) \ge \widehat{c}\}$$

mit einem Schwellenwert $\widehat{c} = \widehat{c}(\mathscr{D})$ und ersetzt die Vektoren X_i sowie zukünftige Merkmalsvektoren X durch $(X_i(j))_{j \in \widehat{\mathscr{J}}}$ bzw. $(X(j))_{j \in \widehat{\mathscr{J}}}$. Auf diese reduzierten Vektoren wendet man dann ein herkömmliches Klassifikationsverfahren an.

Den Schwellenwert $\widehat{c}$ kann man beispielsweise so festlegen, dass die Menge $\widehat{\mathscr{J}}$ eine vorgegebene Anzahl k von Elementen hat. Die Wahl von k wiederum kann nach praktischen Gesichtspunkten erfolgen oder ebenfalls datenabhängig gesteuert werden; siehe den folgenden Abschnitt.

Schätzung von Fehlklassifikationsraten. Nachdem man einen Klassifikator $\widehat{C}(\cdot, \mathscr{D})$ konstruiert hat, möchte man natürlich gerne wissen, wie gut dieser ist. Genauer gesagt wüsste man gerne, wie groß die Fehlklassifikationsrate $R(\widehat{C}(\cdot, \mathscr{D}))$ oder die Wahrscheinlichkeiten $P_\theta\{\widehat{C}(\cdot, \mathscr{D}) = \eta\}$ für $\theta, \eta \in \Theta$ sind. Bei diesen Größen betrachten wir $\mathscr{D}$ vorübergehend als festen Datensatz, bedingen also auf $\mathscr{D}$ und berücksichtigen nur den Zufall in zukünftigen Beobachtungen (X, C).

Schätzer von Fehlklassifikationsraten sind vor allem dann von Bedeutung, wenn der Klassifikator $\widehat{C}(\cdot, \mathscr{D})$ zusätzlich von einem Parameter k abhängt, wie beispielsweise bei den Nearest-Neighbor-Verfahren, und wenn man diesen datenabhängig wählen möchte.

Wir konzentrieren uns nun auf die Schätzung von

$$p(\theta, \eta) := P_\theta\{\widehat{C}(\cdot, \mathscr{D}) = \eta\},$$

da man daraus leicht Schätzwerte für $R(\widehat{C}(\cdot, \mathscr{D}))$ oder $R_K(\widehat{C}(\cdot, \mathscr{D}))$ ableiten kann.

Ein naiver Ansatz: Reklassifikation. Man wendet den Klassifikator $\widehat{C}(\cdot, \mathscr{D})$ auf die Trainingsdaten (X_i, C_i) selbst an. Dann setzen wir

$$\widehat{p}_{\mathrm{naiv}}(\theta, \eta) := N_\theta^{-1} \#\{i \le n : C_i = \theta, \widehat{C}(X_i, \mathscr{D}) = \eta\}.$$

Die Schätzwerte $\widehat{p}_{\mathrm{naiv}}(\theta, \eta)$ sind in der Regel zu optimistisch! Das heißt, für $\theta \ne \eta$ ist $\widehat{p}_{\mathrm{naiv}}(\theta, \eta)$ tendenziell zu klein. Dies ist nicht allzu überraschend. Denn bei der Konstruktion des Klassifikators $\widehat{C}(\cdot, \mathscr{D})$ sucht man nach augenscheinlichen Unterschieden zwischen den Gruppen in $\mathscr{D}$, und beim Reklassifizieren werden just diese Unterschiede dazu benutzt, eine gute "Vorhersage" der Klassenzugehörigkeiten zu machen.

Einfache Kreuzvalidierung (cross validation). Für $1 \leq i \leq n$ sei $\mathscr{D}_{(i)}$ der Trainingsdatensatz, nachdem die Beobachtung (X_i, C_i) von $\mathscr{D}$ entfernt wurde. Mit den resultierenden Klassifikatoren $\widehat{C}(\cdot, \mathscr{D}_{(i)})$ definieren wir dann

$$\widehat{p}_{\mathrm{cv}}(\theta, \eta) := N_{\theta}^{-1} \#\{i \leq n : C_i = \theta, \widehat{C}(X_i, \mathscr{D}_{(i)}) = \eta\}.$$

Diese Schätzer sind wesentlich zuverlässiger als die naiven, mit Hilfe von Reklassifikation erzielten. Erfahrungsgemäss tendieren aber auch sie dazu, etwas zu optimistisch zu sein, obwohl dieser Effekt nicht einfach zu erklären ist.

Beispiel (12.8, Forts.)
Die folgende Tabelle enthält die Schätzwerte $\widehat{p}_{\mathrm{cv}}(\theta, \eta)$ für die Wahrscheinlichkeiten $p(\theta, \eta)$ bei Verwendung der LDA.

	$\eta = $ setosa	$\eta = $ versicolor	$\eta = $ verginica
$\theta = $ setosa	1.00	0.00	0.00
$\theta = $ versicolor	0.00	0.96	0.04
$\theta = $ verginica	0.00	0.04	0.96

Es bestätigt sich also unsere Vermutung, die auf einer graphischen Darstellung der Daten beruhte: Anhand von X kann man Iris setosa perfekt von den übrigen beiden Arten trennen. Die Arten Iris versicolor und Iris verginica kann man gut, aber nicht perfekt unterscheiden. Aus beiden Gruppen wurden jeweils zwei Pflanzen falsch zugeordnet.

Aufspaltung in Trainings- und Testdaten. Man spaltet die Lernstichprobe rein zufällig in zwei Teilstichproben, $\mathscr{D}_{\mathrm{train}}$ und $\mathscr{D}_{\mathrm{test}}$, mit vorgegebenen Fallzahlen. Mit Hilfe von $\mathscr{D}_{\mathrm{train}}$ bestimmen wir einen Klassifikator $\widehat{C}(\cdot, \mathscr{D}_{\mathrm{train}})$, dessen Güte dann mittels $\mathscr{D}_{\mathrm{test}}$ geschätzt wird: Die Stichprobe $\mathscr{D}_{\mathrm{test}}$ bestehe aus allen (X_i, C_i) mit $i \in \mathscr{I}$, und M_{θ} sei die Anzahl aller $i \in \mathscr{I}$ mit $C_i = \theta$. Dann definieren wir

$$\widehat{p}_{\mathrm{split}}(\theta, \eta) := M_{\theta}^{-1} \#\{i \in \mathscr{I} : C_i = \theta, \widehat{C}(X_i, \mathscr{D}_{\mathrm{train}}) = \eta\}.$$

Was die Aufspaltung anbelangt, so könnte diese rein zufällig erfolgen, wobei die Anzahlen von $\mathscr{D}_{\mathrm{train}}$ und $\mathscr{D}_{\mathrm{test}}$ fest vorgegeben werden. Alternativ könnte man gruppenweise vorgehen, also für alle $\theta \in \Theta$ die Menge $\{i \leq n : C_i = \theta\}$ rein zufällig in einem bestimmten Verhältnis aufteilen. Diese Vorgehensweise, eine sogenannte *Stratifizierung*, ist vor allem bei kleinen oder moderaten Gruppengrößen N_{θ} angebracht, damit $\mathscr{D}_{\mathrm{train}}$ und $\mathscr{D}_{\mathrm{test}}$ ähnlich zusammengesetzt sind.

Der Schätzer $\widehat{p}_{\mathrm{split}}(\theta, \eta)$ ist ein unverzerrter Schätzer für $P_{\theta}\{\widehat{C}(\cdot, \mathscr{D}_{\mathrm{train}}) = \eta\}$. Doch in der Regel möchte man zukünftige Beobachtungen mit Hilfe aller Trainingsdaten, also mit $\widehat{C}(\cdot, \mathscr{D})$ klassifizieren und deutet $\widehat{p}_{\mathrm{split}}(\theta, \eta)$ als Schaetzwert für $p(\theta, \eta)$. Die Aufspaltung von $\mathscr{D}$ kann man beliebig oft durchführen und die Einzelresultate mitteln.

12.5 Übungsaufgaben

Aufgabe 12.1
Sei $K : \Theta \times \Theta \rightarrow [0, \infty[$ eine beliebige Kostenfunktion. Beschreiben Sie einen Klassifikator $\widehat{C}$ welcher die mittleren Kosten

$$R_K(\widehat{C}) = \sum_{\theta, \eta \in \Theta} K(\theta, \eta) P_\theta \{\widehat{C} = \eta\}$$

minimiert. Setzen Sie dabei wie in Abschnitt 12.3 voraus, dass die Gewichte w_θ sowie die Verteilungen P_θ bekannt und durch Dichtefunktionen f_θ auf $\mathscr{X} = \mathbb{R}^d$ gegeben sind.

Aufgabe 12.2
Sei $\mathscr{X} = \,]0, \infty[$ und $\Theta = \{1, 2\}$. Ferner sei

$$f_1(x) = x^2 e^{-x}/2 \quad \text{und} \quad f_2(x) = x^7 e^{-x}/7!.$$

Geben Sie einen optimalen Klassifikator $\widehat{C}$ in Abhängigkeit von w_1/w_2 an. Zeichnen Sie für $w_1 = w_2 = 1/2$ die gewichteten Dichten $w_\theta f_\theta$ sowie die Gesamtdichte $f = w_1 f_1 + w_2 f_2$ auf dem Intervall $]0, 17[$, und markieren Sie die Bereiche $\{\widehat{C} = 1\}$, $\{\widehat{C} = 2\}$.

Aufgabe 12.3
Sei $\Theta = \{1, 2\}$ und $P_\theta = \mathscr{N}_2(\mu_\theta, \Sigma)$ mit

$$\Sigma = \begin{pmatrix} 3 & 1 \\ 1 & 2 \end{pmatrix}, \quad \mu_1 = \begin{pmatrix} 0 \\ 0 \end{pmatrix}, \quad \mu_2 = \begin{pmatrix} 5 \\ 0 \end{pmatrix}.$$

Bestimmen Sie einen optimalen Klassifikator $\widehat{C}$ für den Fall, dass $w_1/w_2 = 3$. Berechnen Sie ferner die Fehlklassifikationsraten $P_1\{\widehat{C} = 2\}$ und $P_2\{\widehat{C} = 1\}$.

Aufgabe 12.4
Betrachten Sie noch einmal das Zahlenbeispiel aus Beispiel 12.6: $\Theta = \{1, 2\}$ und $P_\theta = \mathscr{N}_2(\mu_\theta, \Sigma_\theta)$ mit

$$\Sigma_1 = \begin{pmatrix} 1 & 0.5 \\ 0.5 & 1 \end{pmatrix}, \quad \mu_1 = \begin{pmatrix} -1 \\ 0 \end{pmatrix} \quad \text{und} \quad \Sigma_2 = \begin{pmatrix} 0.3 & 0 \\ 0 & 0.3 \end{pmatrix}, \quad \mu_2 = \begin{pmatrix} 1 \\ 0.5 \end{pmatrix}.$$

Geben Sie die Parameter $A, \widetilde{b}, \widetilde{c}$ des Ellipsoids $\{\widehat{C} = 2\} = \{x : (x - \widetilde{b})^\top A (x - \widetilde{b}) \leq \widetilde{c}\}$ explizit an.

Aufgabe 12.5
(a) Beweisen Sie die Formel (12.4).

(b) Zeigen Sie, dass

$$\sum_{i,j=1}^{n} \|X_i - X_j\|^2 = 2n \operatorname{Spur}(\operatorname{SSP}_{\text{total}}).$$

Dabei bezeichnet $\operatorname{Spur}(A)$ die Spur $\sum_{i=1}^{k} A_{ii}$ einer Matrix $A \in \mathbb{R}^{k \times k}$. Hinweis: Für beliebige Matrizen $A \in \mathbb{R}^{k \times \ell}, B \in \mathbb{R}^{\ell \times k}$ ist $\operatorname{Spur}(AB) = \operatorname{Spur}(BA)$. (Beweis?) Insbesondere ist $\|v\|^2 = \operatorname{Spur}(v^\top v) = \operatorname{Spur}(vv^\top)$.

(c) Zeigen Sie, dass

$$\sum_{i,j=1}^{n} \mathbf{d}_{\widehat{\Sigma}}^2(\widehat{\mu}_{C_i}, \widehat{\mu}_{C_j}) = 2n \operatorname{Spur}(\widehat{\Sigma}^{-1/2} \operatorname{SSP}_{\text{inter}} \widehat{\Sigma}^{-1/2}).$$

Hinweis: Betrachten Sie Teil (b) mit $\widetilde{X}_i := \widehat{\Sigma}^{-1/2} \widehat{\mu}_{C_i}$ anstelle von X_i.

Aufgabe 12.6

(a) Schreiben Sie ein Programm zur Klassifikation nach der Nearest-Neighbor-Methode mit euklidischem Abstand. Eingabeparameter sollen sein:

- die Datenmatrix $\mathbf{X} = (X_1, \ldots, X_n)^\top$,
- der Vektor $\mathbf{C} = (C_1, \ldots, C_n)^\top$,
- die Anzahl k nächster Nachbarn sowie
- ein neuer Vektor X. Das Programm soll dann einen Wert $\widehat{C}(X, \mathscr{D})$ per "Mehrheitsbeschluss" festlegen.

Erklären Sie auch, wie Sie mit Fällen umgehen, bei denen der Mehrheitsbeschluss nicht eindeutig ist.

(b) Schreiben Sie mit Hilfe von Teil (a) ein Programm, welches einen Datensatz $\mathscr{D}$, bestehend aus $\mathbf{X}$ und $\mathbf{C}$, für eine beliebige Anzahl k nach der Kreuzvalidierungsmethode auswertet und die Schätzwerte $\widehat{p}_{\mathrm{cv}}(\theta, \eta)$ berechnet.

(c) Wenden Sie Ihr Programm auf den Datensatz 'Iris.txt' an. Für welche Zahlen k erhalten Sie den kleinsten Wert

$$\widehat{R} := 3^{-1} \sum_{\theta, \eta \in \Theta} 1\{\theta \neq \eta\} \widehat{p}_{\mathrm{cv}}(\theta, \eta)?$$

Geben Sie für einen dieser Werte k auch die Matrix der Werte $\widehat{p}_{\mathrm{cv}}(\theta, \eta)$ an.

Aufgabe 12.7

Modifizieren Sie die Nearest-Neighbor-Methode und Ihre Programme für Aufgabe 12.6 dahingehend, dass nicht der euklidische Abstand, sondern der Mahalanobis-Abstand $\mathbf{d}_{\widehat{\Sigma}}(\cdot, \cdot)$ bzgl. der geschätzten Kovarianzmatrix $\widehat{\Sigma} = (n - \#\Theta)^{-1} \mathrm{SSP}_{\mathrm{inter}}$ verwendet wird.

13 Lineare Modelle

In diesem Kapitel betrachten wir ein Variablenpaar (X,Y) bestehend aus einer "unabhängigen Variable" X mit beliebigem Wertebereich $\mathscr{X}$ und einer "abhängigen Variable" oder "Response" $Y \in \mathbb{R}$. Die Frage ist, inwiefern die Response Y von X abhängt. Typischerweise ist X ein Vektor von diversen Variablen.

Diese Fragestellung ist uns bereits in Abschnitt 11.2 begegnet. Allerdings betrachteten wir dort nur den Fall, dass alle Komponenten von X numerische Variablen sind. Außerdem betrachteten wir (X,Y) stets als Zufallsvariable. Im vorliegenden Kontext kann X auch ein fester Parameter sein. Tatsächlich konzentrieren wir uns hier auf die *bedingte Verteilung von Y, gegeben X*.

Beispiel 13.1
Man untersucht einen physiologischen Parameter, beispielsweise den Cholesterinspiegel des Blutes einer Person in Abhängigkeit von numerischen Variablen, beispielsweise dem Alter und dem Körpergewicht, sowie kategoriellen Variablen ("Faktoren"), beispielsweise dem Geschlecht und der Region, aus welcher die betreffende Person stammt. Eine typische Fragestellung ist hier, ob es regionale Unterschiede gibt, ob also der Faktor 'Region' einen nennenswerten Einfluss hat.

Beispiel 13.2
Man möchte den Wert einer numerischen Variable X bestimmen. Im Prinzip gibt es hierfür eine exakte, aber aufwändige Methode. Alternativ kann man eine indirekte Messmethode verwenden, die mit wenig Aufwand einen Wert Y liefert, aber auch fehlerbehaftet ist. Die Frage ist nun, inwiefern man von Y auf den Wert X schließen kann.

13.1 Definition linearer Modelle und Beispiele

Um den Zusammenhang zwischen X und Y zu untersuchen, ermittelt man n Repräsentanten $(X_1, Y_1), \ldots, (X_n, Y_n)$ von (X,Y).

Modellannahmen. Die Werte X_i betrachten wir als fest vorgegeben. Natürlich sind die Einflussgrößen X_i in vielen, gerade auch medizinischen Anwendungen keineswegs fixiert. Die in diesem Kapitel betrachteten Modelle beschreiben dann die *bedingte Verteilung* der Y_i gegeben die X_i. Von den folgenden vier Modellannahmen setzen wir stets die beiden ersten voraus. Die dritte und vierte Annahme werden für Tests und Konfidenzbereiche benötigt.

Annahme LM1.
$$Y_i = f_*(X_i) + \varepsilon_i$$
mit einer unbekannten Funktion $f_* : \mathscr{X} \to \mathbb{R}$ und zufälligen, stochastisch unabhängigen Fehlern $\varepsilon_1, \varepsilon_2, \ldots, \varepsilon_n$, so dass
$$\mathbb{E}(\varepsilon_i) = 0.$$

Annahme LM2. Wir nehmen an, dass die unbekannte Funktion f_* zu einem gegebenen *end-lichdimensionalen Vektorraum* von Funktionen $f : \mathscr{X} \to \mathbb{R}$ gehört. Das heißt, für vorgegebene Basisfunktionen $f_1, f_2, \ldots, f_p$ von $\mathscr{X}$ nach $\mathbb{R}$ ist

$$f_*(x) = \sum_{j=1}^{p} \theta_j f_j(x) \quad (x \in \mathscr{X})$$

mit einem unbekannten Parameter $\theta \in \mathbb{R}^p$.

Annahme LM3 (Homoskedastizität). Die zufälligen Fehler ε_i haben alle die gleiche, in der Regel unbekannte Standardabweichung $\sigma > 0$.

Annahme LM4 (Normalität). Die zufälligen Fehler ε_i sind normalverteilt.

Beispiele linearer Modelle.

Beispiel 13.3 (Einfache lineare Regression)
Sei $\mathscr{X} = \mathbb{R}$. Die Menge der affin linearen Funktionen f auf $\mathbb{R}$,

$$x \mapsto f(x) = a + bx,$$

ist ein zweidimensionaler Vektorraum von Funktionen auf $\mathscr{X}$. Dieser wird beispielsweise aufgespannt von den Basisfunktionen $f_1(x) = 1$ und $f_2(x) = x$.
  Dieses Modell wird oftmals im Zusammenhang mit Eichkurven angewandt; siehe Beipiel 13.2. Am Ende von Abschnitt 13.3 kommen wir auf diese Anwendung zurück.

Beispiel 13.4 (Polynomiale Regression)
Sei $\mathscr{X} = \mathbb{R}$. Die Menge der Funktionen f der Form

$$x \mapsto f(x) = a_0 + a_1 x + a_2 x^2 + \cdots + a_q x^q,$$

also aller Polynome q-ter Ordnung, ist ein $(q+1)$-dimensionaler Vektorraum, der von den Basisfunktionen $f_j(x) := x^{j-1}$ $(1 \leq j \leq q+1)$ aufgespannt wird.
  Dieses Modell verwendet man mitunter mit $q \geq 2$, um das einfachere Modell von Beispiel 13.3 zu überprüfen und nötigenfalls zu verfeinern.

Beispiel 13.5 (Einweg-Varianzanalyse, ANOVA)
Im Modell der Einwegvarianzanalyse (one-way **analysis of va**riance) betrachtet man eine kategorielle Kovariable X mit endlichem Wertebereich, sagen wir $\mathscr{X} = \{1, 2, \ldots, L\}$. Die Menge aller Funktionen f von $\mathscr{X}$ nach $\mathbb{R}$ ist ein Vektorraum der Dimension L.
  Ein konkretes Beispiel für die Anwendung dieses Modells sind landwirtschaftliche Experimente: Auf n Versuchsfeldern wird jeweils eine von L Sorten einer Nutzpflanze angebaut. Sei X_i die Pflanzensorte und Y_i der Ertrag auf dem i-ten Versuchsfeld.
  Ein weiteres Beispiel kommt aus der Onkologie: An n Krebszellkulturen mit einer einheitlichen Anfangskonzentration wird jeweils eines von L verschiedenen Chemotherapeutika ausprobiert. Nach einer bestimmten Zeitspanne ermittelt man die Konzentration Y_i der i-ten Zellkultur, welche mit Substanz X_i behandelt wurde.

Einige Computerprogramme verwenden hier eine etwas andere Parametrisierung, nämlich

$$f(x) = a + b(x)$$

mit $a \in \mathbb{R}$ und $b : \mathscr{X} \to \mathbb{R}$, wobei $b(1) = 0$. Also behandelt man $1 \in \mathscr{X}$ als *Referenzkategorie*, so dass $a = f(1)$ und $b(x) = f(x) - f(1)$.

Beispiel 13.6 (Multiple lineare Regression)
Sei $\mathscr{X} = \mathbb{R}^q$. Wir betrachten die Menge aller affin linearen Funktionen auf $\mathbb{R}^q$, also aller Funktionen f der Form

$$x \mapsto f(x) = a_0 + \sum_{j=1}^{q} a_j x(j)$$

ist ein $(q+1)$-dimensionaler Vektorraum, der von den Basisfunktionen $f_1(x) := 1$ und $f_j(x) := x(j-1)$ für $2 \leq j \leq q+1$ aufgespannt wird.

Matrixdarstellung linearer Modelle. Nach Festlegung von Basisfunktionen für das lineare Modell kann man den Beobachtungsvektor $\mathbf{Y} = (Y_i)_{i=1}^{n} \in \mathbb{R}^n$ darstellen als

$$\mathbf{Y} = \mathbf{D}\theta + \mathbf{e}. \tag{13.1}$$

Dabei ist

- $\mathbf{D} \in \mathbb{R}^{n \times p}$ die sogenannte *Designmatrix* mit Einträgen $D_{ij} = f_j(X_i)$, die von den Einstellgrößen X_i und den gewählten Basisfunktionen abhängen,
- $\theta \in \mathbb{R}^p$ ein unbekannter Parametervektor und
- $\mathbf{e}$ der zufällige Fehlervektor $(\varepsilon_i)_{i=1}^{n} \in \mathbb{R}^n$.

Beispiel (13.3, Einfache lineare Regression, Forts.)
Eine beliebige affin lineare Funktion $x \mapsto f(x) = a + bx$ parametrisieren wir durch $\theta := (a,b)^{\top}$. Dann gilt Darstellung (13.1) mit der Designmatrix

$$\mathbf{D} := \begin{pmatrix} 1 & X_1 \\ 1 & X_2 \\ \vdots & \vdots \\ 1 & X_n \end{pmatrix}.$$

Beispiel (13.4, Polynomiale Regression, Forts.)
Ein beliebiges Polynom $x \mapsto f(x) = a_0 + a_1 x + \cdots + a_q x^q$ parametrisieren wir durch $\theta := (a_0, a_1 \ldots, a_q)^{\top} \in \mathbb{R}^{q+1}$. Dann gilt Darstellung (13.1) mit der Designmatrix

$$\mathbf{D} := \begin{pmatrix} 1 & X_1 & X_1^2 & \cdots & X_1^q \\ 1 & X_2 & X_2^2 & \cdots & X_2^q \\ \vdots & \vdots & \vdots & & \vdots \\ 1 & X_n & X_n^2 & \cdots & X_n^q \end{pmatrix}.$$

Beispiel (13.5, Einweg-Varianzanalyse, Forts.)
Ausgehend vom Wertebereich $\mathscr{X} = \{1, 2, \ldots, L\}$ und dem Parametervektor $\theta := (f_*(k))_{k=1}^{L} \in \mathbb{R}^L$ gilt Darstellung (13.1) mit Designmatrix $\mathbf{D} = (\mathbf{D}_1, \mathbf{D}_2, \ldots, \mathbf{D}_L)$, wobei

$$\mathbf{D}_k := \left(1\{X_i = k\}\right)_{i=1}^{n}.$$

Wenn also beispielsweise $L = 4$, $n = 7$ und $(X_1, X_2, \ldots, X_n) = (x_1, x_1, x_1, x_2, x_3, x_4, x_4)$, dann ist

$$
\mathbf{D} = \begin{pmatrix} 1 & 0 & 0 & 0 \\ 1 & 0 & 0 & 0 \\ 1 & 0 & 0 & 0 \\ 0 & 1 & 0 & 0 \\ 0 & 0 & 1 & 0 \\ 0 & 0 & 0 & 1 \\ 0 & 0 & 0 & 1 \end{pmatrix}.
$$

Beispiel (13.6, Multiple lineare Regression, Forts.)
Ein beliebige affin lineare Funktion $x \mapsto f(x) = a_0 + a_1 x(1) + \cdots + a_q x(q)$ parametrisieren wir durch $\theta := (a_0, a_1 \ldots, a_q)^\top \in \mathbb{R}^{q+1}$, so dass

$$
\mathbf{D} = \begin{pmatrix} 1 & X_1(1) & X_1(2) & \cdots & X_1(q) \\ 1 & X_2(1) & X_2(2) & \cdots & X_2(q) \\ \vdots & \vdots & \vdots & & \vdots \\ 1 & X_n(1) & X_n(2) & \cdots & X_n(q) \end{pmatrix} = \begin{pmatrix} 1 & X_1^\top \\ 1 & X_2^\top \\ \vdots & \vdots \\ 1 & X_n^\top \end{pmatrix}.
$$

13.2 Schätzung der Parameter

Wir gehen nun von der Matrizendarstellung (13.1) aus und setzen stets voraus, dass

$$
\mathrm{Rang}(\mathbf{D}) = p. \tag{13.2}
$$

Mit anderen Worten, die p Spalten der Matrix $\mathbf{D}$ sind linear unabhängig. Hierzu äquivalent ist die Aussage, dass die Matrix $\mathbf{D}^\top \mathbf{D} \in \mathbb{R}^{p \times p}$ positiv definit, insbesondere invertierbar ist. Denn für $\eta \in \mathbb{R}^p \setminus \{0\}$ ist $\mathbf{D}\eta = 0$ genau dann, wenn $\|\mathbf{D}\eta\|^2 = \eta^\top \mathbf{D}^\top \mathbf{D}\eta = 0$.

Schätzung von θ.   Ein Vektor $\widehat{\theta} \in \mathbb{R}^p$ heißt *Kleinste-Quadrate-Schätzer (KQ-Schätzer)* für θ, falls

$$
\|\mathbf{Y} - \mathbf{D}\widehat{\theta}\|^2 = \min_{\eta \in \mathbb{R}^p} \|\mathbf{Y} - \mathbf{D}\eta\|^2.
$$

Unter der Voraussetzung (13.2) gibt es genau einen KQ-Schätzer für θ, nämlich

$$
\widehat{\theta} = \widehat{\theta}(\mathbf{Y}) = (\mathbf{D}^\top \mathbf{D})^{-1} \mathbf{D}^\top \mathbf{Y}. \tag{13.3}
$$

Dies kann man wie Satz 11.2 durch quadratische Ergänzung nachweisen. Denn für diesen Vektor $\widehat{\theta} = (\mathbf{D}^\top \mathbf{D})^{-1} \mathbf{D}^\top \mathbf{Y}$ und beliebige $\eta \in \mathbb{R}^p$ ist

$$
\begin{aligned}
\|\mathbf{Y} - \mathbf{D}\eta\|^2 &= \|\mathbf{Y}\|^2 - 2\eta^\top \mathbf{D}^\top \mathbf{Y} + \eta^\top \mathbf{D}^\top \mathbf{D}\eta \\
&= \|\mathbf{Y}\|^2 - 2\eta^\top \mathbf{D}^\top \mathbf{D}\widehat{\theta} + \eta^\top \mathbf{D}^\top \mathbf{D}\eta \\
&= \|\mathbf{Y}\|^2 - \widehat{\theta}^\top \mathbf{D}^\top \mathbf{D}\widehat{\theta} + (\eta - \widehat{\theta})^\top \mathbf{D}^\top \mathbf{D}(\eta - \widehat{\theta}) \\
&\geq \|\mathbf{Y}\|^2 - \widehat{\theta}^\top \mathbf{D}^\top \mathbf{D}\widehat{\theta} \\
&= \|\mathbf{Y}\|^2 - \|\mathbf{D}\widehat{\theta}\|^2,
\end{aligned}
$$

und Gleichheit gilt genau dann, wenn $\eta = \widehat{\theta}$.

Lemma 13.1
Unter den Annahmen LM1-2 ist

$$\mathbb{E}(\widehat{\theta}) = \theta.$$

Gilt zusätzlich Annahme LM3, dann ist

$$\mathrm{Var}(\widehat{\theta}) = \sigma^2 (\mathbf{D}^\top \mathbf{D})^{-1}.$$

Beweis (Lemma 13.1)
Gemäß (13.3) ist

$$\widehat{\theta} = (\mathbf{D}^\top \mathbf{D})^{-1} \mathbf{D}^\top (\mathbf{D}\theta + \mathbf{e}) = \theta + (\mathbf{D}^\top \mathbf{D})^{-1} \mathbf{D}^\top \mathbf{e},$$

und aus $\mathbb{E}(\mathbf{e}) = 0$ folgt, dass $\mathbb{E}(\widehat{\theta}) = \theta$.
    Im Falle von homoskedastischen Fehlern ε_i mit Varianz σ^2 ist $\mathrm{Var}(\mathbf{e}) = \sigma^2 \mathbf{I}_n$, also

$$\begin{aligned}
\mathrm{Var}(\widehat{\theta}) &= (\mathbf{D}^\top \mathbf{D})^{-1} \mathbf{D}^\top \, \mathrm{Var}(\mathbf{e}) \mathbf{D} (\mathbf{D}^\top \mathbf{D})^{-1} \\
&= \sigma^2 (\mathbf{D}^\top \mathbf{D})^{-1} \mathbf{D}^\top \mathbf{D} (\mathbf{D}^\top \mathbf{D})^{-1} \\
&= \sigma^2 (\mathbf{D}^\top \mathbf{D})^{-1}.
\end{aligned}$$
$\square$

Beispiel (13.3, Einfache lineare Regression, Forts.)
Der KQ-Schätzer $\widehat{\theta} = (\widehat{a}, \widehat{b})^\top$ für $\theta = (a, b)^\top$ hat die Komponenten

$$\widehat{a} = \bar{Y} + \widehat{b}\bar{X} \quad \text{und} \quad \widehat{b} = \frac{\sum_i (X_i - \bar{X}) Y_i}{\sum_i (X_i - \bar{X})^2}.$$

Die Herleitung dieser Formeln aus der Normalengleichung (13.3) überlassen wir dem Leser als Übungsaufgabe. Später werden wir noch eine andere Herleitung mittels Orthogonalisierung sehen. Uns interessiert nun die Kovarianzmatrix von $\widehat{\theta}$. Mit $\mathbf{X} = (X_i)_{i=1}^n \in \mathbb{R}^n$ ist hier

$$\mathbf{D}^\top \mathbf{D} = \begin{pmatrix} n & n\bar{X} \\ n\bar{X} & \|\mathbf{X}\|^2 \end{pmatrix}$$

und $\det(\mathbf{D}^\top \mathbf{D}) = n(\|\mathbf{X}\|^2 - n\bar{X}^2) = n \sum_{i=1}^n (X_i - \bar{X})^2$. Also ist $\mathrm{Rang}(\mathbf{D}) = 2$ genau dann, wenn $\mathbf{X}$ mindestens zwei unterschiedliche Komponenten hat. Für den Spezialfall, dass $X_i = i/n$, wird in Aufgabe 13.1 gezeigt, dass

$$\lim_{n \to \infty} n \, \mathrm{Var}(\widehat{\theta}) = \sigma^2 \begin{pmatrix} 4 & -6 \\ -6 & 12 \end{pmatrix}.$$

Beispiel (13.5, Einweg-Varianzanalyse, Forts.)
Hier ist $\mathbf{D}^\top \mathbf{D}$ eine Diagonalmatrix mit Diagonalelementen $n(k) := \# \mathscr{J}(k)$ für $k = 1, \ldots, L$, wobei $\mathscr{J}(k) := \{i : X_i = k\}$. Ferner hat $\mathbf{D}^\top \mathbf{Y}$ die Komponenten $\sum_{i \in \mathscr{J}(k)} Y_i$, so dass

$$\widehat{\theta} = (\bar{Y}(1), \bar{Y}(2), \ldots, \bar{Y}(L))^\top \quad \text{mit} \quad \bar{Y}(k) := \frac{1}{n(k)} \sum_{i \in \mathscr{J}(k)} Y_i,$$

und

$$\mathrm{Var}(\widehat{\theta}) = \mathrm{diag}\left(\frac{\sigma^2}{n(1)}, \frac{\sigma^2}{n(2)}, \ldots, \frac{\sigma^2}{n(L)} \right).$$

Geometrische Betrachtung. Für das Verständnis der Eigenschaften von $\widehat{\theta}$ und später einge-
führter Verfahren ist folgende Überlegung hilfreich. Nach Voraussetzung ist

$$\mathbb{E}(\mathbf{Y}) \;=\; \mathbf{D}\theta,$$

also ein Vektor in dem *Modellraum*

$$\mathbf{M} \;:=\; \mathbf{D}\mathbb{R}^p = \left\{ \mathbf{D}\eta : \eta \in \mathbb{R}^p \right\},$$

einem p-dimensionalen Untervektorraum von $\mathbb{R}^n$. Der KQ-Schätzer für $\mathbb{E}(\mathbf{Y})$ ist definiert als der
eindeutige Vektor $\widehat{\mathbf{Y}} \in \mathbf{M}$, welcher minimalen Euklidischen Abstand zu $\mathbf{Y}$ hat, also

$$\|\mathbf{Y} - \widehat{\mathbf{Y}}\|^2 \;=\; \min_{\mathbf{v} \in \mathbf{M}} \|\mathbf{Y} - \mathbf{v}\|^2.$$

Mit anderen Worten, $\widehat{\mathbf{Y}}$ ist die orthogonale Projektion von $\mathbf{Y}$ auf den Modellraum $\mathbf{M}$. Mithilfe
von $\widehat{\theta}$ kann man schreiben

$$\widehat{\mathbf{Y}} \;=\; \mathbf{D}\widehat{\theta} \;=\; \mathbf{D}(\mathbf{D}^\top \mathbf{D})^{-1} \mathbf{D}^\top \mathbf{Y} \;=\; \mathbf{H}\mathbf{Y},$$

wobei

$$\mathbf{H} \;:=\; \mathbf{D}(\mathbf{D}^\top \mathbf{D})^{-1} \mathbf{D}^\top \;\in\; \mathbb{R}^{n \times n}.$$

Diese Matrix $\mathbf{H}$ beschreibt die orthogonale Projektion von $\mathbb{R}^n$ auf den Teilraum $\mathbf{M}$. Da sie "dem
Vektor $\mathbf{Y}$ einen Hut aufsetzt", nennt man sie auch *Hutmatrix (hat matrix)*.

Schätzung von σ^2. Nun betrachten wir den Fall homoskedastischer Fehler ε_i. Neben θ ist in
der Regel auch die Varianz σ^2 der Fehler ε_i unbekannt. Wäre der Vektor $\mathbf{e}$ beobachtbar, so könnte
man σ^2 durch das arithmetische Mittel

$$\frac{1}{n} \sum_{i=1}^{n} \varepsilon_i^2$$

schätzen. Ein naheliegender Ansatz ist nun, den unbekannten Fehlervektor durch den Vektor

$$\widehat{\mathbf{e}} \;:=\; \mathbf{Y} - \mathbf{D}\widehat{\theta}$$

der *Residuen* $\widehat{\varepsilon}_i = Y_i - \widehat{Y}_i$ zu ersetzen. Der entsprechende Schätzer $n^{-1} \sum_{i=1}^{n} \widehat{\varepsilon}_i^2 = n^{-1} \|\widehat{\mathbf{e}}\|^2$ wäre
jedoch verzerrt in dem Sinne, dass sein Erwartungswert echt kleiner ist als σ^2. Das nachfolgende
Lemma rechtfertigt den Schätzer

$$\widehat{\sigma}^2 \;:=\; \frac{\|\mathbf{Y} - \mathbf{D}\widehat{\theta}\|^2}{n - p}.$$

Man verwendet also den naiven Schätzer $n^{-1} \|\widehat{\mathbf{e}}\|^2$, ersetzt aber die Zahl n durch die Zahl $n - p$
der *Freiheitsgrade (degrees of freedom)* für die Schätzung von σ^2.

Lemma 13.2
Unter den Annahmen LM1-3 ist

$$\mathbb{E}(\widehat{\sigma}^2) \;=\; \sigma^2.$$

Den Schätzer $\widehat{\sigma}^2$ kann man als Verallgemeinerung der Stichprobenvarianz auffassen. Denn in dem einfachsten linearen Modell mit Beobachtungen

$$Y_i = \theta + \varepsilon_i \quad (1 \le i \le n)$$

und unbekanntem Mittelwert $\theta \in \mathbb{R}$ ist der KQ-Schätzer für θ gleich dem Stichprobenmittelwert $\bar{Y}$, und $\widehat{\sigma}^2$ ist die Stichprobenvarianz $(n-1)^{-1} \sum_{i=1}^n (Y_i - \bar{Y})^2$.

Beweis (Lemma 13.2)
Mit der Hutmatrix $\mathbf{H} = \mathbf{D}(\mathbf{D}^\top \mathbf{D})^{-1} \mathbf{D}^\top = (H_{ij})_{i,j=1}^n$ ist $\widehat{\mathbf{e}}$ gleich $\mathbf{Y} - \mathbf{H} \mathbf{Y} = \mathbf{e} - \mathbf{He}$. Denn $\mathbf{Y} = \mathbf{D}\theta + \mathbf{e}$ und $\mathbf{HD}\theta = \mathbf{D}\theta$. Folglich ist

$$
\begin{aligned}
(n-p)\,\mathbb{E}\left(\widehat{\sigma}^2\right) &= \mathbb{E}\left(\|\widehat{\mathbf{e}}\|^2\right) \\
&= \mathbb{E}(\mathbf{e} - \mathbf{He})^\top (\mathbf{e} - \mathbf{He}) \\
&= \mathbb{E}\,\mathbf{e}^\top (\mathbf{I} - \mathbf{H})^\top (\mathbf{I} - \mathbf{H})\mathbf{e} \\
&= \mathbb{E}\,\mathbf{e}^\top (\mathbf{I} - \mathbf{H})\mathbf{e} \qquad [\text{wegen } \mathbf{H} = \mathbf{H}^\top = \mathbf{HH}] \\
&= \sum_{i,j=1}^n \mathbb{E}(\varepsilon_i \varepsilon_j)\big(1\{i = j\} - H_{ij}\big) \\
&= \sum_{i,j=1}^n 1\{i = j\}\sigma^2 \big(1\{i = j\} - H_{ij}\big) \\
&= \sigma^2 \sum_{i=1}^n (1 - H_{ii}) \\
&= \sigma^2 (n - \mathrm{Spur}(\mathbf{H})).
\end{aligned}
$$

Dabei ist $\mathrm{Spur}(\mathbf{H})$ definiert als $\sum_{i=1}^n H_{ii}$. Nun folgt die Behauptung aus der in Aufgabe 13.2 behandelten Tatsache, dass

$$\mathrm{Spur}(\mathbf{H}) = \dim(\mathbf{M}) = p. \qquad \square$$

Orthogonalisierung. Die Darstellung (13.3) des KQ-Schätzers ist für theoretische Überlegungen nützlich, doch für numerische Berechnungen sind andere Methoden zuverlässiger, da die Matrix $\mathbf{D}^\top \mathbf{D}$ mitunter schlecht konditioniert ist. In der Regel arbeitet man mit der sogenannten QR-Zerlegung von $\mathbf{D}$; siehe z.B. Opfer (1994).

Eine andere mögliche Vorgehensweise, die auch oft die Interpretation erleichtert, ist Orthogonalisierung der Spalten von $\mathbf{D}$. Wenn nämlich $\mathbf{D}$ aus orthogonalen Spalten $\mathbf{D}_1, \mathbf{D}_2, \ldots, \mathbf{D}_p$ besteht, dann ist $\mathbf{D}^\top \mathbf{D}$ eine Diagonalmatrix mit Diagonalelementen $\|\mathbf{D}_1\|^2, \|\mathbf{D}_2\|^2, \ldots, \|\mathbf{D}_p\|^2$. In diesem Falle ist

$$\widehat{\theta} = \left(\frac{\mathbf{D}_1^\top \mathbf{Y}}{\|\mathbf{D}_1\|^2}, \ldots, \frac{\mathbf{D}_p^\top \mathbf{Y}}{\|\mathbf{D}_p\|^2}\right)^\top.$$

Unter den Annahmen LM1-3 ist

$$\mathrm{Var}(\widehat{\theta}) = \sigma^2 \, \mathrm{diag}\big(\|\mathbf{D}_1\|^{-2}, \|\mathbf{D}_2\|^{-2}, \ldots, \|\mathbf{D}_p\|^{-p}\big),$$

so dass die Komponenten von $\widehat{\theta}$ unkorreliert sind. Nun demonstrieren wir Orthogonalisierungen für zwei Modelle.

Beispiel (13.3, Einfache lineare Regression, Forts.)

Schreibt man die Modellgleichung $Y_i = a + bX_i + \varepsilon_i$ als

$$Y_i = \tilde{a} + b(X_i - \bar{X}) + \varepsilon_i \quad \text{mit } \tilde{a} := a + b\bar{X},$$

dann ergibt sich eine Designmatrix $\mathbf{D}$ mit den orthogonalen Spalten $\mathbf{1} := (1, \ldots, 1)^\top$ und $\mathbf{X} - \bar{X}\mathbf{1}$. Ferner ist

$$\mathbf{D}^\top \mathbf{D} = \begin{pmatrix} n & 0 \\ 0 & Q \end{pmatrix},$$

wobei $Q := \sum_{i=1}^n (X_i - \bar{X})^2 = \|\mathbf{X}\|^2 - n\bar{X}^2$. Der KQ-Schätzer für $(\tilde{a}, b)^\top$ ist nun

$$\begin{pmatrix} \widehat{\tilde{a}} \\ \widehat{b} \end{pmatrix} = \begin{pmatrix} \bar{Y} \\ \sum_{i=1}^n (X_i - \bar{X})Y_i / Q \end{pmatrix}.$$

Dann ist der KQ-Schätzer für den ursprünglichen Parameter a gleich $\widehat{a} = \bar{Y} - \widehat{b}\bar{X}$. Da die Schätzer $\bar{Y}$ und $\widehat{b}$ unter den Annahmen LM1-3 unkorreliert sind, ist

$$\text{Var}(\widehat{\theta}) = \begin{pmatrix} \text{Var}(\bar{Y}) + \bar{X}^2 \text{Var}(\widehat{b}) & -\bar{X}\,\text{Var}(\widehat{b}) \\ -\bar{X}\,\text{Var}(\widehat{b}) & \text{Var}(\widehat{b}) \end{pmatrix} = \sigma^2 \begin{pmatrix} n^{-1} + \bar{X}^2 Q^{-1} & -\bar{X}Q^{-1} \\ -\bar{X}Q^{-1} & Q^{-1} \end{pmatrix}.$$

Beispiel 13.7 (Einfache Kovarianzanalyse, ANCOVA)

Das Modell der Kovarianzanalyse (**an**alysis of **cova**riance) ist eine Verallgemeinerung des Modells der Einweg-Varianzanalyse (Beispiel 13.5). Der Name ist historisch bedingt und etwas irreführend. Es geht nicht um Analyse von Kovarianzen, sondern um eine Varianzanalyse unter Berücksichtigung von numerischen Kovariablen. Wir betrachten hier den einfachsten Fall mit genau einer numerischen Kovariable: Sei

$$Y_i = a(C_i) + bW_i + \varepsilon_i \quad (1 \le i \le n).$$

Dabei sind $C_i \in \{1, 2, \ldots, L\}$ und $W_i \in \mathbb{R}$ die Werte einer kategoriellen bzw. numerischen Kovariable. Die Zahlen $a(1), \ldots, a(L)$ und b sind unbekannte Parameter. Ohne die Kovariable W hätte man das Modell einer Einwegvarianzanalyse mit einer Designmatrix mit orthogonalen Spalten $\mathbf{D}_k := (1\{C_i = k\})_{i=1}^n$ für $k = 1, \ldots, L$. Im erweiterten Modell hat die Designmatrix noch die zusätzliche Spalte $\mathbf{W} := (W_i)_{i=1}^n$. Orthogonale Spalten erhält man, wenn man diesen Vektor $\mathbf{W}$ durch den Vektor

$$\mathbf{D}_{L+1} := \left(W_i - \bar{W}(C_i) \right)_{i=1}^n$$

ersetzt. Dabei ist

$$\bar{W}(k) := \frac{1}{n(k)} \sum_{i \in \mathscr{I}(k)} W_i$$

mit $\mathscr{I}(k) := \{i : C_i = k\}$ und $n(k) := \#\mathscr{I}(k)$. Wir arbeiten also mit der Modellgleichung

$$Y_i = \tilde{a}(C_i) + b(W_i - \bar{W}(C_i)) + \varepsilon_i \quad (1 \le i \le n),$$

wobei $\tilde{a}(k) := a(k) + b\bar{W}(k)$. Dies liefert die KQ-Schätzer

$$\widehat{\tilde{a}}(k) = \bar{Y}(k) \quad \text{und} \quad \widehat{b} = \sum_{i=1}^n (W_i - \bar{W}(C_i))Y_i / Q,$$

wobei die Teilgruppen-Mittelwerte $\bar{Y}(k)$ analog wie $\bar{W}(k)$ definiert werden, und

$$Q := \sum_{i=1}^n (W_i - \bar{W}(C_i))^2.$$

Für die ursprünglichen Parameter $a(k)$ ergeben sich dann die Schätzwerte

$$\widehat{a}(k) = \bar{Y}(k) - \widehat{b}\bar{W}(k).$$

An dieser Formel erkennt man klar, wie der Einfluss der Kovariable W bei der Schätzung der Gruppenparameter $a(k)$ berücksichtigt wird. Die Berechnung der Kovarianzmatrix von $\widehat{\theta}$ ist Gegenstand von Aufgabe 13.3.

Beispiel 13.8 (Cholesterin)
Der Datensatz 'Cholesterol.txt' enthält folgende Informationen für $n = 30$ Damen:

$$Y_i \quad : \quad \text{Cholesterinspiegel des Blutes,}$$
$$C_i \quad : \quad \text{Bundesstaat (Iowa = 1, Nebraska = 2),}$$
$$W_i \quad : \quad \text{Alter.}$$

Die gruppenweisen Mittelwerte von Y sind

$$\bar{Y}(1) \approx 207.73 \quad \text{und} \quad \bar{Y}(2) \approx 217.11.$$

Allerdings haben die beiden Teilgruppen unterschiedliche Durchschnittsalter, nämlich

$$\bar{W}(1) \approx 53.10 \quad \text{und} \quad \bar{W}(2) \approx 45.95.$$

Der geschätzte Einfluss des Alters auf den Cholesterinspiegel ist

$$\widehat{b} \approx 2.698.$$

Hieraus ergeben sich die KQ-Schätzer

$$\widehat{a}(1) = \bar{Y}(1) - \widehat{b}\bar{W}(1) \approx 64.49 \quad \text{und} \quad \widehat{a}(2) = \bar{Y}(2) - \widehat{b}\bar{W}(2) \approx 93.14.$$

Somit ist

$$\bar{Y}(2) - \bar{Y}(1) \quad \approx \quad 9.38 \quad \text{aber}$$
$$\widehat{a}(2) - \widehat{a}(1) \quad \approx \quad 28.65.$$

Die beiden Teilgruppen unterscheiden sich also in Bezug auf den Cholesterinspiegel deutlicher, als man aufgrund der einfachen Mittelwerte $\bar{Y}(k)$ annehmen würde.

Als Schätzer für die Standardabweichung σ erhält man

$$\widehat{\sigma} = \sqrt{\frac{\|\mathbf{Y} - \widehat{\mathbf{Y}}\|^2}{n-p}} \approx \sqrt{\frac{49103.91}{30-3}} \approx 42.65.$$

Der geschätzte Unterschied $\widehat{a}(1) - \widehat{a}(2) \approx 28.65$ zwischen den beiden Teilgruppen ist also kleiner als die geschätzte Streuung $\widehat{\sigma}$ der Einzelwerte. Auf die naheliegende Frage, ob dieser Unterschied signifikant von Null verschieden ist, kommen wir im nächsten Abschnitt zurück.

Abbildung 13.1 zeigt die Punkte (W_i, Y_i), wobei Gruppe 1 (Iowa) durch '+' und Gruppe 2 (Nebraska) durch '×' dargestellt wird. Ferner wurden die Regressionsgeraden $\{(w,y) : w \in \mathbb{R}, y = \widehat{a}(c) + \widehat{b}w\}$ eingezeichnet, als gepunktete ($c = 1$) bzw. gestrichelte ($c = 2$) Linie.

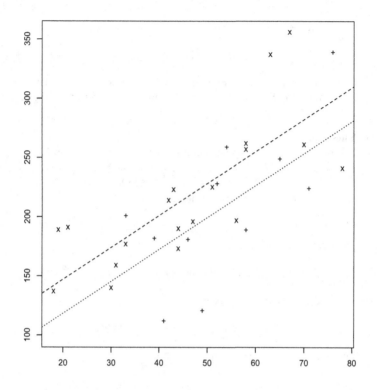

Abbildung 13.1: Cholesterin-Daten und Regressionsgeraden.

13.3 Tests und Konfidenzbereiche

Angenommen die Fehler ε_i sind homoskedastisch mit Varianz σ^2 und normalverteilt, also

$$\mathbf{e} \sim \mathcal{N}_n(0, \sigma^2 \mathbf{I}).$$

Unter dieser Annahme kann man statistische Aussagen über die unbekannten Parameter θ und σ machen. Das wesentliche Hilfsmittel ist folgender Satz:

Satz 13.3

Unter der Annahme, dass $\mathbf{e} \sim \mathcal{N}_n(0, \sigma^2 \mathbf{I})$ und $\text{Rang}(\mathbf{D}) = p < n$, gilt:

(i) $\widehat{\theta}$ ist normalverteilt mit Mittelwert θ und Kovarianzmatrix $\sigma^2 (\mathbf{D}^\top \mathbf{D})^{-1}$;

(ii) $(n - p)\widehat{\sigma}^2 / \sigma^2$ ist χ^2-verteilt mit $n - p$ Freiheitsgraden;

(iii) $\widehat{\theta}$ und $\widehat{\sigma}^2$ sind stochastisch unabhängig.

Beweis (Satz 13.3)

Sei $\mathbf{b}_1, \mathbf{b}_2, \ldots, \mathbf{b}_n$ eine Orthonormalbasis des $\mathbb{R}^n$, so dass die Vektoren $\mathbf{b}_1, \ldots, \mathbf{b}_p$ den Modellraum $\mathbf{M} = \mathbf{D}\mathbb{R}^p$ aufspannen, also

$$\mathbf{M} = \left\{ \sum_{i=1}^{p} \lambda_i \mathbf{b}_i : \lambda_i \in \mathbb{R} \right\} \quad \text{und} \quad \mathbf{M}^\perp = \left\{ \sum_{j=p+1}^{n} \lambda_j \mathbf{b}_j : \lambda_j \in \mathbb{R} \right\}.$$

Mit der orthonormalen Matrix $\mathbf{B} = (\mathbf{b}_1, \mathbf{b}_2, \dots \mathbf{b}_n)$ ist

$$\mathbf{Y} = \mathbf{D}\theta + \mathbf{B}\mathbf{B}^\top \mathbf{e} = \mathbf{D}\theta + \sigma \sum_{i=1}^{n} Z_i \mathbf{b}_i,$$

wobei $\mathbf{Z} = (Z_i)_{i=1}^{n} := \sigma^{-1} \mathbf{B}^\top \mathbf{e}$ nach $\mathscr{N}_n(0, \mathbf{I})$ verteilt ist. Die Zufallsvariablen $Z_1, Z_2, \dots, Z_n$ sind also stochastisch unabhängig und standardnormalverteilt.

Einerseits ist

$$\widehat{\theta} = \theta + \sigma \sum_{i=1}^{n} Z_i (\mathbf{D}^\top \mathbf{D})^{-1} \mathbf{D}^\top \mathbf{b}_i = \theta + \sigma \sum_{i=1}^{p} Z_i (\mathbf{D}^\top \mathbf{D})^{-1} \mathbf{D}^\top \mathbf{b}_i,$$

denn nach Konstruktion unserer Orthonormalbasis ist $\mathbf{D}^\top \mathbf{b}_j = 0$ für $j > p$. Ferner ist

$$\widehat{\sigma}^2 = \frac{\|\mathbf{Y} - \mathbf{H}\mathbf{Y}\|^2}{n - p} = \frac{\left\| \sigma \sum_{j=p+1}^{n} Z_j \mathbf{b}_j \right\|^2}{n - p} = \frac{\sigma^2 \sum_{j=p+1}^{n} Z_j^2}{n - p}.$$

Also sind $\widehat{\theta}$ und $\widehat{\sigma}^2$ als Funktion von $(Z_i)_{i \le p}$ bzw. $(Z_j)_{j > p}$ stochastisch unabhängig. Ferner ist $\widehat{\theta}$ eine lineare Funktion von $(Z_i)_{i \le p}$ und somit normalverteilt, und $(n - p)\widehat{\sigma}^2 / \sigma^2 = \sum_{j=p+1}^{n} Z_j^2$ ist χ^2-verteilt mit $n - p$ Freiheitsgraden. $\qquad \square$

T-Tests und -Konfidenzintervalle. Mitunter möchte man über eine bestimmte Komponente von θ Aussagen treffen. In anderen Anwendungen ist man an Schranken für die Differenz zweier bestimmter Komponenten von θ interessiert. Allgemein sei $\psi^\top \theta$ eine Zahl, über die wir Aussagen treffen wollen, wobei $\psi \in \mathbb{R}^p \setminus \{0\}$.

Schätzung von $\psi^\top \theta$. Ein naheliegender Schätzer für $\psi^\top \theta$ ist $\psi^\top \widehat{\theta}$ mit Verteilung

$$\mathscr{N}\left(\psi^\top \theta, \sigma(\psi)^2 \right).$$

Dabei ist

$$\sigma(\psi) := \sigma \sqrt{\psi^\top (\mathbf{D}^\top \mathbf{D})^{-1} \psi}$$

die Standardabweichung des Schätzers $\psi^\top \widehat{\theta}$. Diese schätzt man durch den *Standardfehler (standard error)*

$$\widehat{\sigma}(\psi) := \widehat{\sigma} \sqrt{\psi^\top (\mathbf{D}^\top \mathbf{D})^{-1} \psi}.$$

Satz 13.3 beinhaltet nun folgende Aussage:

Korollar 13.4
Unter den Bedingungen von Satz 13.3 ist

$$\frac{\psi^\top \widehat{\theta} - \psi^\top \theta}{\widehat{\sigma}(\psi)} \sim t_{n-p}.$$

Beweis (Korollar 13.4)
Man kann schreiben

$$\frac{\psi^\top \widehat{\theta} - \psi^\top \theta}{\widehat{\sigma}(\psi)} = \frac{Z}{\sqrt{S^2/(n-p)}}$$

mit den stochastisch unabhängigen Zufallsvariablen $Z := \sigma(\psi)^{-1}(\psi^\top \widehat{\theta} - \psi^\top \theta) \sim \mathcal{N}(0,1)$ und $S^2 := (n-p)\widehat{\sigma}^2/\sigma^2 \sim \chi^2_{n-p}$. □

Der T-Test. Wir definieren die T-Teststatistik

$$T(\mathbf{Y}, \psi) := \frac{\psi^\top \widehat{\theta}}{\widehat{\sigma}(\psi)}$$

Nach Korollar 13.4 ist dann

$$\pi(\mathbf{Y}, \psi) := 2\,\mathrm{tcdf}_{n-p}(-|T(\mathbf{Y}, \psi)|)$$

ein (zweiseitiger) P-Wert für die Nullhypothese, dass $\psi^\top \theta = 0$.

Natürlich kann man auch einseitig testen, wenn dies angemessen ist. Ferner könnte man anstelle der Nullhypothese "$\psi^\top \theta = 0$" auch Nullhypothesen der Form "$\psi^\top \theta = \gamma_o$" für ein $\gamma_o \in \mathbb{R}$ testen. Die entsprechende T-Teststatistik wäre dann

$$T(\mathbf{Y}, \psi, \gamma_o) := \frac{\psi^\top \widehat{\theta} - \gamma_o}{\widehat{\sigma}(\psi)}.$$

Das T-Konfidenzintervall. Ein $(1-\alpha)$-Konfidenzintervall für $\psi^\top \theta$ ist

$$\left[\psi^\top \widehat{\theta} \pm \widehat{\sigma}(\psi)\, t_{n-p;1-\alpha/2}\right]. \tag{13.4}$$

Anmerkung. Viele Softwarepakete liefern zu jedem berechneten Schätzer $\psi^\top \widehat{\theta}$ automatisch den Schätzwert $\widehat{\sigma}(\psi)$ seiner Standardabweichung (standard error). Wenn dabei noch ein P-Wert (p-value) steht, dann ist es in der Regel der hier beschriebene, auf dem T-Test beruhende P-Wert für die Nullhypothese "$\psi^\top \theta = 0$".

Beispiel (13.8, Cholesterin, Forts.)
Mit $\theta = (a(1), a(2), b)$ ergab sich der Schätzwert

$$\widehat{a}(1) - \widehat{a}(2) \approx 28.65$$

für $a(1) - a(2)$. Wir betrachten also den Vektor $\psi := (1, -1, 0)^\top$. Mit Hilfe eines Statistikpakets oder Aufgabe 13.3 ergibt sich der Standardfehler $\widehat{\sigma}(\psi) \approx 16.54$. Dies liefert dann die Student-Statistik

$$T(\mathbf{Y}, \psi) \approx 1.73$$

und den entsprechenden P-Wert

$$\pi(\mathbf{Y}, \psi) = 2\,\mathrm{tcdf}_{27}(-|T(\mathbf{Y}, \psi)|) \approx 0.095.$$

Auf dem Standardniveau von $\alpha = 0.05$ wird also die Nullhypothese nicht verworfen.

F-Tests und -Konfidenzbereiche. Angenommen, man möchte die Nullhypothese, dass $\psi^\top \theta$ für *mehrere* vorgegebene Vektoren ψ gleich Null ist, testen. Wenn es sich um endlich viele Vektoren handelt, kann man die T-Tests des vorigen Abschnitts mit einer Bonferroni- oder Holm-Adjustierung wie in Abschnitt 10.1 beschrieben anwenden. In manchen Spezialfällen sind auch exakte Methoden verfügbar (Stichworte: "studentisierte Spannweiten", Tukeys Methode).

In diesem Abschnitt behandeln wir eine andere, von R.A. Fisher und H. Scheffé entwickelte Methode. Wir betrachten den Vektorraum, der von den uns interessierenden Vektoren ψ aufgespannt wird. Sei $\Psi \in \mathbb{R}^{p \times d}$ eine Matrix, deren d Spalten eine Basis dieses Vektorraumes sind. Dann geht es unter anderem um einen Test der Nullhypothese, dass $\Psi^\top \theta = 0$.

Schätzung von $\Psi^\top \theta$. Ein natürlicher Schätzer für $\Psi^\top \theta$ ist $\Psi^\top \widehat{\theta}$. Dieser Zufallsvektor hat Verteilung

$$\mathcal{N}_d\big(\Psi^\top \theta, \Sigma(\Psi)\big) \quad \text{mit } \Sigma(\Psi) := \sigma^2 \Psi^\top (\mathbf{D}^\top \mathbf{D})^{-1} \Psi \in \mathbb{R}^{d \times d}.$$

Einen Schätzer $\widehat{\Sigma}(\Psi)$ für die Kovarianzmatrix $\Sigma(\Psi)$ erhalten wir, indem wir σ durch $\widehat{\sigma}$ ersetzen. Bevor wir nun mithilfe dieser Schätzer eine Teststatistik definieren, führen wir eine neue Klasse von Verteilungen ein.

Definition (F-Verteilungen)
Für natürliche Zahlen k, ℓ seien S^2 und T^2 stochastisch unabhängige Zufallsvariablen mit $S^2 \sim \chi_k^2$ und $T^2 \sim \chi_\ell^2$. Die Verteilung von

$$\frac{k^{-1} S^2}{\ell^{-1} T^2}$$

ist Fishers *F-Verteilung mit k und ℓ Freiheitsgraden*. Sie wird mit $F_{k,\ell}$ bezeichnet. Ihr γ-Quantil bezeichnen wir mit $F_{k,\ell;\gamma}$.

Nun ergibt sich aus Satz 13.3 folgendes Korollar:

Korollar 13.5

$$d^{-1}(\Psi^\top \widehat{\theta} - \Psi^\top \theta)^\top \widehat{\Sigma}(\Psi)^{-1} (\Psi^\top \widehat{\theta} - \Psi^\top \theta) \sim F_{d,n-p}.$$

Beweis (Korollar 13.5)
Der Zufallvektor $\Sigma(\Psi)^{-1/2} \Psi^\top (\widehat{\theta} - \theta)$ ist standardnormalverteilt im $\mathbb{R}^d$, weshalb

$$S^2 := \left\| \Sigma(\Psi)^{-1/2} \Psi^\top (\widehat{\theta} - \theta) \right\|^2 = (\Psi^\top \widehat{\theta} - \Psi^\top \theta)^\top \Sigma(\Psi)^{-1} (\Psi^\top \widehat{\theta} - \Psi^\top \theta)$$

nach χ_d^2 verteilt ist. Gemäß Satz 13.3 ist $\widehat{\sigma}^2 = \sigma^2 (n-p)^{-1} T^2$ mit $T^2 \sim \chi_{n-p}^2$, wobei S^2 und T^2 stochastisch unabhängig sind. Folglich ist

$$d^{-1}(\Psi^\top \widehat{\theta} - \Psi^\top \theta)^\top \widehat{\Sigma}(\Psi)^{-1} (\Psi^\top \widehat{\theta} - \Psi^\top \theta)$$
$$= \frac{d^{-1}(\Psi^\top \widehat{\theta} - \Psi^\top \theta)^\top \Sigma(\Psi)^{-1} (\Psi^\top \widehat{\theta} - \Psi^\top \theta)}{\widehat{\sigma}^2 / \sigma^2} = \frac{d^{-1} S^2}{(n-p)^{-1} T^2}$$

F-verteilt mit d und $n-p$ Freiheitsgraden. $\qquad \square$

Der F-Test.   Die Nullhypothese, dass $\Psi^{\top}\theta = 0$, kann man nun mit der F-Teststatistik

$$F(\mathbf{Y}, \Psi) := d^{-1}(\Psi^{\top}\widehat{\theta})^{\top}\widehat{\Sigma}(\Psi)^{-1}\Psi^{\top}\widehat{\theta}$$

und dem P-Wert

$$\pi(\mathbf{Y}, \Psi) := 1 - \mathrm{Fcdf}_{d,n-p}(F(\mathbf{Y}, \Psi))$$

überprüfen. Dabei bezeichnet $\mathrm{Fcdf}_{d,n-p}$ die Verteilungsfunktion von $F_{d,n-p}$.

Geometrische Deutung des F-Tests.   Die Nullhypothese "$\Psi^{\top}\theta = 0$" ist gleichbedeutend mit der Annahme, dass $\mathbb{E}(\mathbf{Y})$ in dem Vektorraum

$$\mathbf{M}_o := \left\{ \mathbf{D}\theta : \theta \in \mathbb{R}^p, \Psi^{\top}\theta = 0 \right\}$$

der Dimension $p_o := p - d$ liegt. Mit der Projektionsmatrix $\mathbf{H}_o$ für die orthogonale Projektion auf $\mathbf{M}_o$ kann man zeigen (Aufgabe 13.6), dass

$$F(\mathbf{Y}, \Psi) = \frac{\|\mathbf{HY} - \mathbf{H}_o\mathbf{Y}\|^2/(p - p_o)}{\|\mathbf{Y} - \mathbf{HY}\|^2/(n - p)}. \tag{13.5}$$

Man zerlegt also den Beobachtungsvektor $\mathbf{Y}$ in die drei orthogonalen Komponenten

$$\begin{aligned}
\mathbf{H}_o\mathbf{Y} &\in \mathbf{M}_o, \\
\mathbf{HY} - \mathbf{H}_o\mathbf{Y} &\in \mathbf{M} \cap \mathbf{M}_o^{\perp} \quad \text{und} \\
\mathbf{Y} - \mathbf{HY} &\in \mathbf{M}^{\perp};
\end{aligned}$$

siehe auch Abbildung 13.2. Die erste Komponente wird ignoriert, und die Länge der zweiten Komponente wird mit der Länge der dritten Komponente verglichen. Unter der Nullhypothese ist $\|\mathbf{HY} - \mathbf{H}_o\mathbf{Y}\| = \|\mathbf{He} - \mathbf{H}_o\mathbf{e}\|$ und $\|\mathbf{Y} - \mathbf{HY}\| = \|\mathbf{e} - \mathbf{He}\|$. Beide Größen hängen also ausschließlich vom "Rauschen" $\mathbf{e}$ ab. Doch unter der Alternativhypothese, dass $\mathbb{E}(\mathbf{Y}) \notin \mathbf{M}_o$, ist $\|\mathbf{HY} - \mathbf{H}_o\mathbf{Y}\|$ tendenziell größer als $\|\mathbf{He} - \mathbf{H}_o\mathbf{e}\|$.

Anmerkung.   Anstelle der Nullhypothese "$\Psi^{\top}\theta = 0$" kann man natürlich auch Nullhypothesen der Form "$\Psi^{\top}\theta = \gamma_o$" mit $\gamma_o \in \mathbb{R}^d$ testen. Dazu muss man nur die F-Teststatistik $F(\mathbf{Y}, \Psi)$ durch

$$F(\mathbf{Y}, \Psi, \gamma_o) := \frac{(\Psi^{\top}\widehat{\theta} - \gamma_o)^{\top} V(\Psi)^{-1} (\Psi^{\top}\widehat{\theta} - \gamma_o)}{d\,\widehat{\sigma}^2}$$

ersetzen.

Beispiel (13.5, Einweg-Varianzanalyse, Forts.)
Gegeben sind Beobachtungen

$$Y_i = f_*(X_i) + \varepsilon_i \quad (1 \le i \le n),$$

wobei $X_i \in \{1, 2, \dots, L\}$. Nun betrachten wir die Nullhypothese

$$H_o : f_*(1) = f_*(2) = \cdots = f_*(L).$$

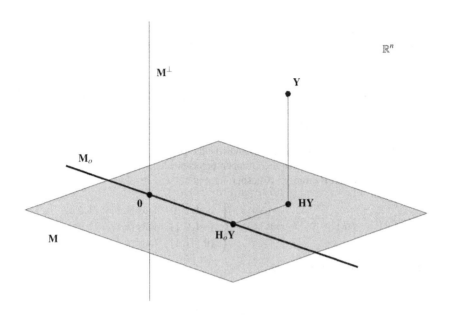

Abbildung 13.2: Geometrie des F-Tests.

Mit $\theta := (f_*(k))_{k=1}^L$ ist dies gleichbedeutend mit

$$H_o : \Psi\theta = 0,$$

wobei

$$\Psi := \begin{pmatrix} +1 & -1 & 0 & \cdots & 0 \\ 0 & +1 & -1 & \ddots & \vdots \\ \vdots & \ddots & \ddots & \ddots & 0 \\ 0 & \cdots & 0 & +1 & -1 \end{pmatrix} \in \mathbb{R}^{(L-1)\times L}.$$

Man verwendet also die F-Verteilung mit $L-1$ und $n-L$ Freiheitsgraden.

Hier fällt allerdings der geometrische Zugang leichter: Der eingeschränkte Modellraum $\mathbf{M}_o$ besteht einfach aus allen konstanten Vektoren, weshalb

$$\mathbf{HY} = \big(\bar{Y}(X_i)\big)_{i=1}^n, \quad \mathbf{H}_o\mathbf{Y} = \big(\bar{Y}\big)_{i=1}^n$$

und

$$F(\mathbf{Y}) = F(\mathbf{Y}, \Psi) = \frac{\sum_{i=1}^n (\bar{Y}(X_i) - \bar{Y})^2/(L-1)}{\sum_{i=1}^n (Y_i - \bar{Y}(X_i))^2/(n-L)}.$$

Beispiel (10.3, Koffein, Forts.)
Wir betrachten nochmals den Datensatz 'Caffeine.txt' aus Kapitel 10. Nach einer Trainingsphase wurde $n = 30$ Probanden eine ihnen unbekannte Dosis von Koffein verabreicht, und dann wurde bei jedem Probanden die Zahl Y_i von Tastenanschlägen pro Minute gemessen. Wir kodieren hier die tatsächlichen Dosierungen durch Zahlen X_i aus $\{1,2,3\}$, wobei '1' für 0 mg, '2' für 100 mg und '3' für 200 mg steht. Nun modellieren wir die Daten als

$$Y_i = f_*(X_i) + \varepsilon_i \quad (1 \le i \le n)$$

mit unbekanntem Parameter $\theta = (f_*(1), f_*(2), f_*(3))^\top$. Die F-Teststatistik für die Nullhypothese, dass $f_*(1) = f_*(2) = f_*(3)$, ist

$$F(\mathbf{Y}) \;=\; \frac{61.4/2}{134.1/27} \;\approx\; 6.18,$$

und dies führt zu dem P-Wert

$$\pi(\mathbf{Y}) \;\approx\; 1 - \mathrm{Fcdf}_{2,27}(6.18) \;\approx\; 0.0062.$$

Zwischen den drei Gruppen bestehen also signifikante Unterschiede.

Um genauer zu sagen, inwiefern sich die Gruppen unterscheiden, verwenden wir anstelle des F-Tests drei T-Konfidenzintervalle mit Bonferroni-Adjustierung: Für $1 \le k < \ell \le 3$ ist

$$\widehat{f}(\ell) - \widehat{f}(k) \;=\; \boldsymbol{\psi}^\top \widehat{\boldsymbol{\theta}} \quad \text{mit } \boldsymbol{\psi}^\top := \begin{cases} (-1,1,0) & \text{falls } (k,\ell) = (1,2), \\ (-1,0,1) & \text{falls } (k,\ell) = (1,3), \\ (0,-1,1) & \text{falls } (k,\ell) = (2,3). \end{cases}$$

Ferner ist hier $\widehat{\sigma}^2 = 134.1/27 \approx 4.967$ und

$$\sigma(\boldsymbol{\psi})^2 \;=\; \frac{\sigma^2}{n(\ell)} + \frac{\sigma^2}{n(k)} \;=\; \frac{\sigma^2}{5}.$$

Nun arbeiten wir mit Risikoschranke $\alpha = 0.05$ und bestimmen das Student-Quantil $t_{27;1-\alpha/6} \approx 2.553$. Die Verwendung von $t_{27;1-\alpha/6}$ anstelle von $t_{27;1-\alpha/2}$ ist die entsprechende Bonferroni-Adjustierung; siehe Abschnitt 10.1. Mit einer Sicherheit von 95 % können wir nun behaupten, dass

$$f_*(\ell) - f_*(k) \;\in\; \left[\widehat{f}(\ell) - \widehat{f}(k) \pm \frac{\widehat{\sigma}}{\sqrt{5}} \, t_{27;1-\alpha/6} \right] \;=\; \left[\widehat{f}(\ell) - \widehat{f}(k) \pm 2.544 \right]$$

für $1 \le k < \ell \le 3$, also

$$\begin{aligned} f_*(2) - f_*(1) &\in [-0.944, 4.144], \\ f_*(3) - f_*(1) &\in [0.956, 6.044], \\ f_*(3) - f_*(2) &\in [-0.644, 4.444]. \end{aligned}$$

Insbesondere schließen wir, dass $f_*(1) < f_*(3)$.

Beispiel 13.9 (Pulsoxymeter)

Pulsoximeter sind Geräte, welche die Sauerstoffsättigung des Blutes einer Person bestimmen. Genauer gesagt wird ein Finger dieser Person mit Licht unterschiedlicher Wellenlängen durchleuchtet, und aus dem Absorptionsspektrum wird die Sauerstoffsättigung errechnet. Diese Messungen sind wesentlich einfacher und angenehmer für die betreffende Person als eine exakte Bestimmung anhand einer Blutprobe.

Zwölf verschiedene Pulsoxymeter wurden an mehreren Probanden getestet. Hier konzentrieren wir uns auf einen Proband. Bei diesem Proband, wie auch bei den übrigen, wurden die äußeren Bedingungen nach einem vorgegebenen Zeitplan so verändert, dass die Sauerstoffsättigung unterschiedliche Werte annahm. Zum einen wurde diese exakt mithilfe von Blutanalysen (online) bestimmt, und parallel wurden die von diversen Pulsoxymetern gelieferten Werte aufgezeichnet.

Nun sei X_i gleich 100 minus der exakt gemessenen Sauerstoffsättigung (in Prozent) zum i-ten Zeitpunkt. Für einen bestimmten Pulsoxymeter sei Y_i gleich 100 minus dem von ihm gelieferten Wert zum selben

Zeitpunkt. Genau genommen wurden Rohwerte in einzelnen Zeitintervallen gemittelt. Zwischen zwei aufeinanderfolgenden Zeitintervallen war eine kurze Messpause, so dass wir die Beobachtungen (X_i, Y_i) als stochastisch unabhängig betrachten. Ferner unterstellen wir, dass

$$Y_i = a + bX_i + \varepsilon_i,$$

wobei $\mathbf{e} \sim \mathscr{N}_n(0, \mathbf{I})$. Wenn das Gerät richtig kalibriert ist, sollte $\theta := (a, b)^\top$ gleich $\theta_o := (0, 1)^\top$ sein; anderenfalls macht es systematische Fehler. Diese Nullhypothese überprüfen wir nun mit einem F-Test. Die entsprechende F-Teststatistik ist

$$
\begin{aligned}
F &:= \frac{(\widehat{\theta} - \theta_o)^\top (\mathbf{D}^\top \mathbf{D})^{-1} (\widehat{\theta} - \theta_o)}{2\widehat{\sigma}^2} \\
&= \frac{n(\bar{Y} - \bar{X})^2 + (\|\mathbf{X}\|^2 - n\bar{X}^2)(\widehat{b} - 1)^2}{2\widehat{\sigma}^2}
\end{aligned}
$$

und hat unter der Nullhypothese eine F-Verteilung mit 2 und $n - 2$ Freiheitsgraden. Also ist

$$P := 1 - \mathrm{Fcdf}_{2, n-2}(F)$$

ein entsprechender P-Wert.

Tabelle 13.1 listet die Schätzwerte $\widehat{a}$, $\widehat{b}$, $\widehat{\sigma}$ sowie F und P für die verschiedenen Oxymeter auf. Für zwei Oxymeter werden die Daten und die geschätzten Geraden in Abbildung 13.3 graphisch dargestellt. Dabei handelt es sich um die Pulsoxymeter mit dem größten und dem kleinsten P-Wert. Nun möchten wir Pulsoxymeter auflisten, die systematische Fehler machten. Mit einer Sicherheit von 95% soll diese Liste nur tatsächlich fehlerhafte Geräte enthalten. Zu diesem Zweck verwenden wir Holms Methode. Für die der Größe nach geordneten P-Werte $P_{(1)} \leq P_{(2)} \leq \cdots \leq P_{(12)}$ gilt:

$$(13 - j)P_{(j)} \leq 0.05 \quad \text{für } 1 \leq j \leq 4.$$

Also können wir mit einer Sicherheit von 95% behaupten, dass die Oxymeter mit den vier kleinsten P-Werten systematische Fehler machten; dies sind die Oxymeter Nr. 2, 3, 5 und 11.

Oxym. Nr.	$\widehat{a}$	$\widehat{b}$	$\widehat{\sigma}$	F	(n)	P
1	1.00	1.02	2.23	2.97	(16)	0.0842
2	-4.56	1.06	2.53	15.53	(16)	0.0003
3	3.37	0.68	1.65	28.37	(16)	< 0.0001
4	-0.41	1.15	3.21	4.57	(16)	0.0298
5	-1.28	0.91	2.34	12.42	(16)	0.0008
6	-1.39	0.99	2.57	3.12	(16)	0.0756
7	1.23	0.99	1.82	2.24	(15)	0.1460
8	-0.74	0.99	2.31	1.00	(15)	0.3934
9	-1.73	1.12	2.43	1.17	(15)	0.3403
10	0.90	0.97	2.12	0.34	(15)	0.7173
11	0.94	0.78	1.53	31.00	(15)	< 0.0001
12	-1.14	1.04	1.52	1.14	(15)	0.3492

Tabelle 13.1: Prüfung von zwölf Pulsoxymetern

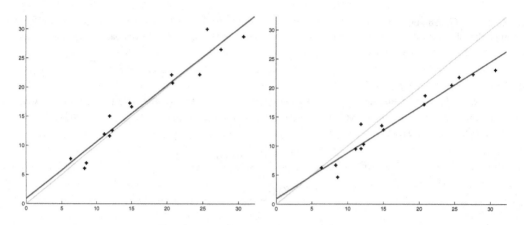

Abbildung 13.3: Pulsoxymeter Nr. 10 mit P-Wert 0.7173 (links) und Nr. 11 mit P-Wert < 0.0001 (rechts).

Der F-Konfidenzellipsoid. Aus Korollar 13.5 folgt, dass

$$C_\alpha(\mathbf{Y}, \Psi) := \left\{ \gamma \in \mathbb{R}^d : (\Psi^\top \widehat{\theta} - \gamma)^\top \widehat{\Sigma}(\Psi)^{-1} (\Psi^\top \widehat{\theta} - \gamma) \le d F_{d,n-p;1-\alpha} \right\}$$

ein Konfidenzbereich für $\Psi^\top \theta$ mit Konfidenzniveau $1 - \alpha$ ist. Geometrisch betrachtet handelt es sich bei dieser Menge C_α um einen Ellipsoid im $\mathbb{R}^d$. Dass dieses Gebilde sehr nützlich sein kann, liegt an folgender Charakterisierung von H. Scheffé:

Lemma 13.6

Ein Vektor $\gamma \in \mathbb{R}^d$ gehört zu $C_\alpha(\mathbf{Y}, \Psi)$ genau dann, wenn für beliebige Vektoren ψ aus dem Spaltenraum $\Psi \mathbb{R}^d$ gilt:

$$|\psi^\top \widehat{\theta} - \psi^\top \gamma| \le \widehat{\sigma}(\psi) \sqrt{d F_{d,n-p;1-\alpha}}.$$

Insbesondere kann man mit einer Sicherheit von $1 - \alpha$ davon ausgehen, dass

$$\psi^\top \theta \in \left[\psi^\top \widehat{\theta} \pm \widehat{\sigma}(\psi) \sqrt{d F_{d,n-p;1-\alpha}} \right]$$

für beliebige $\psi \in \Psi \mathbb{R}^d$. Der wesentliche Unterschied zum einfachen T-Konfidenzintervall (13.4) ist, dass die Standardfehler $\widehat{\sigma}(\psi)$ nun mit dem Faktor $\sqrt{d F_{d,n-p;1-\alpha}}$ anstelle von $t_{n-p;1-\alpha/2} = \sqrt{F_{1,n-p;1-\alpha}}$ multipliziert werden. Der Beweis von Lemma 13.6 wird in Aufgabe 13.7 behandelt.

Beispiel (13.4, Polynomiale Regression, Forts.)
Man kann schreiben

$$f_*(x) = \sum_{j=0}^q a_j x^j = h(x)^\top \theta,$$

wobei $h(x) := (x^j)_{j=0}^q \in \mathbb{R}^p$ mit $p := q + 1$. Ein naheliegender Schätzer für $f_*(x)$ ist $\widehat{f}(x) := h(x)^\top \widehat{\theta}$. Mit einer Sicherheit von $1 - \alpha$ kann man davon ausgehen, dass

$$f_*(x) \in \left[\widehat{f}(x) \pm \widehat{\sigma}(h(x)) \sqrt{p F_{p,n-p;1-\alpha}} \right]$$

simultan für alle $x \in \mathbb{R}$. Auf diese Weise erhalten wir ein Konfidenzband für die unbekannte Funktion f_*.

Für simulierte Daten (X_i, Y_i) mit $X_i = i/n$ und $Y_i = 1 + 4X_i(1 - X_i) + \varepsilon$, $1 \le i \le n = 100$, zeigt Abbildung 13.4 den Schätzer $\widehat{f}$ und das 95%-Konfidenzband für f_*, wobei vorausgesetzt wird, dass $f_*(x)$ ein Polynom der Ordnung $q \in \{1, 2, 3, 4\}$ in x ist. Man sieht jeweils die Datenpaare (X_i, Y_i), die Funktion f_* als gestrichelte Linie sowie fünf weitere Linien, nämlich das Konfidenzband für f_* (außen), die punktweisen 95%-Konfidenzschranken für $f_*(x)$ (weiter innen) sowie $\widehat{f}$ (ganz innen). Offensichtlich ist das Modell der einfachen linearen Regression nicht adäquat. Bei den Polynomen der Ordnung $q \ge 2$ sieht man, dass die Bänder mit wachsender Ordnung eher breiter werden. Dies ist der Preis, den man für zunehmende Komplexität des Modells zahlen muss. Interessant sind auch die Schätzer $\widehat{\sigma}$ für die Standardabweichung σ, welche hier den Wert 0.5 hatte:

q	1	2	3	4
$\widehat{\sigma}$	0.605	0.519	0.520	0.517

Der Wert für $q = 1$ ist deutlich höher als die Werte für $q \ge 2$, was durch den systematischen Fehler (Bias) beim Schätzen von f_* verursacht wird.

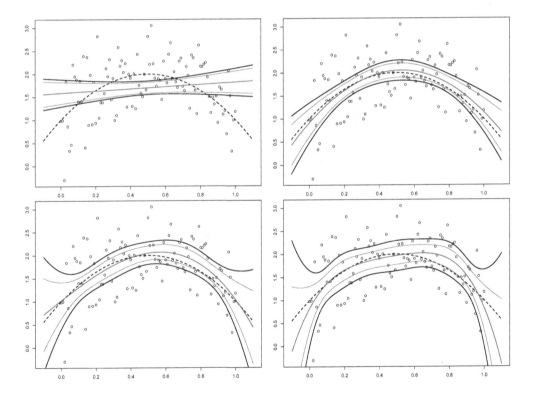

Abbildung 13.4: 95%-Konfidenzband für eine polynomiale Funktion der Ordnung 1 (oben links), 2 (oben rechts), 3 (unten links) bzw. 4 (unten rechts).

Eichbänder. Wir betrachten das Modell der einfachen linearen Regression und seine Anwendung auf Eichkurven; siehe Beispiele 13.2 und 13.3. Man beobachtet

$$Y_i = a + bX_i + \varepsilon_i \quad (1 \le i \le n)$$

mit gegebenen Werten $X_1, X_2, \ldots, X_n$, unbekannten Parametern $a \in \mathbb{R}, b > 0$ und Fehlern $\varepsilon_i \sim N(0, \sigma^2)$ mit unbekannter Standardabweichung $\sigma > 0$. Angenommen eine zukünftige Messung liefert

$$Y_o = a + bX_o + \varepsilon_o,$$

wobei diesmal der Wert X_o unbekannt ist, und

$$\varepsilon_o \sim N\big(0, m^{-1}\sigma^2\big)$$

ist stochastisch unabhängig von den ε_i. Dabei sei $m \ge 1$ die gegebene Zahl von Einzelmesswerten, jeweils mit Varianz σ^2, deren Mittelwert dann gleich Y_o ist. Die Frage ist nun, was man über die unbekannte Größe X_o aussagen kann.

Fixieren wir einen hypothetischen Wert r von X_o, dann ist

$$
\begin{aligned}
Y_o - \widehat{a} - \widehat{b}r &= Y_o - \bar{Y} - \widehat{b}(r - \bar{X}) \\
&= (Y_o - a - bX_o) - (\bar{Y} - a - b\bar{X}) - (\widehat{b} - b)(r - \bar{X}) + b(X_o - r) \\
&\sim \mathscr{N}\big(b(X_o - r), \sigma^2 h(r)\big)
\end{aligned}
$$

mit

$$h(r) := \frac{1}{m} + \frac{1}{n} + \frac{(r - \bar{X})^2}{Q} \quad \text{und} \quad Q := \sum_{i=1}^{n}(X_i - \bar{X})^2.$$

Außerdem sind $Y_o - \widehat{a} - \widehat{b}r$ und $\widehat{\sigma}^2$ stochastisch unabhängig. Definiert man also die Testgröße

$$F(r, Y_o, \mathbf{Y}) := \frac{(Y_o - \widehat{a} - \widehat{b}r)^2}{\widehat{\sigma}^2 h(r)},$$

dann ist

$$F(X_o, Y_o, \mathbf{Y}) \sim F_{1, n-2}.$$

Wir verwerfen daher die Nullhypothese "$X_o = r$" auf dem Niveau α, falls $F(r, Y_o, \mathbf{Y})$ größer ist als $F_{1, n-2; 1-\alpha}$. Kombiniert man diese Tests für alle möglichen Werte r, dann ergibt sich der Konfidenzbereich

$$C_\alpha(Y_o, \mathbf{Y}) := \big\{r \in \mathbb{R} : F(r, Y_o, \mathbf{Y}) \le F_{1, n-2; 1-\alpha}\big\}$$

für X_o. Die Frage ist nur, wie dieser Bereich konkret aussieht. Dazu betrachten wir den naiven Schätzwert

$$\widehat{X}_o = \widehat{X}_o(Y_o) := \frac{Y_o - \widehat{a}}{\widehat{b}}$$

für X_o. Dann ist die Ungleichung $F(r, Y_o, \mathbf{Y}) \le F_{1, n-2; 1-\alpha}$ äquivalent zu

$$(\widehat{X}_o - r)^2 \le \widehat{\kappa}_1 + \widehat{\kappa}_2(r - \bar{X})^2 \tag{13.6}$$

mit

$$\widehat{\kappa}_1 := \frac{\widehat{\sigma}^2}{\widehat{b}^2}\left(\frac{1}{m}+\frac{1}{n}\right)F_{1,n-2;1-\alpha} \quad \text{und} \quad \widehat{\kappa}_2 := \frac{\widehat{\sigma}^2}{Q\widehat{b}^2}F_{1,n-2;1-\alpha} = \frac{\widehat{\sigma}^2}{Q\widehat{b}^2}t^2_{n-2;1-\alpha/2}.$$

Der Standardfehler von $\widehat{b}$ ist gleich $\widehat{\sigma}/\sqrt{Q}$. Daher ist $\widehat{\kappa}_2 < 1$ genau dann, wenn $\widehat{b}$ signifikant von Null verschieden ist, und nur in diesem Fall kann man einen vernünftigen Konfidenzbereich für X_o erwarten. Wenn $\widehat{\kappa}_2 < 1$, kann man durch elementare Umformungen von (13.6) zeigen, dass

$$
\begin{aligned}
C_\alpha(Y_o, \mathbf{Y}) &= \left[\bar{X} + \frac{\widehat{X}_o - \bar{X} \pm \sqrt{(1-\widehat{\kappa}_2)\widehat{\kappa}_1 + \widehat{\kappa}_2(\widehat{X}_o - \bar{X})^2}}{1-\widehat{\kappa}_2}\right] \\
&= \left[\widehat{X}_o + \frac{\widehat{\kappa}_2(\widehat{X}_o - \bar{X}) \pm \sqrt{(1-\widehat{\kappa}_2)\widehat{\kappa}_1 + \widehat{\kappa}_2(\widehat{X}_o - \bar{X})^2}}{1-\widehat{\kappa}_2}\right].
\end{aligned}
$$

Beispiel 13.10
Abbildung 13.5 zeigt zwei simulierte Datensätze, jeweils mit Beobachtungen $(X_i, Y_i) = (i/n, i/n + \varepsilon_i)$, wobei $\sigma = 0.1$. Der Stichprobenumfang ist $n = 20$ (links) bzw. $n = 200$ (rechts). Zusätzlich sieht man jeweils die resultierende Regressionsgerade

$$\left\{(x, \widehat{a} + \widehat{b}x) : x \in \mathbb{R}\right\} = \left\{(\widehat{X}_o(y), y) : y \in \mathbb{R}\right\}$$

(gepunktete Linie) sowie die Kurven

$$\left\{\left(\bar{X} + \frac{\widehat{X}_o(y) - \bar{X} \pm \sqrt{(1-\widehat{\kappa}_2)\widehat{\kappa}_1 + \widehat{\kappa}_2(\widehat{X}_o(y) - \bar{X})^2}}{1-\widehat{\kappa}_2}, y\right) : y \in \mathbb{R}\right\}$$

für $m = 4$ (äußere Kurven) und $m = \infty$ (innere Kurven). Der Grenzfall $m = \infty$ macht deutlich, wie groß die Unsicherheit in den Schätzern der Geradenparameter ist, und man sieht das im vorhergehenden Abschnitt eingeführte Konfidenzband für einfache lineare Regression. Allerdings werden die Kurven jetzt anders verwendet: Für einen beliebigen Wert Y_o schneidet man die Kurven mit der horizontalen Gerade in Höhe von Y_o und erhält so die Grenzen von $C_\alpha(Y_o)$. In Abbildung 13.5 wurde dies für $Y_o = 0.7$ getan.

13.4 Leverage und Residuenanalyse

Leverage. Die Resultate, die man mit linearen Modellen erzielt, sind mit Vorsicht zu genießen, wenn einzelne Beobachtungen das Gesamtergebnis sehr stark beeinflussen. Gemeint sind nicht Ausreißer in den Y-Werten, also Ausreißer im üblichen Sinne, sondern besondere Designmatrizen $\mathbf{D}$, also besondere Konstellationen in den Einstellgrößen X_i. Wir betrachten nochmal den Vektor $\widehat{\mathbf{Y}} = \mathbf{D}\widehat{\theta}$ und den Residuenvektor

$$\widehat{\mathbf{e}} = \mathbf{Y} - \widehat{\mathbf{Y}} = (\mathbf{I} - \mathbf{H})\mathbf{Y} = (\mathbf{I} - \mathbf{H})\mathbf{e}.$$

Im Falle von $\mathrm{Var}(\mathbf{e}) = \sigma^2\mathbf{I}$ ist die Kovarianzmatrix von $\widehat{\mathbf{e}}$ gleich

$$\sigma^2(\mathbf{I} - \mathbf{H})(\mathbf{I} - \mathbf{H})^\top = \sigma^2(\mathbf{I} - \mathbf{H}).$$

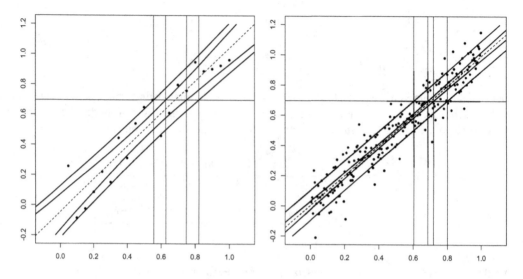

Abbildung 13.5: Eichbänder für $n = 20$ bzw. $n = 200$ Beobachtungen.

Insbesondere ist

$$\mathbb{E}((Y_i - \widehat{Y}_i)^2) \;=\; \sigma^2(1 - H_{ii}).$$

Die Zahl H_{ii} ist die *Hebelwirkung (leverage)* der i-ten Beobachtung. Es handelt sich um eine Zahl zwischen Null und Eins. Je größer sie ist, desto stärker beeinflusst die i-te Beobachtung (X_i, Y_i) das Gesamtergebnis $\widehat{\mathbf{Y}}$. Wie schon früher angemerkt wurde, ist

$$\sum_{i=1}^{n} H_{ii} \;=\; p.$$

Daher ist

$$\max_{i=1,\ldots,n} H_{ii} \;\geq\; \frac{p}{n}.$$

Die maximale Hebelwirkung kann also nur klein sein, wenn man deutlich mehr Beobachtungen als zu schätzende Parameter hat.

Beispiel (13.3, Einfache lineare Regression, Forts.)
In dem Modell

$$Y_i \;=\; a + bX_i + \varepsilon_i \quad (1 \leq i \leq n)$$

ist $\widehat{Y}_i$ gleich

$$\bar{Y} + \frac{\sum_j (X_j - \bar{X}) Y_j}{\sum_k (X_k - \bar{X})^2}(X_i - \bar{X}) \;=\; \sum_{j=1}^{n} H_{ij} Y_j \quad \text{mit } H_{ij} = \frac{1}{n} + \frac{(X_i - \bar{X})(X_j - \bar{X})}{\sum_{k=1}^{n}(X_k - \bar{X})^2}.$$

Also ist die Hebelwirkung der i-ten Beobachtung gleich

$$H_{ii} \;=\; \frac{1}{n} + \frac{(X_i - \bar{X})^2}{\sum_{k=1}^{n}(X_k - \bar{X})^2}.$$

In Abbildung 13.6 zeigen wir für einen simulierten Datenvektor $\mathbf{Y} = \mathbf{e}$ im $\mathbb{R}^n$ ($n = 20$) und zwei verschiedene Vektoren $\mathbf{X} \in \mathbb{R}^n$ die entsprechende KQ-Gerade, $r \mapsto \widehat{a} + \widehat{b} r$. Darunter wird jeweils ein Stabdiagramm der Hebelwirkungen gezeigt. Auf der linken Seite ist $\mathbf{X} = (i)_{i=1}^n$, auf der rechten Seite wurde X_n durch 40 ersetzt. Um zu verdeutlichen, welchen Einfuss Beobachtung Nr. n mit dem größten X-Wert auf die KQ-Gerade hat, wurde der Wert Y_n noch durch $Y_n \pm 10$ ersetzt und die entsprechende KQ-Gerade gezeichnet.

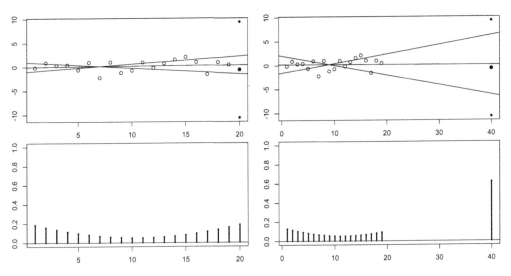

Abbildung 13.6: Illustration der Hebelwirkung.

Abweichungen von der Normalitätsannahme. In Abschnitt 13.3 setzten wir voraus, dass die Fehler ε_i homoskedastisch und normalverteilt sind. Was passiert, wenn letztere Annahme verletzt ist? Wie könnte man sie überprüfen?

Approximative Validität. Angenommen die Fehler ε_i sind unabhängig und homoskedastisch aber nicht notwendig normalverteilt. Um pathologische Fehlerverteilungen auszuschließen, nehmen wir an, dass für irgendeine Konstante $K > 1$ gilt:

$$\mathbb{E}(\varepsilon_i^4) \leq K\sigma^4.$$

Unter dieser Voraussetzung gelten folgende qualitative Aussagen:

(a) Der Varianzschätzer $\widehat{\sigma}^2$ und die unbekannte Varianz σ^2 unterscheiden sich nur wenig, falls die Zahl $n - p$ groß ist. Genauer gesagt, ist

$$\mathbb{E}\left(\left(\frac{\widehat{\sigma}^2}{\sigma^2} - 1\right)^2\right) = \operatorname{Var}\left(\frac{\widehat{\sigma}^2}{\sigma^2}\right) \leq \frac{K-1}{n-p}.$$

(b) Die P-Werte für die hier beschriebenen T-Tests und die entsprechenden Konfidenzintervalle sind approximativ valide, wenn die Zahl $\max_{i \leq n} H_{ii}$ klein ist. Das Gleiche gilt für die F-Tests, sofern die erste Zahl der Freiheitsgrade (d) nicht beliebig groß wird.

Beweis (Aussage (a))

Mit $\mathbf{Z} := \sigma^{-1}\mathbf{e}$ ist $(n-p)\widehat{\sigma}^2/\sigma^2 = \|\bar{\mathbf{H}}\mathbf{Z}\|^2 = \sum_{i,j=1}\bar{H}_{ij}Z_iZ_j$ mit $\bar{\mathbf{H}} := \mathbf{I} - \mathbf{H}$. Dabei nutzen wir wieder aus, dass $\bar{\mathbf{H}} = \bar{\mathbf{H}}^\top = \bar{\mathbf{H}}^2$. Nun kann man sich leicht davon überzeugen, dass

$$\mathrm{Cov}(Z_iZ_j, Z_kZ_\ell) = \begin{cases} \mathbb{E}(Z^4) - 1 & \text{falls } i = j = k = \ell, \\ 1 & \text{falls } i \neq j \text{ und } \{i,j\} = \{k,\ell\}, \\ 0 & \text{sonst.} \end{cases}$$

Folglich ist die Varianz von $(n-p)\widehat{\sigma}^2/\sigma^2$ gleich

$$\begin{aligned}
\sum_{i,j,k,\ell=1}^n \bar{H}_{ij}\bar{H}_{k\ell}\,\mathrm{Cov}(Z_iZ_j, Z_kZ_\ell) &= \sum_{i=1}^n \bar{H}_{ii}^2(\mathbb{E}(Z_i^4)-1) + \sum_{i,j=1}^n 1\{i \neq j\}(\bar{H}_{ij}\bar{H}_{ij} + \bar{H}_{ij}\bar{H}_{ji}) \\
&\leq (K-1)\sum_{i=1}^n \bar{H}_{ii} + 2\sum_{i,j=1}^n 1\{i \neq j\}\bar{H}_{ij}\bar{H}_{ji} \\
&= (K-3)\sum_{i=1}^n \bar{H}_{ii} + 2\sum_{i=1}^n (\bar{\mathbf{H}}^2)_{ii} \\
&= (K-1)\mathrm{Spur}(\bar{\mathbf{H}}) = (K-1)(n-p).
\end{aligned}$$

Die Ungleichung ergibt sich aus der Vorausetzung, dass $\mathbb{E}(\varepsilon_i^4) \leq K\sigma^2$, und der Tatsache, dass $0 \leq \bar{H}_{ii} \leq 1$, also $H_{ii}^2 \leq H_{ii}$. Diese Überlegungen zeigen, dass $\mathrm{Var}(\widehat{\sigma}^2/\sigma^2) \leq (K-1)/(n-p)$.   □

Beweis (Aussage (b))

Es gibt eine Funktion $\Delta : [0,1] \to [0,1]$ mit $\lim_{x\to 0}\Delta(x) = 0$, die nur von K abhängt, so dass

$$\left| \mathbb{P}\left\{ \frac{\psi^\top\widehat{\theta} - \psi^\top\theta}{\widehat{\sigma}\sqrt{V(\psi)}} \leq r \right\} - \Phi(r) \right| \leq \Delta\left(\max_{i\leq n} H_{ii}\right)$$

für beliebige $\psi \in \mathbb{R}^p \setminus \{0\}$ und $r \in \mathbb{R}$. Dabei ist Φ die Verteilungsfunktion der Standardnormalverteilung. Hinter dieser Aussage, deren Beweis wir nur skizzieren, steckt im wesentlichen der Zentrale Grenzwertsatz: Schreibt man

$$\psi^\top\widehat{\theta} = \mathbf{a}^\top\mathbf{Y} \quad \text{mit} \quad \mathbf{a} = \mathbf{a}(\psi) = \mathbf{D}(\mathbf{D}^\top\mathbf{D})^{-1}\psi \in \mathbb{R}^n,$$

dann ist

$$\frac{\psi^\top\widehat{\theta} - \psi^\top\theta}{\widehat{\sigma}\sqrt{V(\psi)}} = \frac{\mathbf{a}^\top\mathbf{e}}{\widehat{\sigma}\|\mathbf{a}\|} = \frac{\sigma}{\widehat{\sigma}}\sum_{i=1}^n \frac{a_iZ_i}{\|\mathbf{a}\|}$$

mit $Z_i = \sigma^{-1}\varepsilon_i$. Nach Teil (a) ist der Faktor $\sigma/\widehat{\sigma}$ nahe an Eins, wenn die Zahl $n - p$ groß ist, also insbesondere, wenn die maximale Hebelwirkung, $\max_i H_{ii}$, klein ist. Nach dem Zentralen Grenzwertsatz ist die Zufallsvariable $\sum_{i=1}^n a_iZ_i/\|\mathbf{a}\|$ approximativ standardnormalverteilt, wenn das Maximum der Zahlen $|a_i|/\|\mathbf{a}\|$ nahe an Null ist. Doch mithilfe der Cauchy-Schwarz-Ungleichung kann man zeigen, dass

$$\max_{i\leq n} \frac{|a_i|}{\|\mathbf{a}\|} \leq \max_{i\leq n} H_{ii}. \qquad\qquad □$$

Normalverteilungsplots. Zur graphischen Überprüfung der Normalitätsannahme bieten sich Normalverteilungsplots der Residuen an. Normalverteilungsplots für einfache Stichproben wurden in Kapitel 6 ausführlich behandelt. Im linearen Modell ordnet man die Residuen $\widehat{\varepsilon}_i$ der Größe nach, sagen wir $\widehat{\varepsilon}_{(1)} \le \widehat{\varepsilon}_{(2)} \le \cdots \le \widehat{\varepsilon}_{(n)}$, und zeichnet die Paare

$$\left(\Phi^{-1}\left(\frac{i}{n+1} \right), \widehat{\varepsilon}_{(i)} \right).$$

Dabei ist Φ^{-1} die Quantilfunktion der Standardnormalverteilung. Unter der Voraussetzung, dass die ε_i homoskedastisch und normalverteilt sind, sollten diese Punkte in etwa auf einer Geraden liegen, wenn der Quotient n/p groß ist. Das ist natürlich etwas vage, und in der Praxis vergleicht man diesen Normalverteilungsplot mit Plots von

$$\left(\Phi^{-1}\left(\frac{i}{n+1} \right), Z_{(i)} \right),$$

wobei jeweils $\mathbf{Z} \in \mathbb{R}^n$ ein simulierter standardnormalverteilter Vektor ist. Die Bedingung, dass n/p und nicht etwa n oder $n-p$ groß sein soll, hat damit zu tun, dass man nicht den Fehler-vektor $\mathbf{e}$, sondern nur den Residuenvektor $\widehat{\mathbf{e}} = (\mathbf{I} - \mathbf{H})\mathbf{e}$ zur Verfügung hat. Man sieht also nur die Projektion von $\mathbf{e}$ auf den Raum $\mathbf{M}^\perp$. Um den möglichen Einfluss dieser Projektion auf den Normalverteilungsplot zu berücksichtigen, sollte man Plots von

$$\left(\Phi^{-1}\left(\frac{i}{n+1} \right), \widehat{Z}_{(i)} \right)$$

betrachten, wobei $\widehat{\mathbf{Z}} := (\mathbf{I} - \mathbf{H})\mathbf{Z}$.

Plots von $\widehat{\mathbf{e}}$ versus $\widehat{\mathbf{Y}}$. Neben der Normalverteilungssannahme sollte man das zugrundegeleg-te lineare Modell selbst und die Homoskedastizität der Fehler überprüfen. Zu diesem Zwecke untersucht man den Residuenvektor $\widehat{\mathbf{e}}$ auf Strukturen, die den Modellannahmen widersprechen. Eine Möglichkeit ist die graphische Darstellung der Paare

$$(v_i, \widehat{\varepsilon}_i),$$

wobei $\mathbf{v} = (v_i)_{i=1}^n \in \mathbb{R}^n$ ein willkürlich gewählter Vektor ist. Oftmals wählt man $\mathbf{v} = \widehat{\mathbf{Y}}$. Beim Betrachten eines solchen Plots achtet man auf zwei Dinge:

(i) Trends im Mittelwert. Wenn die Residuen nicht um Null gestreut sind, sondern je nach Wert von v_i eher positiv oder eher negativ sind, dann deutet dies darauf hin, dass unser lineares Modell möglicherweise falsch ist, also $\mathbb{E}(\mathbf{Y}) \notin \mathbf{M}$.

(ii) Trends in der Variabilität. Wenn die Residuen zwar um Null gestreut sind, ihr Absolutbetrag jedoch deutlich von den Werten v_i abhängt, dann ist dies ein Hinweis auf mögliche Heteroske-dastizität.

Wir illustrieren diese Methoden anhand von drei Beispielen. In allen Fällen unterstellen wir das Modell der einfachen linearen Regression,

$$Y_i = a + bX_i + \varepsilon_i \quad (1 \le i \le n).$$

Residuen bei falschem Modell. Simuliert wurden Daten

$$Y_i = 10X_i^2 + Z_i \quad \text{mit } X_i = \frac{i}{n}, \quad 1 \le i \le n,$$

mit einem standardnormalverteilten Vektor $\mathbf{Z} = (Z_i)_i \in \mathbb{R}^n$. Abbildung 13.7 zeigt den Plot der Daten und Regressionsgerade (links) sowie den Plot von $\widehat{\mathbf{e}}$ versus $\widehat{\mathbf{Y}} = (\widehat{a} + \widehat{b}X_i)_i$ (rechts). Man sieht deutlich, dass die Residuen $\widehat{\varepsilon}_i$ für kleine und große Werte von $\widehat{Y}_i$ tendenziell größer als Null sind, für mittlere Werte hingegen kleiner als Null.

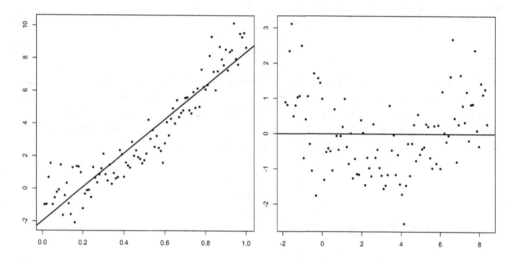

Abbildung 13.7: Residuen bei falschem Modell.

Heteroskedastische Fehler. Nun sei

$$Y_i = 10X_i + \sqrt{X_i}Z_i \quad (1 \le i \le n).$$

Abbildung 13.8 zeigt die Daten (links) und Residuen (rechts). Man erkennt deutlich die Heteroskedastizität.

Scheinbare Heteroskedastizität. Wenn die Werte v_i sehr ungleichmässig verteilt sind, kann der falsche Eindruck von heteroskedastischen Fehlern entstehen! Als Beispiel betrachten wir Daten

$$Y_i = 10X_i + Z_i \quad \text{mit } X_i := \sqrt{\frac{i}{n}} \quad (1 \le i \le n);$$

siehe Abbildung 13.9 (oben links). Wir sind also im Modell der einfachen linearen Regression mit homoskedastischen, normalverteilten Fehlern. Doch der Plot von $\widehat{\mathbf{e}}$ versus $\widehat{\mathbf{Y}}$ (oben rechts) suggeriert eine stärkere Streuung der Residuen für größere X-Werte. Dies ist jedoch ein Artefakt, welches dadurch zustande kommt, dass zur rechten Seite hin mehr Punkte liegen als zur

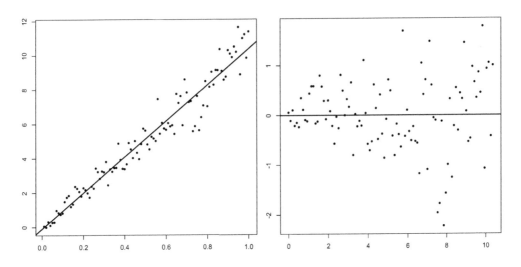

Abbildung 13.8: Residuen bei heteroskedastischen Fehlern.

linken Seite. Ersetzt man $\widehat{\mathbf{Y}}$ durch seinen Rangvektor, dann werden die Punkte in horizontaler Richtung gleichmäßig verteilt und die vermeintliche Heteroskedastizität verschwindet; siehe Abbildung 13.9 (unten).

Transformationen. Wenn die Residuenplots auf heteroskedastische Fehler hinweisen, stellt sich die Frage, was man tun sollte. Oftmals kann man durch eine einfache Vortransformation der Y-Werte Homoskedastizität erreichen. Denn in vielen Anwendungen mit nichtnegativen Y-Werten ist die Standardabweichung von Y_i augenscheinlich oder bekanntermaßen proportional zu $(\mathbb{E} Y_i)^\gamma$ für ein $\gamma \in \,]0,1]$. Im Falle von poissonverteilten Variablen ist beispielsweise $\gamma = 1/2$. Hier bietet es sich an, die Rohdaten Y_i durch $T_\gamma(Y_i)$ zu ersetzen, wobei

$$T_\gamma(y) \; := \; \begin{cases} y^{1-\gamma}/(1-\gamma) & \text{falls } 0 < \gamma < 1, \\ \log(y) & \text{falls } \gamma = 1. \end{cases}$$

Denn sei Y eine Zufallsvariable der Form $Y = \mu + \mu^\gamma Z$ mit einer reellen Konstante $\mu > 0$ und einer Zufallsvariable Z mit $\mathbb{E} Z = 0$ und $\mu^\gamma \sqrt{\mathrm{Var}(Z)} << \mu$. Im Falle von $0 < \gamma < 1$ ist dann

$$\begin{aligned} T_\gamma(Y) & = \mu^{1-\gamma} \left(1 + \mu^{\gamma-1} Z \right)^{1-\gamma} / (1-\gamma) \\ & \approx \mu^{1-\gamma} \left(1 + (1-\gamma) \mu^{\gamma-1} Z \right) / (1-\gamma) \qquad \text{[Taylorentw.]} \\ & = T_\gamma(\mu) + Z, \end{aligned}$$

und auch $T_1(Y)$ kann man schreiben als

$$\begin{aligned} T_1(Y) & = \log(\mu) + \log(1+Z) \\ & \approx \log(\mu) + Z \\ & = T_1(\mu) + Z. \end{aligned}$$

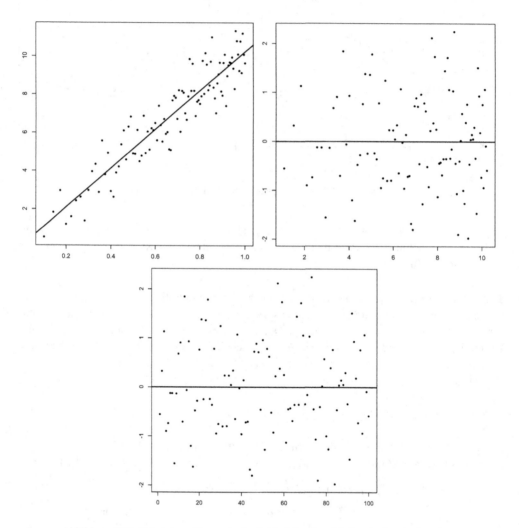

Abbildung 13.9: Scheinbare Heteroskedastizität (oben) und deren Auflösung (unten).

13.5 Logistische Regression

Das Modell der logistischen Regression ist eine Abwandlung des linearen Modells für $\{0, 1\}$-wertige Beobachtungen Y_i. In diesem Fall geht man nicht davon aus, dass der Erwartungswert $\mathbb{E}(Y_i) = \mathbb{P}\{Y_i = 1\}$ eine "lineare" Funktion von $X_i \in \mathscr{X}$ ist, sondern man unterstellt, dass

$$\mathrm{logit}\big(\mathbb{P}\{Y_i = 1\}\big) := \log\Big(\frac{\mathbb{P}\{Y_i = 1\}}{1 - \mathbb{P}\{Y_i = 1\}}\Big) = f_*(X_i)$$

mit einer unbekannten Funktion $f_* : \mathscr{X} \to \mathbb{R}$. Ferner unterstellt man wie auch bei den linearen Modellen, dass diese Funktion in einem gegebenen endlichdimensionalen Vektorraum von Funktionen liegt. Für zwei verschiedene Indizes i und j ist

$$f_*(X_i) - f_*(X_j) = \log\Big(\frac{\mathbb{P}\{Y_i = 1\}}{\mathbb{P}\{Y_i = 0\}} \Big/ \frac{\mathbb{P}\{Y_j = 1\}}{\mathbb{P}\{Y_j = 0\}}\Big),$$

also ein logarithmierter *Chancenquotient*. Die Gleichung $\mathrm{logit}\big(\mathbb{P}\{Y_i = 1\}\big) = f_*(X_i)$ ist gleichbedeutend mit

$$\mathbb{P}\{Y_i = 1\} = \frac{\exp(f_*(X_i))}{1 + \exp(f_*(X_i))} = \frac{1}{\exp(-f_*(X_i)) + 1}.$$

Die Funktion $x \mapsto \exp(x)/(1 + \exp(x))$ ist die "logistische Wachstumskurve"; daher der Name "logistische Regression". Abbildung 13.10 zeigt ihren Graphen.

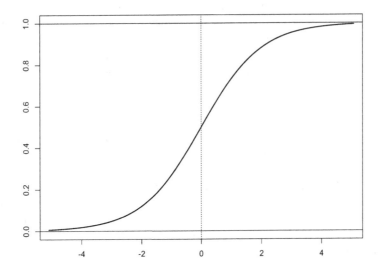

Abbildung 13.10: Die logistische Funktion.

Beispiel 13.11

In einer medizinischen Studie sei Y_i gleich Eins, falls Person Nr. i eine bestimmte Krankheit hat, ansonsten gleich Null. Der Kovariablenvektor X_i enthalte numerische Kovariablenwerte $Z_i(1), Z_i(2), \ldots$ wie beispielsweise Alter und Körpermassenindex, sowie die Werte $G_i(1), G_i(2), \ldots$ von kategoriellen Kovariablen wie

Geschlecht (m, w), Raucher (j, n), Sport (nie, manchmal, regelmäßig). Nun unterstellen wir, dass

$$\text{logit}\big(\mathbb{P}\{Y_i = 1\}\big) = a + b_1 Z_i(1) + b_2 Z_i(2) + \cdots + c_1(G_i(1)) + c_2(G_i(2)) + \cdots$$

mit unbekannten reellen Parametern a, b_1, b_2, … und unbekannten Funktionen $c_1(\cdot)$, $c_2(\cdot)$, … auf dem Wertebereich der entsprechenden kategoriellen Kovariable. Dabei normiert man die Funktionen $c_k(\cdot)$ auf eine der folgenden Arten:

- Die Summe von $c_k(g)$ über alle möglichen Werte g von $G_i(k)$ ist gleich Null.
- Für eine Referenzkategorie g_o ist $c_k(g_o) = 0$.

Maximum-Likelihood-Schätzung der Funktion f_*. Unter allen zugelassenen Funktionen auf $\mathscr{X}$ sucht man sich eine Funktion $\widehat{f}$ derart, dass die *log-Likelihood*

$$\ell(\mathbf{Y}, \widehat{f}) := \sum_{i=1}^{n} \Big(Y_i \widehat{f}(X_i) - \log\big(1 + \exp(\widehat{f}(X_i))\big) \Big)$$

maximal wird. Für einen festen Vektor $\mathbf{y} \in \{0,1\}^n$ und eine Funktion $f : \mathscr{X} \to \mathbb{R}$ ist

$$\ell(\mathbf{y}, f) = \log \mathbb{P}_{f_* = f}\{\mathbf{Y} = \mathbf{y}\}.$$

Die Funktion $\widehat{f}$ ist ein *Maximum-Likelihood-Schätzer* für f_*. Ein der Regel wird sie durch ein iteratives Verfahren (Newton-Raphson-Verfahren o.ä.) bestimmt.

Im letztgenannten Beispiel liefert dies geschätzte Parameter $\widehat{a}$, $\widehat{b}_j$ und $\widehat{c}_j(\cdot)$. Für diese Parameter kann man nun Tests und Konfidenzbereiche angeben. Typischerweise werden P-Werte ausgegeben, mit denen man entscheiden kann, ob der unbekannte Parameter a oder b_j bzw. das unbekannte Tupel aller Werte $c_k(\cdot)$ von Null verschieden ist; siehe auch den nachfolgenden Abschnitt. Diese Verfahren sind aber nur *approximativ* valide für "große" Stichprobenumfänge n. Genauer gesagt, benötigt man große Werte von $\sum_{i=1}^{n} p_i(1 - p_i)$ mit $p_i = \mathbb{P}\{Y_i = 1\}$. Diese Einschränkung sollte man stets berücksichtigen, denn die meisten Softwarepakete berechnen diverse P-Werte "ohne mit der Wimper zu zucken".

Likelihood-Quotienten-Tests. Von den vielen Tests und Konfidenzbereichen beschreiben wir hier nur das Pendant zum F-Test. Angenommen, die in Frage kommenden Regressionsfunktionen bilden einen p-dimensiionalen Vektorraum $\mathscr{F}$. Ferner sei $\mathscr{F}_o$ eine Untervektorraum hiervon mit Dimension $p - d$, $d \geq 1$. Wir möchten nun die Nullhypothese, dass $f_* \in \mathscr{F}_o$, testen und gegebenenfalls falsifizieren. Oftmals ergibt sich $\mathscr{F}_o$ durch Weglassen einer oder mehrerer Variablen. Die Frage ist dann, ob die besagten Variablen wirklich einen signifikanten Einfluss auf die Verteilung der Y_i haben. Wie schon oft warnen wir vor Fehlinterpretationen; "Einfluss" bedeutet nicht unbedingt eine kausale Beziehung sondern eine Assoziation.

Das Pendant zur F-Teststatistik ist die Likelihood-Quotienten-Statistik

$$L(\mathbf{Y}) := 2\big(\ell(\mathbf{Y}, \widehat{f}) - \ell(\mathbf{Y}, \widehat{f}_o)\big),$$

wobei $\widehat{f}$ die Maximalstelle von $\ell(\mathbf{Y}, \cdot)$ auf ganz $\mathscr{F}$ und $\widehat{f}_o$ diejenige auf dem Teilraum $\mathscr{F}_o$ ist. Man kann nun zeigen, dass diese Teststatistik $L(\mathbf{Y})$ unter der Nullhypothese "$f_* \in \mathscr{F}_o$" und gewissen weiteren Voraussetzungen näherungsweise nach χ_d^2 verteilt ist. Daher ist

$$1 - \text{chi2 cdf}_d(L(\mathbf{Y}))$$

ein approximativer P-Wert für diese Nullhypothese. Dabei bezeichnet chi2 cdf$_d$ die Verteilungsfunktion von χ_d^2.

Manche Softwarepakete liefern nicht den Wert von $\ell(\mathbf{Y}, \widehat{f})$ bzw. $\ell(\mathbf{Y}, \widehat{f_o})$ sondern die sogenannte 'Deviance' $-\ell(\mathbf{Y}, \widehat{f})$ bzw. $-\ell(\mathbf{Y}, \widehat{f_o})$.

Beispiel 13.12

Ein Datensatz, der uns von PD Dr. Bürk (Lübeck) zur Verfügung gestellt wurde, enthält Daten über sämtliche Operationen, die in einem gewissen Zeitraum in der Chirurgie des Lübecker Universitätsklinikums durchgeführt wurden. Unter anderem enthält dieser Datensatz die Variable Y = Mortality, welche angibt, ob der Patient bzw. die Patientin kurz nach der Operation verstarb (aus Gründen, die mit der OP bzw. Erkrankung zusammenhängen). Ferner wurden die Werte von 21 Kovariablen erhoben, die einerseits die Patienten und andererseits die Umstände der Operation beschreiben. Tabelle 13.2 enthält eine Liste aller beteiligten Variablen. Die meisten Kovariablen sind dichotom. Numerische Merkmale sind $X(1)$ und $X(17)$. Auch Variable $X(3)$ wurde als numerische Variable behandelt, wobei in der Stichprobe nur Werte in $\{1, 2, 3, 4, 5\}$ auftraten.

Variable	Bedeutung
$X(1)$	Alter in Jahren
$X(2)$	Geschlecht (1 = weiblich, 0 = männlich)
$X(3)$	ASA-Wert (American Society of Anesthesiologists),
	beschreibt den körperlichen Zustand auf einer ordinalen Skala
	(1 = kerngesund, 2 = leicht erkrankt, 3 = ernsthaft erkrankt,
	4 = lebensgefährlich erkrankt, 5 = todgeweiht, 6 = hirntot)
$X(4)$	Risikofaktor: cerebral (1 = ja, 0 = nein)
$X(5)$	Risikofaktor: cardiovasculär (1 = ja, 0 = nein)
$X(6)$	Risikofaktor: pulmonal (1 = ja, 0 = nein)
$X(7)$	Risikofaktor: renal (1 = ja, 0 = nein)
$X(8)$	Risikofaktor: hepatisch (1 = ja, 0 = nein)
$X(9)$	Risikofaktor: immunologisch (1 = ja, 0 = nein)
$X(10)$	Risikofaktor: metabolisch (1 = ja, 0 = nein)
$X(11)$	Risikofaktor: nicht-kooperativ, unzuverlässig (1 = ja, 0 = nein)
$X(12)$	Ätiologie: maligne (1 = ja, 0 = nein)
$X(13)$	Ätiologie: vasculär (1 = ja, 0 = nein)
$X(14)$	Antibiotikatherapie (1 = ja, 0 = nein)
$X(15)$	Operation indiziert (1 = ja, 0 = nein)
$X(16)$	Notfalloperation (1 = ja, 0 = nein)
$X(17)$	Operationszeit in Minuten
$X(18)$	Septische Operation (1 = ja, 0 = nein)
$X(19)$	Erfahrener Operateur, d.h. Oberarzt oder höher qualif. (1 = ja, 0 = nein)
$X(20)$	Bluttransfusion erforderlich (1 = ja, 0 = nein)
$X(21)$	Intensivstation erforderlich (1 = ja, 0 = nein)
Y	Mortalität (verstorben = 1, überlebend = 0)

Tabelle 13.2: Variablen in Datenbeispiel 13.12.

Erste Auswertung. Der Originaldatensatz enthält 21'256 Beobachtungen, darunter 662 Beobachtungen mit $Y = 1$. Nun wurden die Parameter a und b_j für das Modell

$$\text{logit} \, \mathbb{P}\{Y_i = 1\} \; = \; a + b^\top X_i = a + \sum_{j=1}^{21} b_j X_i(j)$$

geschätzt. Tabelle 13.3 enthält die Punktschätzer $\widehat{b}_j$ zusammen mit Standardfehlern und P-Werten mittels Likelihood-Quotienten-Tests. Zusätzlich werden nach der Holm-Methode adjustierte P-Werte für die 21 Kovariablen angegeben. Diesen zufolge kann man mit einer Sicherheit von ca. 95% von sieben der 21 Kovariablen behaupten, dass sie alle einen echten Zusammenhang mit der Mortalität aufweisen.

Parameter	Schätzer	(St.fehler)	P-Wert	adj. P-Wert
a	-3.0284	0.1705	< 0.0001	–
b_1	-0.0028	0.0026	0.1318	1.0000
b_2	0.0453	0.0822	0.4361	1.0000
b_3	-0.2549	0.0752	< 0.0001	**< 0.0001**
b_4	0.2601	0.1272	0.0044	0.0616
b_5	0.2402	0.1128	0.0026	**0.0383**
b_6	0.2085	0.1164	0.0122	0.1581
b_7	0.1600	0.1474	0.1292	1.0000
b_8	-1.0585	0.1585	< 0.0001	**< 0.0001**
b_9	1.6320	0.1517	< 0.0001	**< 0.0001**
b_{10}	1.4206	0.1033	< 0.0001	**< 0.0001**
b_{11}	-0.3306	0.1358	0.0004	**0.0066**
b_{12}	0.1240	0.1399	0.2144	1.0000
b_{13}	-0.1250	0.1512	0.2377	1.0000
b_{14}	-0.0143	0.1050	0.8473	1.0000
b_{15}	0.0453	0.1338	0.6322	1.0000
b_{16}	0.0037	0.1189	0.9651	1.0000
b_{17}	-0.0013	0.0008	0.0199	0.2386
b_{18}	-0.1774	0.2690	0.3415	1.0000
b_{19}	-0.0020	0.1086	0.9796	1.0000
b_{20}	-0.0446	0.1731	0.7147	1.0000
b_{21}	-0.2934	0.1378	0.0022	**0.0353**

Tabelle 13.3: Auswertung von Beispiel 13.12.

Eine graphische Darstellung der Ergebnisse. Abbildung 13.11 zeigt die Punktepaare $(\widehat{Z}_i, Y_i) := (\widehat{a} + \widehat{b}^\top X_i, Y_i)$ als Teppichfransenplot. Zusätzlich wird der Graph der logistischen Funktion $z \mapsto \ell(z)$ als glatte Kurve gezeigt. Dabei entsprechen die Argumente z den möglichen Werten $\widehat{a} + \widehat{b}^\top x$, $x \in \mathbb{R}^{21}$. Zusätzlich wurde noch ein *isotoner Kleinste-Quadrate-Schätzer* für die Regressionsfunktion $z \mapsto \mathbb{P}(Y = 1 \,|\, a + b^\top x = z)$ berechnet und eingezeichnet (Trepppenfunktion). Dabei wurden die unbekannten Werte $Z_i = a + b^\top X_i$ durch die obigen Werte $\widehat{Z}_i$ ersetzt, und es wurde eine monoton wachsende Funktion $\widehat{\ell} : \mathbb{R} \to \mathbb{R}$ bestimmt, so dass

$$\sum_{i=1}^{n} \left(Y_i - \widehat{\ell}(\widehat{Z}_i)\right)^2$$

minimal wird. Dass die Treppenfunktion $\widehat{\ell}$ mit der logistischen Funktion recht gut übereinstimmt, ist ein Indiz dafür, dass das Modell gut zu den Daten passt.

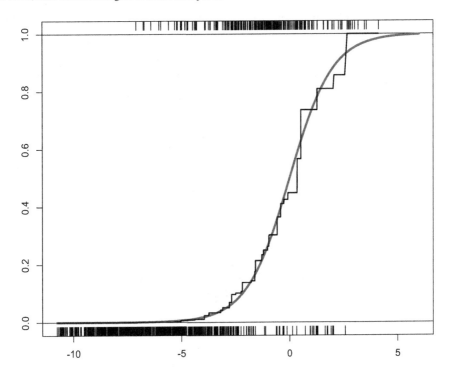

Abbildung 13.11: Logistische Regression für Datenbeispiel

Logistische Regression und Klassifikation. Im Grunde genommen liefert die logistische Regression ein Klassifikationsverfahren. Seien nämlich (X_1, Y_1), ..., (X_n, Y_n), (X, Y) stochastisch unabhängige und identisch verteilte Zufallsvariablen, wobei $X_i, X \in \mathscr{X}$ und $Y_i, Y \in \{0, 1\}$. Für einen Klassifikator $\widehat{Y} : \mathscr{X} \to \{0, 1\}$ ist stets

$$\mathbb{P}\{\widehat{Y}(X) \neq Y\} \geq \mathbb{P}\{\widehat{Y}_*(X) \neq Y\},$$

wobei

$$\widehat{Y}_*(x) := \begin{cases} 0 & \text{falls } \mathbb{P}(Y = 1 \,|\, X = x) < 1/2, \\ 1 & \text{falls } \mathbb{P}(Y = 1 \,|\, X = x) > 1/2. \end{cases}$$

Bei der logistischen Regression wird nun die Funktion $x \mapsto \mathbb{P}(Y = 1 \,|\, X = x)$ auf spezielle Weise modelliert.

Dass diese Modelle nicht aus der Luft gegriffen sind, sieht man gut an einem Spezialfall, der uns bereits in Kapitel 12 begegnet ist: Sei $\mathbb{P}\{Y = 1\} = w_1 > 0$ und $\mathbb{P}\{Y = 0\} = w_0 > 0$. Ferner sei $X \in \mathbb{R}^q$ und $\mathbb{P}(X \in B \mid Y = j) = P_j(B)$, wobei

$$P_j = \mathcal{N}_q(\mu_j, \Sigma)$$

mit zwei unterschiedlichen Mittelwerten $\mu_1, \mu_2 \in \mathbb{R}^q$ und einer symmetrischen, positiv definiten Matrix $\Sigma \in \mathbb{R}^{q \times q}$. Dann ist

$$
\begin{aligned}
\lim_{\varepsilon \downarrow 0} \mathbb{P}\big(Y = 1 \mid \|X - x\| \le \varepsilon\big) &= \frac{w_1 f(x - \mu_1)}{w_0 f(x - \mu_0) + w_1 f(x - \mu_1)} \\
&= \frac{(w_1/w_0) f(x - \mu_1)/f(x - \mu_0)}{1 + (w_1/w_0) f(x - \mu_1)/f(x - \mu_0)} \\
&= \frac{\exp(a + b^\top x)}{1 + \exp(a + b^\top x)},
\end{aligned}
$$

wobei $f(y) := \exp(-y^\top \Sigma^{-1} y / 2)$ und

$$
\begin{aligned}
a &:= \log(w_1/w_0) + \mu_0^\top \Sigma^{-1} \mu_0 / 2 - \mu_1^\top \Sigma^{-1} \mu_1 / 2, \\
b &:= \Sigma^{-1}(\mu_1 - \mu_0).
\end{aligned}
$$

ROC-Kurven. Oft betrachtet man logistische Regression eher als Hilfsmittel, um eine vielversprechende *Diskriminanzfunktion* $\mathscr{X} \ni x \mapsto \widehat{f}(x)$ zu bestimmen. Diese wird dann wie eine Teststatistik benutzt. Das heißt, bei einem *zukünftigen Fall* (X, Y), von welchem nur X beobachtet wird, *behauptet* man, dass

$$
Y = \begin{cases} 1 & \text{falls } \widehat{f}(X) \ge c, \\ 0 & \text{falls } \widehat{f}(X) < c. \end{cases}
$$

Dabei ist c ein willkürlich wählbarer Schwellenwert. Dies ist ein *medizinischer Test* mit unbekannter *Sensitiviät* $\mathrm{Sens}(c) := \mathbb{P}(\widehat{f}(X) \ge c \mid Y = 1)$ und unbekannter *Spezifität* $\mathrm{Spez}(c) := \mathbb{P}(\widehat{f}(X) < c \mid Y = 0)$, wobei hier die Daten $\mathbf{X}, \mathbf{Y}$ und damit auch $\widehat{f}(\cdot)$ als fest betrachtet werden. Diese Größen schätzt man nun durch

$$
\begin{aligned}
\widehat{\mathrm{Sens}}(c) &:= \frac{\#\{i : Y_i = 1, \widehat{f}(X_i) \ge c\}}{\#\{i : Y_i = 1\}}, \\
\widehat{\mathrm{Spez}}(c) &:= \frac{\#\{i : Y_i = 0, \widehat{f}(X_i) < c\}}{\#\{i : Y_i = 0\}}.
\end{aligned}
$$

Die empirische ROC-Kurve (**r**eceiver **o**perating **c**haracteristic) für diese Familie medizinischer Tests ist die Kurve

$$c \mapsto \big(1 - \widehat{\mathrm{Spez}}(c), \widehat{\mathrm{Sens}}(c)\big).$$

Beispiel (13.12, Forts.)
Abbildung 13.12 zeigt die empirische ROC-Kurve für unser Datenbeispiel. Von dieser Kurve kann man z.B. ablesen, dass für einen geeigneten Schwellenwert c (den man der Kurve nicht ansieht), sowohl die

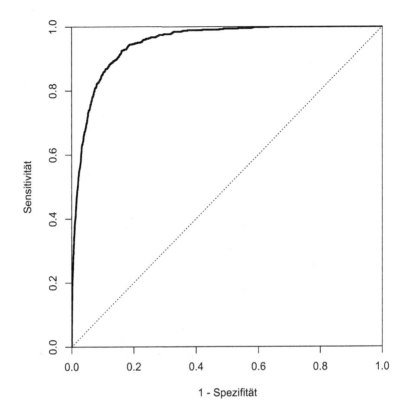

Abbildung 13.12: Empirische ROC-Kurve für Datenbeispiel 13.12.

geschätzte Sensitivität als auch die geschätzte Spezifität zwischen 0.87 und 0.88 liegen. Manche Leute verwenden die Fläche unterhalb der ROC-Kurve als Maß für die Trennschärfe dieser Familie medizinischer Tests.

13.6 Übungsaufgaben

Aufgabe 13.1
Sei

$$\mathbf{D} := \begin{pmatrix} 1 & 1/n \\ 1 & 2/n \\ 1 & 3/n \\ \vdots & \vdots \end{pmatrix}$$

die Designmatrix für einfache lineare Regression mit Kovariablen $X_i = i/n$. Zeigen Sie, daß für die Kovarianzmatrix des KQ-Schätzers $\widehat{\theta}$ folgende Entwicklung gilt:

$$\lim_{n \to \infty} n \operatorname{Var}(\widehat{\theta}) = \sigma^2 \begin{pmatrix} 4 & -6 \\ -6 & 12 \end{pmatrix}.$$

Aufgabe 13.2 (Spur einer Matrix)
Die Spur einer quadratischen Matrix $A \in \mathbb{R}^{q \times q}$ ist definiert als $\operatorname{Spur}(A) := \sum_{i=1}^{q} A_{ii}$.

(a) Zeigen Sie, daß für Matrizen $B \in \mathbb{R}^{k \times m}$ und $C \in \mathbb{R}^{m \times k}$ gilt:

$$\operatorname{Spur}(BC) = \operatorname{Spur}(CB).$$

(b) Nun sei $\mathbf{H} = \mathbf{D}(\mathbf{D}^\top \mathbf{D})^{-1} \mathbf{D}^\top$ die Hutmatrix des linearen Modells mit $\mathbf{D} \in \mathbb{R}^{n \times p}$, $\operatorname{Rang}(\mathbf{D}) = p < n$. Zeigen Sie, daß

$$\operatorname{Spur}(\mathbf{H}) = p.$$

Aufgabe 13.3
Sei $\widehat{\theta} = (\widehat{a}(1), \ldots, \widehat{a}(L), \widehat{b})^\top$ der KQ-Schätzer für Beispiel 13.7. Wie sieht seine Kovarianzmatrix unter den Annahmen LM1-3 aus? Geben Sie eine Formel für die Standardabweichung von $\widehat{a}(k) - \widehat{a}(j)$ für $1 \le j < k \le L$ an.

Aufgabe 13.4
Auf mehreren neuseeländischen Ziegenfarmen wurden Experimente durchgeführt, um festzustellen, ob die damaligen Standardwurmkuren ausreichend waren. An jedem Experiment waren vierzig Ziegen beteiligt. Davon wurden zwanzig rein zufällig ausgewählt und ein Jahr lang einer intensiveren Wurmbehandlung unterzogen, während die übrigen das Standardprogramm absolvierten. Für jedes Tier wurden sein Anfangsgewicht und seine Gewichtszunahme innerhalb eines Jahres gemessen.

Der Datensatz 'Goats.txt' enthält die Daten eines solchen Experiments. Untersuchen Sie, ob sich die beiden Behandlungsgruppen hinsichtlich der Gewichtszunahme signifikant unterscheiden. Verwenden Sie zunächst nur den Faktor 'Behandlung' ('Treatm'), was auf eine Einweg-Varianzanalyse hinausläuft. Berücksichtigen Sie dann auch den numerischen Faktor 'Anfangsgewicht (InitW)' und analysieren Sie die Daten in einer Kovarianzanalyse.

Aufgabe 13.5
Der Datensatz 'RespResist.txt' enthält den Atemwiderstand und die Körpergröße verschiedener Kinder mit Asthma bzw. Mukoviszidose. Untersuchen Sie die Abhängigkeit des Atemwiderstandes von der Diagnose. Berücksichtigen Sie zunächst nur die Diagnose als binäre Kovariable (ANOVA). Fügen sie dann noch die Körpergröße als numerische Kovariable hinzu (ANCOVA).

Aufgabe 13.6 (geom. Deutung des F-Tests)
Beweisen Sie Gleichung (13.5). Zeigen Sie zunächst, dass

$$F(\mathbf{Y}, \Psi) = \frac{d^{-1} \mathbf{Y}^\top \mathbf{A} (\mathbf{A}^\top \mathbf{A})^{-1} \mathbf{A}^\top \mathbf{Y}}{(n-p)^{-1} \|\mathbf{Y} - \mathbf{HY}\|^2}$$

mit

$$\mathbf{A} := \mathbf{D} (\mathbf{D}^\top \mathbf{D})^{-1} \Psi \in \mathbb{R}^{n \times d}.$$

Die Matrix $\mathbf{A} (\mathbf{A}^\top \mathbf{A})^{-1} \mathbf{A}^\top$ ist von der gleichen Bauart wie $\mathbf{H}$ und beschreibt die orthogonale Projektion von $\mathbb{R}^n$ auf den Spaltenraum $\mathbf{A} \mathbb{R}^d$ von $\mathbf{A}$. Zeigen Sie nun noch, dass

$$\mathbf{A} \mathbb{R}^d = \mathbf{M} \cap \mathbf{M}_o^\perp.$$

Aufgabe 13.7 (Scheffés Methode)
(a) Sei $B \in \mathbb{R}^{d \times d}$ symmetrisch und positiv definit. Zeigen Sie, dass für Vektoren $\mathbf{x} \in \mathbb{R}^d$ und Zahlen $\kappa > 0$ folgende zwei Aussagen äquivalent sind:

$$x^\top B^{-1} x \le \kappa^2;$$

$$|\lambda^\top x| \le \kappa \sqrt{\lambda^\top B \lambda} \quad \text{für alle } \lambda \in \mathbb{R}^d.$$

(b) Beweisen Sie mit Hilfe von Teil (a) Scheffés Lemma 13.6.

Aufgabe 13.8
Wie sehen die Eichbänder asymptotisch aus, wenn $n, Q \to \infty$ bei festem m?

Aufgabe 13.9
Angenommen, man behandelt L Tumorzellkulturen mit identischen Ausgangskonzentrationen mit verschiedenen Chemotherapeutika. Nach einer gewissen Zeit füllt man von jeder Kultur eine Probe in eine Zählkammer und bestimmt unter dem Mikroskop die Zahl Z_k der darin enthaltenen Zellen. Wir betrachten die Z_k als unabhängige Zufallsvariablen mit Verteilung $\text{Poiss}(\lambda_k)$, wobei λ_k proportional zur Zellkonzentration der k-ten Zellkultur ist.

Um die Nullhypothese, daß alle λ_k identisch sind, zu testen, gibt es ein einfaches approximatives Verfahren: Man betrachtet die Zufallsgrößen

$$Y_k := \sqrt{Z_k}$$

und behandelt Y_k wie eine Zufallsvariable mit Verteilung

$$\mathcal{N}\left(\sqrt{\lambda_k}, 1/4\right).$$

Das Besondere ist, daß man die (approximative) Varianz der Variablen Y_k kennt.

(a) Erklären Sie diesen Ansatz mithilfe der Taylorformel. Verwenden Sie dabei die Tatsache, daß man Z_k schreiben kann als $\lambda_k + \sqrt{\lambda_k} E_k$, wobei E_k für große Werte λ_k approximativ standardnormalverteilt ist.

(b) Überprüfen Sie diesen Ansatz, indem Sie die Verteilungsfunktionen von Y_1 und $\mathcal{N}\left(\sqrt{\lambda_1}, 1/4\right)$ für verschiedene Werte von λ_1 graphisch darstellen.

(c) Entwerfen Sie einen Test der obigen Nullhypothese unter der Annahme, daß die Y_k tatsächlich normalverteilt sind mit Varianz $1/4$. Denken Sie an einen F-Test im linearen Modell, wobei die Zahl der Freiheitsgrade für den Varianzschätzer unendlich groß ist.

(d) Wenden Sie Ihr Verfahren auf folgenden Datenvektor an:

$$\mathbf{Z} = (26, 39, 57, 51, 69)^\top.$$

14 Bootstrap-Verfahren

In diesem Kapitel beschäftigen wir uns mit einer recht allgemeinen neueren Methode, um Konfidenzbereiche für einen unbekannten Parameter zu konstruieren. Diese wurde von Bradley Efron (1979) für spezielle Situationen eingeführt und danach von zahlreichen Autoren weiterentwickelt. Die hier beschriebene Variante ("pivotal bootstrap") lehnt sich eher an die Arbeit von Bickel und Freedman (1981) an.

Der Einfachheit halber beschränken wir uns auf den Fall unabhängiger, identisch verteilter Zufallsgrößen. Seien also $X_1, X_2, \ldots, X_n$ und X stochastisch unabhängige Zufallsvariablen mit Werten in $\mathscr{X}$ und unbekannter Verteilung P auf $\mathscr{X}$. Angenommen wir interessieren uns für einen Parameter $\theta(P) \in \Theta$. Um einen Konfidenzbereich für $\theta(P)$ zu konstruieren, betrachten wir reellwertige Testgrößen

$$R(\mathbf{X}, \theta),$$

die einerseits von der Datenmatrix $\mathbf{X} = (X_1, X_2, \ldots, X_n)^\top$ und andererseits von einem potentiellen Wert $\theta \in \Theta$ des Parameters $\theta(P)$ abhängen. Hier sind konkrete Beispiele für $\theta(P)$ und $R(\mathbf{X}, \theta)$:

Beispiel 14.1 (Mittelwert)
Sei $\mathscr{X} = \mathbb{R}^q$ und $\theta(P) := \mathbb{E}(X)$, also $\Theta = \mathbb{R}^q$. Mit dem Stichprobenmittelwert $\bar{X} = n^{-1} \sum_{i=1}^n X_i$ und der Stichprobenkovarianzmatrix $\widehat{\Sigma} = (n-1)^{-1} \sum_{i=1}^n (X_i - \bar{X})(X_i - \bar{X})^\top$ könnte man $R(\mathbf{X}, \mu)$ beispielsweise wie folgt definieren:

$$
\begin{aligned}
R_1(\mathbf{X}, \mu) &:= \|\bar{X} - \mu\|, \\
R_2(\mathbf{X}, \mu) &:= (\bar{X} - \mu)^\top \widehat{\Sigma}^{-1} (\bar{X} - \mu), \\
R_3(\mathbf{X}, \mu) &:= \max_{i=1,\ldots,q} \widehat{\sigma}(i)^{-1} |\bar{X}(i) - \mu(i)|,
\end{aligned}
$$

wobei $\widehat{\sigma}(j) := \widehat{\Sigma}(j,j)^{1/2}$. Bei R_2 und R_3 setzen wir voraus, dass $\Sigma(P) := \text{Var}(X)$ existiert und invertierbar ist.

Beispiel 14.2 (Kovarianz)
Sei $\mathscr{X} = \mathbb{R}^q$ und $\theta(P) := \text{Var}(X)$, wobei wir annehmen, dass letztere existiert und positiv definit ist. Hier ist Θ die Menge aller symmetrischen, positiv definiten Matrizen im $\mathbb{R}^{q \times q}$, und ein mögliche Kandidaten für $R(\mathbf{X}, \Sigma)$ wären

$$R(\mathbf{X}, \Sigma) := \|\widehat{\Sigma} - \Sigma\| \quad \text{oder} \quad R(\mathbf{X}, \Sigma) := \|\widehat{\Sigma}^{1/2} \Sigma^{-1} \widehat{\Sigma}^{1/2} - I\|$$

mit einer geeigneten Norm $\|\cdot\|$ auf der Menge aller Matrizen im $\mathbb{R}^{q \times q}$.

Beispiel 14.3 (Korrelation)
Unter den Voraussetzungen von Beispiel 14.2 sei $\theta(P) := \text{Corr}(X(j), X(k))$ für gegebene Indizes $1 \leq j < k \leq q$, also $\Theta =]-1, 1[$. Mit der Stichprobenkorrelation $\widehat{\rho} := \widehat{\Sigma}(j,k)/(\widehat{\Sigma}(j,j)\widehat{\Sigma}(k,k))^{1/2}$ nach Pearson bieten sich folgende Kandidaten für $R(\mathbf{X}, \rho)$ an:

$$
\begin{aligned}
R_1(\mathbf{X}, \rho) &:= |\widehat{\rho} - \rho|, \\
R_2(\mathbf{X}, \rho) &:= |\text{artanh}(\widehat{\rho}) - \text{artanh}(\rho)|.
\end{aligned}
$$

Dabei ist artanh($\cdot$) die Umkehrfunktion des tangens hyperbolicus, tanh($\cdot$); siehe auch Aufgabe 14.1. Der Vorschlag, Korrelationen mit artanh zu transformieren, geht auf R.A. Fisher zurück.

Nun betrachten wir Mengen der Form

$$C(\mathbf{X}, r) := \big\{ \theta \in \Theta : R(\mathbf{X}, \theta) \leq r \big\}.$$

In Beispiel 14.1 ist dies eine abgeschlossene Kugel um $\bar{X}$ mit Radius r, sofern man Teststatistik R_1 verwendet. Teststatistik R_2 liefert einen Ellipsoid mit Zentrum $\bar{X}$, und Teststatistik R_3 liefert das Rechteck

$$\big[\bar{X}(1) \pm \widehat{\sigma}(1)r\big] \times \big[\bar{X}(2) \pm \widehat{\sigma}(2)r\big] \times \cdots \times \big[\bar{X}(q) \pm \widehat{\sigma}(q)r\big].$$

Sei $q_\alpha(P)$ das $(1 - \alpha)$–Quantil der Verteilung von $R(\mathbf{X}, \theta(P))$. Das heißt,

$$q_\alpha(P) = \min\big\{ r \in \mathbb{R} : \mathbb{P}\{R(\mathbf{X}, \theta(P)) \leq r\} \geq 1 - \alpha \big\}.$$

Mit einer Sicherheit von $1 - \alpha$ kann man davon ausgehen, dass $\theta(P)$ in der Menge $C(\mathbf{X}, q_\alpha(P))$ liegt. Mitunter ist diese Zahl $q_\alpha(P)$ bekannt und hat für alle in Frage kommenden Verteilungen P ein und denselben Wert. In diesem Falle ist $C_\alpha(\mathbf{X}) := C(\mathbf{X}, q_\alpha(P))$ ein $(1 - \alpha)$–Konfidenzbereich für $\theta(P)$, und $R(\cdot, \cdot)$ nennt man eine *Pivot-Statistik*.

Beispiel 14.4 (*t*–Konfidenzintervalle)
Sei $\mathscr{X} = \mathbb{R}$, $\theta(P) := \mathbb{E}(X)$, also $\Theta = \mathbb{R}$, und

$$R(\mathbf{X}, \theta) := \frac{|\bar{X} - \theta|}{S(\mathbf{X})/\sqrt{n}}.$$

Unter der *zusätzlichen Annahme*, dass P eine Normalverteilung ist, ist $\sqrt{n}(\bar{X} - \theta(P))/S(\mathbf{X})$ studentverteilt mit $n - 1$ Freiheitsgraden. Folglich ist

$$q_\alpha(P) = t_{n-1;1-\alpha/2},$$

und

$$C_\alpha(\mathbf{X}) = \bigg[\bar{X} \pm t_{n-1;1-\alpha/2}\, \frac{S(\mathbf{X})}{\sqrt{n}}\bigg]$$

ist das aus Kapitel 6 bekannte Student-Konfidenzintervall für $\theta(P)$.

Beispiel 14.5 (χ^2–Konfidenzintervalle)
Sei $\mathscr{X} = \mathbb{R}$, $\theta(P) := \mathrm{Std}(X) > 0$, also $\Theta =]0, \infty[$, und

$$R(\mathbf{X}, \sigma) := (n-1)S(\mathbf{X})^2/\sigma^2.$$

Unter der *zusätzlichen Annahme*, dass P eine Normalverteilung ist, ist $R(\mathbf{X}, \theta(P))$ χ^2–verteilt mit $n - 1$ Freiheitsgraden. Folglich ist

$$q_\alpha(P) = \chi^2_{n-1;1-\alpha},$$

und

$$C_\alpha(\mathbf{X}) = \Bigg[S(\mathbf{X})\sqrt{\frac{n-1}{\chi^2_{n-1;1-\alpha}}}, \infty\Bigg[$$

liefert die aus Kapitel 6 vertraute untere χ^2–Konfidenzschranke für $\theta(P)$. Mit $-R$ anstelle von R erhält man die bekannte obere Konfidenzschranke.

Trotz dieser und weiterer Beispiele hängt der kritische Wert $q_\alpha(P)$ vielfach explizit von P ab und ist unbekannt. Dies passiert beispielsweise, wenn man in den obigen Beispielen 14.4 und 14.5 die zusätzliche Annahme, dass P normalverteilt ist, fallen lässt und nur noch voraussetzt, dass $0 < \mathrm{Std}(X_1) < \infty$. Daher schlug Bradley Efron (1979) vor, die unbekannte Zahl $q_\alpha(P)$ einfach durch die Zahl $q_\alpha(\widehat{P})$ zu ersetzen. Dabei bezeichnet $\widehat{P}$ die empirische Verteilung der Beobachtungen X_i. Das heißt, für $B \subset \mathscr{X}$ ist

$$\widehat{P}(B) := \frac{\#\{i \le n : X_i \in B\}}{n};$$

siehe Abschnitt 2.2. Man betrachtet also eine künstliche Datenmatrix $\mathbf{X}^*$, bestehend aus Zufallsvariablen $X_1^*, X_2^*, \ldots, X_n^*$. Bei gegebenen Daten $\mathbf{X}$ sind diese Zufallsvariablen X_i^* stochastisch unabhängig und nach $\widehat{P}$ verteilt. Das heißt, für beliebige Teilmengen B_i von $\mathscr{X}$ ist

$$\mathbb{P}^*\{X_1^* \in B_1, X_2^* \in B_2, \ldots, X_n^* \in B_n\} = \prod_{i=1}^n \widehat{P}(B_i).$$

Dabei bezeichnen wir mit $\mathbb{P}^*(\cdot)$ bedingte Wahrscheinlichkeiten *gegeben die Daten* $\mathbf{X}$. Mit anderen Worten, wir betrachten die Daten $\mathbf{X}$ vorübergehend als fest. Dann ist

$$q_\alpha(\widehat{P}) = \min\left\{r \in \mathbb{R} : \mathbb{P}^*\{R(\mathbf{X}^*, \theta(\widehat{P})) \le r\} \ge 1 - \alpha\right\}.$$

Der Name "Bootstrap". In der Realität haben wir eine "Population", beschrieben durch P, und Daten $\mathbf{X}$. In der "Bootstrap-Welt" betrachten wir die Komponenten von $\mathbf{X}$ als Population, beschrieben durch $\widehat{P}$, und Daten $\mathbf{X}^*$. In gewisser Weise versuchen wir, uns an den eigenen Haaren aus dem Sumpf zu ziehen. Im Angelsächsischen sind die Erzählungen des Barons von Münchhausen aber nicht bekannt. Stattdessen gibt es das Idiom "Pull yourself up by your own bootstraps" (bootstrap = Stiefelschlaufe). Deshalb nennt man die hier beschriebene Methode "Bootstrap-Verfahren". Ein weiterer Name ist "Resampling-Verfahren". Dieser spielt darauf an, dass man aus der gegebenen Stichprobe (sample) $\mathbf{X}$ neue künstliche Stichproben $\mathbf{X}^*$ erzeugt.

Monte-Carlo-Version. Für die Quantile $q_\alpha(\widehat{P})$ ermittelt man in der Regel Monte-Carlo Approximationen. Der Algorithmus in Tabelle 14.1 beschreibt ein solches Verfahren. Dabei handelt es sich bei den ersten beiden Input-Argumenten um Hilfsfunktionen, welche die Abbildungen $\mathbf{X} \mapsto \theta(\widehat{P})$ bzw. $(\mathbf{X}, \theta) \mapsto R(\mathbf{X}, \theta)$ kodieren. Innerhalb des Algorithmus wird außerdem eine Hilfsfunktion $\mathrm{Sort}(\cdot)$ aufgerufen, welche die Einträge eines beliebigen Vektors in ansteigender Größe sortiert. Ferner wird eine Hilfsfunktion $\mathrm{Resample}(\mathbf{X})$ verwendet, die bei jedem Aufruf eine rein zufällige, von der Vorgeschichte unabhängige Stichprobe $\mathbf{X}^*$ simuliert. Das heißt, es werden unabhängige Zufallsvariablen $J(1), J(2), \ldots, J(n)$ mit uniformer Verteilung auf der Indexmenge $\{1, 2, \ldots, n\}$ simuliert, und mit diesen bildet man die Datenmatrix $\mathbf{X}^* = (X_{J(1)}, X_{J(2)}, \ldots, X_{J(n)})^\top$.

Algorithmus $q \leftarrow$ **BootstrapMC**$(\mathrm{TH}(\cdot), \mathrm{R}(\cdot), \mathbf{X}, \alpha, M)$

$\widehat{\theta} \leftarrow \mathrm{TH}(\mathbf{X})$

$R_{MC} \leftarrow (0, 0, \ldots, 0) \in \mathbb{R}^M$

for $s \leftarrow 1$ to M do

       $\mathbf{X}^* \leftarrow \mathrm{Resample}(\mathbf{X})$

       $R_{MC}(s) \leftarrow \mathrm{R}(\mathbf{X}^*, \widehat{\theta})$

end for

$R_{MC} \leftarrow \mathrm{Sort}(R_{MC})$

$q \leftarrow R_{MC}\big(\lceil (M+1)(1-\alpha) \rceil\big)$.

Tabelle 14.1: Monte-Carlo-Approximation von $q_\alpha(\widehat{P})$

Anmerkungen. Die Bootstrap-Methode liefert Konfidenzbereiche mit *nominalem* Vertrauensniveau $1 - \alpha$. In vielen Situationen, insbesondere den hier beschriebenen, kann man mit Hilfe des Zentralen Grenzwertsatzes und weiterer Argumente zeigen, dass sich $q_\alpha(P)$ und $q_\alpha(\widehat{P})$ mit wachsendem n kaum unterscheiden und der Konfidenzbereich $C_\alpha(\mathbf{X}, q_\alpha(\widehat{P}))$ asymptotisch das Vertrauensniveau $1 - \alpha$ exakt einhält (Bickel und Freedman 1981).

Manchmal bietet es sich an, die empirische Verteilung $\widehat{P}$ durch einen anderen, aus $\mathbf{X}$ berechneten Schätzer für P zu ersetzen. Beispielsweise könnte man im Falle von $\mathscr{X} = \mathbb{R}^q$ die empirische Verteilung noch etwas "glätten"; siehe Aufgabe 14.3. Insbesondere lässt sich auf diese Art vermeiden, dass die aus $\mathbf{X}^*$ berechnete Stichproben-Kovarianzmatrix singulär ist.

Die in diesem Kapitel beschriebene Bootstrap-Methode lässt sich leicht verallgemeinern. Man muss sich nur unter $\mathbf{X}$ einen beliebigen Datensatz und unter P einen abstrakten Parameter, der die Verteilung von $\mathbf{X}$ vollständig festlegt, vorstellen. Ferner ist $\widehat{P} = \widehat{P}(\cdot \mid \mathbf{X})$ ein Schätzer für P.

14.1 Übungsaufgaben

Aufgabe 14.1 (Zu Fishers Z-Transformation)

Für $x \in \mathbb{R}$ sei

$$\tanh(x) := \frac{\sinh(x)}{\cosh(x)} = \frac{\exp(x) - \exp(-x)}{\exp(x) + \exp(-x)},$$

der tangens hyperbolicus von x. Seine Umkehrfunktion bezeichnet man mit artanh.

(a) Zeigen Sie, dass

$$\mathrm{artanh}(y) = \frac{1}{2} \log\Big(\frac{1+y}{1-y}\Big) \quad \text{für alle } y \in (-1, 1).$$

(b) Zeigen Sie, dass

$$\tanh\big(\mathrm{artanh}(y) - \mathrm{artanh}(z)\big) = \frac{y-z}{1-yz} \quad \text{für alle } y, z \in (-1, 1).$$

(c) Seien $\rho, \widehat{\rho} \in (-1, 1)$ und $\varepsilon > 0$. Zeigen Sie, dass

$$\left| \operatorname{artanh}(\widehat{\rho}) - \operatorname{artanh}(\rho) \right| \leq \varepsilon$$

genau dann, wenn

$$\rho \in \left[\frac{\widehat{\rho} - \delta}{1 - \widehat{\rho}\delta}, \frac{\widehat{\rho} + \delta}{1 + \widehat{\rho}\delta} \right] \quad \text{mit } \delta := \tanh(\varepsilon).$$

Aufgabe 14.2

(a) Schreiben Sie ein Programm, welches Bootstrap-Konfidenzintervalle für Korrelationen berechnet. Eingabegrößen sollten sein:

- Eine Datenmatrix $\mathbf{X} = (X_1, X_2, \ldots, X_n)^\top \in \mathbb{R}^{n \times q}$.
- Die Zahl M von Monte-Carlo-Simulationen des Resamplings.
- Das Testniveau α.

Gesucht sind $(1 - \alpha)$–Konfidenzintervalle $\left[\widehat{a}_{jk}, \widehat{b}_{jk} \right]$ für $\rho_{jk} := \operatorname{Corr}(X(j), X(k))$, $1 \leq j < k \leq q$. Außerdem sollten simultane $(1 - \alpha)$–Konfidenzintervalle $\left[\widehat{a}_{jk}^{(B)}, \widehat{b}_{jk}^{(B)} \right]$ für alle Korrelationen ρ_{jk} berechnet werden (Bonferroni-Korrektur). Verwenden Sie nach Möglichkeit die in Beispiel 14.3 definierte Testgröße R_2 sowie Aufgabe 14.1.

(b) Wenden Sie Ihr Programm auf den Datensatz 'BrainSize.txt' an. Dieser enthält Körpergröße und -gewicht, die Zelldichte des Gehirns sowie drei verschiedene Intelligenzquotienten von einigen Damen und Herren. Unterteilen sie die Daten nach dem Geschlecht der Personen und analysieren Sie beide Teildatensätze separat.

Aufgabe 14.3 ("geglättetes Bootstrap")

Sei P eine Verteilung auf $\mathscr{X} = \mathbb{R}^q$ derart, dass $\Sigma(P) = \operatorname{Var}(X)$ definiert und positiv definit ist.

(a) Überzeugen Sie sich davon, dass für die Stichproben-Kovarianzmatrix $\widehat{\Sigma}$ gilt: $\operatorname{Var}(\widehat{P}) = (1 - 1/n)\widehat{\Sigma}$.

(b) Für gegebene Datenmatrix $\mathbf{X}$ seien $\widehat{X} \sim \widehat{P}$ und $Z \sim \mathscr{N}_q(0, I)$ stochastisch unabhängig. Zeigen Sie, dass $X^* := \widehat{X} + n^{-1/2}\widehat{\Sigma}^{-1/2}Z$ die Gleichung $\operatorname{Var}(X^*) = \widehat{\Sigma}$ erfüllt.

(c) Die Verteilung von X^* aus Teil (b) wird durch eine Dichtefunktion f^* beschrieben. Geben Sie eine Formel für diese Dichtefunktion an, und stellen Sie einen Zusammenhang mit den Kernschätzern in Kapitel 7 her.

(d) Schreiben Sie ein Programm ResampleS($\mathbf{X}$), welches eine Datenmatrix $\mathbf{X}^*$ mit unabhängigen Kopien X_i^* von X^* aus Teil (b) simuliert.

Literaturverzeichnis

[BF81]   BICKEL, P. J. und D. A. FREEDMAN: *Some Asymptotic Theory for the Bootstrap.* Annals of Statistics, 9:1196–1217, 1981.
(Nachweis, dass "pivotales Bootstrap" in vielen Situationen funktioniert).

[Bla95] BLAND, M.: *An Introduction to Medical Statistics.* Oxford University Press, 1995.
(kompaktes Buch über statistische Methoden für medizinische Anwendungen).

[Dü03]   DÜMBGEN, L.: *Stochastik für Informatiker.* Springer-Verlag, 2003.
(vermittelt vor allem Grundlagen der Wahrscheinlichkeitstheorie).

[Dü09]   DÜMBGEN, L.: *Lineare Modelle und Regression I-II.* IMSV, Universität Bern, 2009.
(eine ausführliche Darstellung linearer Modelle, verallgerallgemeinerter linearer Modelle wie z.B. logistische Regression, Likelihood-Methoden).

[Efr79] EFRON, B.: *Bootstrap Methods: Another Look at the Jackknife.* Annals of Statistics, 7:1–26, 1979.
(Einführung der Bootstrap-Verfahren).

[FPP98] FREEDMAN, D., R. PISANI und R. PURVES: *Statstics (3rd edition).* Norton, London New York, 1998.
(sehr lesenswertes Buch über Grundideen der Statistik mit minimalem mathematischen Kalkül).

[FvB93] FISHER, L.D. und G. VAN BELLE: *Biostatistics - A Methodology for the Health Sciences.* Wiley, New York, 1993.
(sehr ausführliches Buch über statistische Methoden für medizinische Anwendungen).

[Hol79] HOLM, S.: *A Simple Sequentially Rejective Multiple Test Procedure.* Scandinavian Journal of Statistics, 6:65–70, 1979.

[Kre91] KRENGEL, U.: *Einführung in die Wahrscheinlichkeitstheorie und Statistik (3. erw. Auflage).* Friedrich Vieweg & Sohn, Braunschweig Wiesbaden, 1991.
(vermittelt Grundlagen der Wahrscheinlichkeitstheorie).

[Opf94] OPFER, G.: *Numerische Mathematik für Anfänger (2. Auflage).* Friedrich Vieweg & Sohn, Braunschweig Wiesbaden, 1994.
(vermittelt u.a. Grundlagen der numerischen linearen Algebra, z.B. QR-Zerlegung).

[Ric95] RICE, J. A.: *Mathematical Statistics and Data Analysis.* Wadsworth, 1995.
(vermittelt Grundlagen der Wahrscheinlichkeitstheorie und mathematischen Statistik).

[Sac93] SACHS, L.: *Statistische Methoden (7. Auflage).* Springer Verlag, 1993.
(kompaktes "Kochbuch" mit sehr vielen statistischen Methoden).

[Saw09] SAWITZKI, G.: *Computational Statistics - An Introduction to R.* Chapman & Hall/CRC Press, 2009.
(Einführung für Leser mit soliden Grundkenntnissen in Statistik).

[Thi88] THISTED, R. A.: *Elements of Statistical Computing.* Chapman & Hall, 1988.
(behandelt numerische Aspekte der Statistik).

Sachverzeichnis

Studienbücher Medizinische Informatik

Heinz Handels
Medizinische Bildverarbeitung
Bildanalyse, Mustererkennung und Visualisierung für die computergestützte ärztliche
Diagnostik und Therapie
2., überarb. u. erw. Aufl. 2007. XVI, 432 S. mit 239 Abb. (Studienbücher Medizinische
Informatik, hrsg. von Handels, Heinz / Pöppl, Siegfried) Br. EUR 49,90
ISBN 978-3-8351-0077-0

Dieses Buch gibt einen systematischen Überblick über moderne Methoden der medizinischen Bildanalyse, Mustererkennung und Visualisierung, die für die Entwicklung
und den Einsatz medizinischer Bildverarbeitungssysteme von Bedeutung sind. Es
wird eine integrierte Darstellung praxisrelevanter Verfahren der Mustererkennung,
Bildverarbeitung und Computergraphik gegeben und ihre Anwendung anhand einer
Vielzahl medizinischer Beispiele illustriert.

Reinhard Schuster
Biomathematik
Mathematische Modelle in der Medizinischen Informatik und in den Computational
Life Sciences mit Computerlösungen in Mathematica
2009. XII, 356 S. mit 209 Abb. (Studienbücher Medizinische Informatik, hrsg. von
Handels, Heinz / Pöppl, Siegfried) Br. EUR 29,90
ISBN 978-3-8348-0713-7

Die Phänomene in Medizin und Computational Life Sciences lassen sich in wachsendem Maße mit mathematischen Modellen beschreiben. In diesem Buch werden Me-
chanismen der Modellbildung beginnend von einfachen Ansätzen (z. B. exponentielles
Wachstum) bis zu Elementen moderner Theorien, wie z. B. unterschiedliche Zeitskalen
in der Michaelis-Menten-Theorie in der Enzymkinetik, vorgestellt. Modelle werden
schrittweise erweitert, um zu zeigen, welche mathematischen und biologischen
Konsequenzen Modellannahmen bewirken. Das Softwaresystem Mathematica hilft im
Verständnis komplexer Modelle, indem es moderne Methoden der Informatik in einer
Vielzahl von mathematischen Gebieten (Analysis, Geometrie, Statistik) bereitstellt.
Eine besondere Stärke liegt auf dem Gebiet der Computeralgebra. Der Leser soll zu
einem selbständigen Experimentieren im Umfeld der vorgestellten Modelle angeregt
werden.

**VIEWEG+
TEUBNER**

Abraham-Lincoln-Straße 46
65189 Wiesbaden
Fax 0611.7878-400
www.viewegteubner.de

Stand Juli 2009.
Änderungen vorbehalten.
Erhältlich im Buchhandel oder im Verlag.

Mathematik für Informatiker

Matthias Schubert
Mathematik für Informatiker
Ausführlich erklärt mit vielen Programmbeispielen
und Aufgaben
2009. ca. 700 S. Br. ca. EUR 34,90
ISBN 978-3-8351-0157-9

Grundlagen - Algebraische Strukturen - Boolesche Algebra -
Graphentheorie - Algorithmen - Wahrscheinlichkeitsrechnung und
Statistik - Analysis - Lineare Algebra

Dieses Buch entstand ausgehend von der Frage, welche Mathematik
Informatiker wirklich brauchen. Es vermittelt das mathematische
Handwerkszeug fundiert und mathematisch präzise. Zugleich
macht es deutlich, an welchen Stellen Sie dieses Wissen als
Informatiker brauchen werden. Die große Anzahl von Übungs-
aufgaben hilft Ihnen, sich ganz gezielt auf Prüfungen vorzubereiten.

**VIEWEG+
TEUBNER**

Abraham-Lincoln-Straße 46
65189 Wiesbaden
Fax 0611.7878-400
www.viewegteubner.de

Stand Januar 2009.
Änderungen vorbehalten.
Erhältlich im Buchhandel oder im Verlag.

Printed in the United States
By Bookmasters